Kriegsmann
Gene – Schlüssel zur Gesundheit

Liebe Leserin, lieber Leser,

wenn es um die eigene Gesundheit geht, darf man nichts dem Zufall überlassen. „Für eine bessere Medizin und mehr Gesundheit im Leben“: So lautet das Qualitätsversprechen der Marke Thieme. Ärztlich Tätige, Pflegekräfte, Physiotherapeuten oder Hebammen – sie alle verlassen sich darauf, dass sie von Thieme, dem führenden Anbieter von medizinischen Fachinformationen und Services, die entscheidenden Informationen zur richtigen Zeit am richtigen Ort bekommen. So können sie die Menschen, die sich ihnen anvertrauen, bestmöglich unterstützen. Auch Sie können sich auf die TRIAS Ratgeber mit dem Thieme Qualitätssiegel verlassen! Diese Informationsangebote helfen Ihnen dabei, die richtigen Entscheidungen zu treffen, wenn es um Ihre Gesundheit geht, selbst daran mitzuwirken, gesund zu werden, sich gesund zu erhalten oder das Fortschreiten einer Erkrankung zu vermeiden. Mit einem TRIAS Titel aus dem Hause Thieme überlassen Sie Ihre Gesundheit nicht dem Zufall!

Ihr TRIAS Team

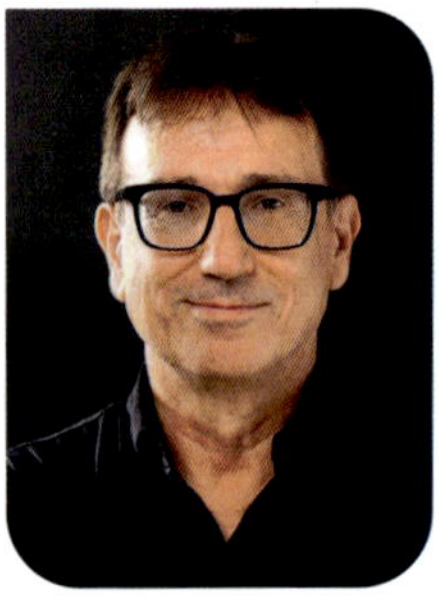

Prof. Dr. med. Dr. phil. Jörg Kriegsmann ist Facharzt für Pathologie, Geschäftsführer des MVZ für Histologie, Zytologie und Molekulare Diagnostik Trier und der Proteopath GmbH sowie Prädekan Forschung Medizin an der Danube Private University in Krems/Österreich. Seit vielen Jahren ist er anerkannter Experte auf dem Gebiet der Molekularpathologie von Tumoren und anderen Erkrankungen. Seit 2018 beschäftigt er sich zunehmend mit der genetischen Diagnostik, insbesondere der Pharmakogenetik, Nutrigenetik und Fitnessgenetik. 2001 ließ er sich als Facharzt für Pathologie in Trier nieder und entwickelte das Institut gemeinsam mit seinen Kollegen zu einer der renommiertesten Einrichtungen der Pathologie und Molekularpathologie in Deutschland. 2013 erhielt die von ihm geleitete Molekularpathologie Trier den KfW-Award GründerChampion Rheinland-Pfalz und 2025 die Proteopath GmbH den TOP100 Innovationsaward. Sein Ziel ist es, das Gesundheitsbewusstsein zu stärken und moderne genetische Verfahren, einschließlich der Pharmakogenetik, für möglichst viele Menschen verfügbar zu machen. Wichtige Ziele sind dabei die Senkung der Rate unerwünschter Arzneimittelwirkungen und die Optimierung der Behandlung von Tumoren und anderen Erkrankungen in der personalisierten Medizin.

Prof. Dr. med. Dr. phil. Jörg Kriegsmann

Gene – Schlüssel zur Gesundheit

Gentests verstehen, persönliche Risikofaktoren erkennen, selbst aktiv werden für ein gesünderes, längeres Leben

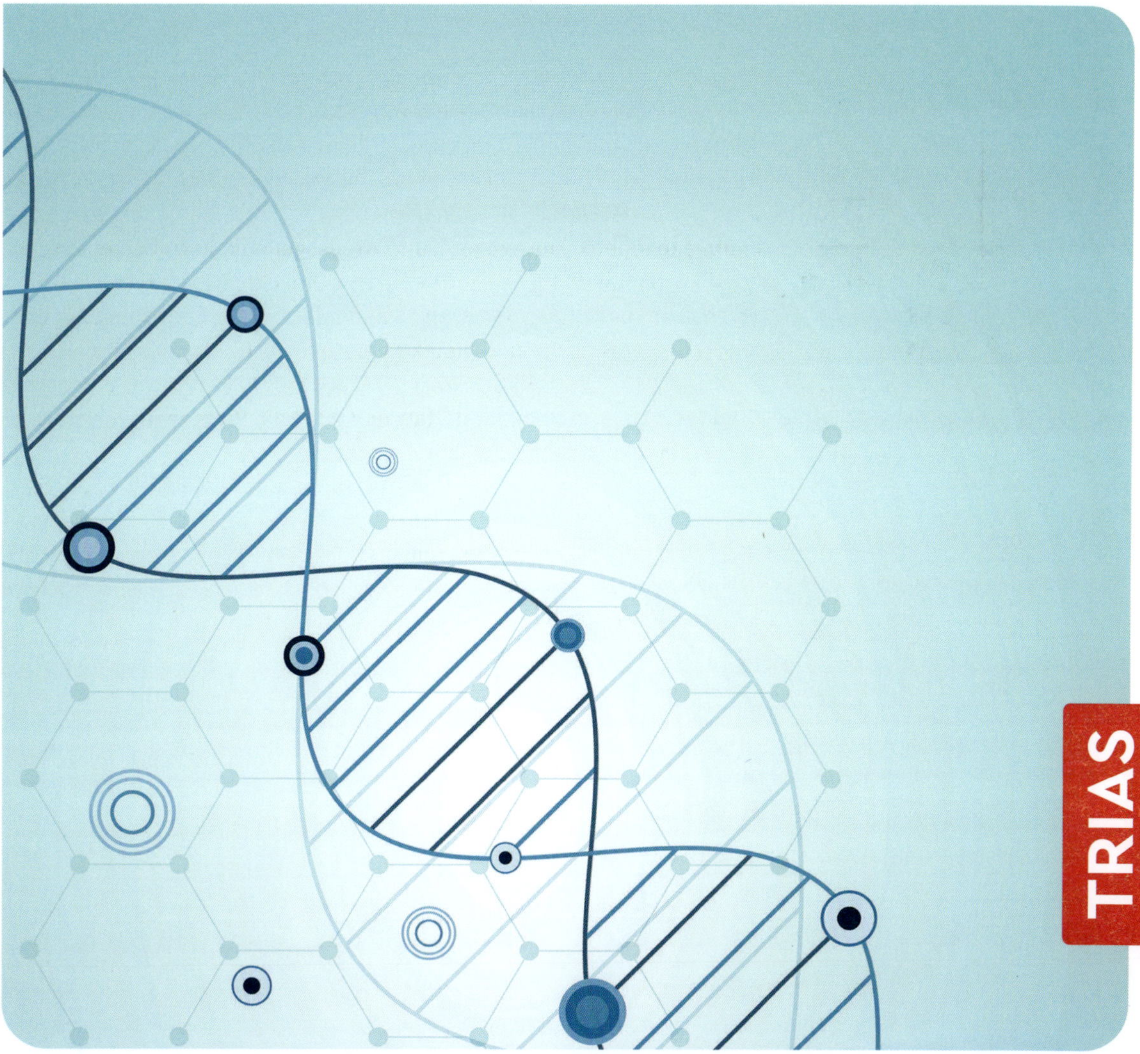

TRIAS

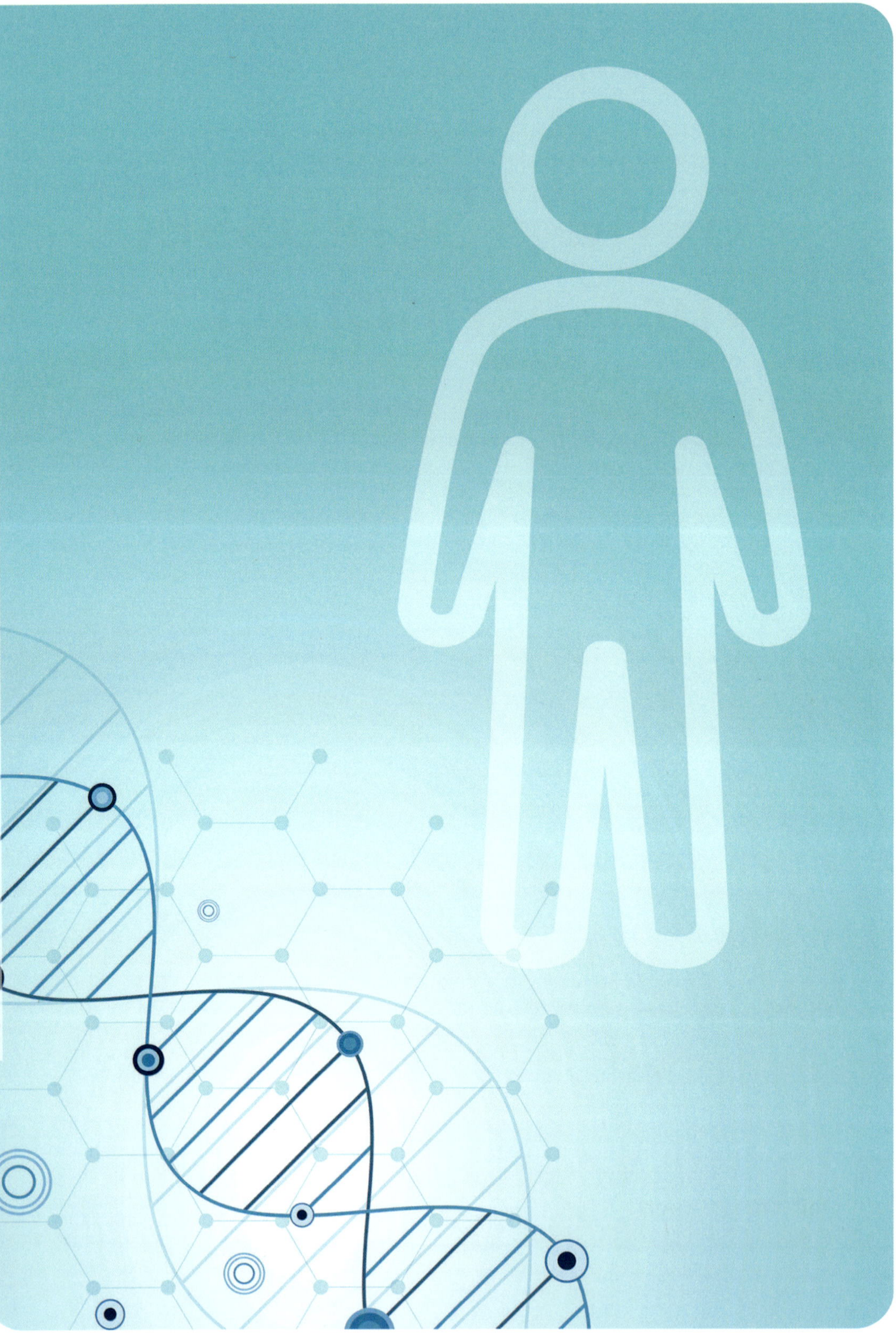

8 **Vorwort**

10 **Was Sie in diesem Buch erwartet**

10 Was dieses Buch bewusst ausklammert
10 Worum es hier geht
11 So ist dieses Buch aufgebaut

12 **Gendiagnostikgesetz**

14 Welche genetischen Untersuchungen unterliegen nicht dem Gendiagnostikgesetz?
14 Welche Themen decken Tests der Lifestyle-Genetik ab?
15 Was spricht für DTC-Tests?
16 Was spricht gegen DTC-Tests?

21 **Grundbegriffe der Genetik – einfach erklärt**

21 Was ist DNA?
21 Was sind Gene?
22 Was bedeutet »dominant« oder »rezessiv«?
22 Wie wird das Erbgut weitergegeben?
22 Was ist ein Haplotyp?
22 Was sind Mutationen?
23 Der Triplett-Code – wie die Zelle liest
23 Punktmutationen, SNPs und SNVs – kleine Veränderungen mit großer Wirkung
25 Was ist eine rs-Nummer?
26 Wie findet man genetische Unterschiede zwischen Bevölkerungsgruppen?
26 Transkription und Translation – so werden aus Genen Proteine
27 Epigenetische Modifikationen

29 Nutrigenetik

30 **Warum Ernährung nicht für alle gleich funktioniert**

30 Vitamine und Mineralstoffe – oft unterschätzt, oft genetisch beeinflusst
31 Nahrungsmittelunverträglichkeiten – die Gene entscheiden mit

32 **Vitamin D**

32 Sonne, Hautkrebsrisiko und Vitamin D: das richtige Maß finden
34 Stoffwechselwege von Vitamin D
35 Genetische Einflüsse auf den Vitamin-D-Spiegel
36 Wer neigt zu einem Vitamin-D-Mangel?
37 Wie äußert sich der Vitamin-D-Mangel?
37 Was ist ein Vitamin-D-Mangel und wie kann man ihn beheben?
38 Welcher Spiegel von 25-OH-Vitamin D_3 ist optimal für mich?
39 Wie viel Vitamin D ist sinnvoll?
39 Wie erreiche ich nun meinen optimalen Vitamin-D-Spiegel?
40 Was benötigt man für welchen Anstieg?
40 Genetische Veränderungen im Vitamin-D-Stoffwechsel
44 *GC*-Polymorphismen: Ursache für Krebs?
44 Genetische Einflüsse auf den Vitamin-D-Stoffwechsel
45 VDR – der Rezeptor für Vitamin D
47 Bsm I: wenn das Gen an- oder abgeschaltet wird
48 Apa I und Taq I: weitere VDR-Varianten

50 **Vitamin B_{12}, der Schlüsselstoff für Energie, Blut und Nerven**

50 Wie viel Vitamin B_{12} brauche ich?
51 Wie entsteht ein Mangel an B_{12}?
52 Wie wird Vitamin B_{12} im Körper aufgenommen?
52 B_{12}-Aufnahme beginnt im Mund
55 Wenn Gene die B_{12}-Aufnahme stören
56 Vitamin B_{12} und Methylierung
59 Was haben die Gene damit zu tun?
60 Pro und Contra einer genetischen *MTHFR*-Testung
61 Warum Ihre Stimmung vom Folsäurestoffwechsel abhängen kann

65 **Vitamin C: mehr als ein Antioxidans**

65 Wie viel Vitamin C brauche ich?

66 Vitamin-C-Mangel – Risikogruppen und typische Situationen
67 Mehr Vitamin C bei Entzündungen und Erschöpfung
67 Vitamin C fürs Gehirn
67 Vitamin C und Krebs
68 So wirkt Vitamin C – Aufnahme, Verteilung, Aufgaben
69 Vitamin C und genetische Einflussfaktoren

73 **Eisen: Schlüsselmineral für Energie, Blutbildung und Immunsystem**
73 Wie macht sich Eisenmangel bemerkbar?
74 Hämochromatose – wenn im Körper zu viel Eisen vorliegt

78 **Nahrungsmittelunverträglichkeiten verstehen**
78 Zöliakie – wenn Gluten krank macht
78 Symptome der Zöliakie
79 Laktose
80 Laktase-Persistenz, Laktase-Nichtpersistenz und Auswirkungen auf den Darm
81 Fructose
82 Histamin
84 Alkohol und Gene: eine Frage der Veranlagung
93 Koffein – warum verträgt der eine es, der andere nicht?
99 Cholesterin und wie es verstoffwechselt wird
101 Adipositas – eine wachsende Herausforderung
110 Zirkadianer Rhythmus: ***CLOCK***-Gen

113 Fitnessgenetik

114 **Wie Gene Ihre Fitness beeinflussen**
115 Welche biologischen Faktoren sind nun aber wirklich wichtig?
115 VO_2max: Was maximale Sauerstoffaufnahme über Ihre Fitness verrät
116 Laktatwert
117 Gene und Sauerstoffaufnahme in der Lunge
119 Gene für den Sauerstofftransport
121 Muskelspezifische Gene
125 Sport und Verletzungen

128 Detox-Genetik

129 **Phase-I- und -II-Enzyme: genetische Steuerung der Biotransformation**
129 Phase I: Aktivierung von Fremdstoffen durch CYP-Enzyme
131 Bedeutung der Phase-I-Enzyme CYP1A1 und CYP1A2
132 Genetische Varianten von ***CYP1A1*** und ***CYP1A2***
133 CYP2A6 – wichtig für den Arzneimittelabbau
134 Wie die Gene beeinflussen, ob Rauchen süchtig macht – und wie man gezielt gegensteuern kann
134 Auch Rezeptoren beeinflussen das Rauchverhalten
136 CYP2B6 – ein unterschätztes Enzym mit großer Bedeutung

138 **Phase II: Wie Ihr Körper Schadstoffe wasserlöslich macht**
139 Was genetische Unterschiede in der Entgiftung bedeuten können
139 Glutathion-S-Transferasen (GST)
142 Glutathion-S-Transferasen: genetische Varianten und ihre Folgen
143 ***NAT2***-Gen: langsame Acetylierer und ihr Gesundheitsrisiko
144 Superoxiddismutase (SOD): Schutz vor oxidativem Stress
146 COMT – wie der Körper Stressbotenstoffe abbaut

149 MAO-A – Schlüsselenzym für emotionale Balance
150 BDNF

153 **Pharmakogenetik**

154 **Pharmakogenetik – Medikamente und Gene**
154 Was bringt Pharmakogenetik ganz konkret?
155 Das therapeutische Fenster
155 Phase I: Wie genetische Unterschiede die Wirkung von Medikamenten beeinflussen
156 Was beeinflusst die Enzymaktivität außerdem?
156 CYP-Hemmer und -Induktoren: Wenn Medikamente sich gegenseitig beeinflussen
158 Phase-II-Enzyme und ihre Aufgaben
159 CYP3A4 – das wichtigste Entgiftungsenzym für Medikamente
160 CYP3A4-Induktoren – wenn Medikamente schneller abgebaut werden
161 CYP3A4-Inhibitoren: erhöhte Wirkstoffkonzentrationen möglich
163 Genetische Unterschiede bei CYP3A4 und CYP3A5
163 CYP3A4 bei Krebsbehandlung
164 Entzündungen und CYP3A4
164 Schnelle und intermediäre Metabolisierer (CYP3A4 und CYP3A5)
165 Weitere Einflüsse auf den Medikamentenabbau
165 CYP3A4 beeinflusst den Vitamin-D-Stoffwechsel
167 CYP2D6 – genetische Vielfalt mit klinischer Bedeutung
172 CYP2D6 und Schmerzmittel
176 CYP2C19 und seine Relevanz für alltägliche Medikamente
178 CYP2C9 – relevant für blutverdünnende und schmerzstillende Medikamente
179 NSAR – Schmerzmittel mit Risiken
183 Phase-II-Enzyme und weitere spannende Gene
186 NAT2: So beeinflusst Ihr Typ die Arzneiwirkung
188 Statine und Cholesterin

192 **Genetik besonderer wichtiger Erkrankungen**

193 **Gene mit Einfluss auf das Alzheimer- und Thrombose-Risiko**
193 ***GUCY1A3***-Gen
194 Alzheimer & Co.: die genetischen Hintergründe von Demenzerkrankungen
199 ***BCHE***-Gen: Einfluss auf den Verlauf und die Behandlung von Alzheimer
199 ***BDNF*** und Alzheimer
200 Polygene Risikoscores, Testung und Prävention
201 Genetik des Thrombose-Risikos

205 **Tumorgenetik – der Schlüssel zur personalisierten Krebstherapie**

206 **Krebs und Gene – wie hängt das zusammen?**
206 Brustkrebs – Einblicke in die molekulare Diagnostik
209 Genetik des Prostatakarzinoms
211 Kolonkarzinom – genetische Risikofaktoren und familiäre Syndrome
218 Bronchialkarzinom (Lungenkrebs)
221 Malignes Melanom (schwarzer Hautkrebs)
226 Aktive Gesundheitsvorsorge: Wie Sie Ihr Krebsrisiko wirksam senken können
229 Danksagung

230 Mini-Glossar Genetik
232 Stichwortverzeichnis
247 Empfehlungen des Autors

Liebe Leserinnen, liebe Leser,

es gibt viele Bücher über Genetik – warum also noch dieses Buch?

Zwei Entwicklungen haben maßgeblich zum Interesse an Genetik beigetragen: das wachsende Interesse an Longevity – also gesunder Langlebigkeit – und der Trend zum Biohacking, bei dem möglichst viele Körperwerte gemessen und optimiert werden. In beiden Bereichen spielt genetisches Wissen eine immer größere Rolle.

Gleichzeitig boomt der Markt für frei verkäufliche Gentests. Sogenannte Direct-to-Consumer-Tests (DTC) liefern Einblicke in Veranlagungen zu Fitness, Hautalterung, Ernährung oder allgemeinen Gesundheitsneigungen, und das meist ohne ärztliche Begleitung.

Medizinisch-diagnostische Gentests unterliegen in Deutschland, Österreich und der Schweiz durch das Gendiagnostikgesetz strengen Regeln, sie dürfen nur unter ärztlicher Aufsicht durchgeführt werden. Prädiktive Tests – also solche, die das Risiko für künftige Erkrankungen bewerten – dürfen sogar nur von Fachärztinnen und Fachärzten für Humangenetik vorgenommen und eingeordnet werden.

Ganz anders sieht es bei Lifestyle-Tests aus: Diese sind frei im Internet erhältlich, oft auch aus dem Ausland, und erfordern lediglich eine Einwilligung, nicht aber eine medizinische Beratung. Die Folge: Viele Testergebnisse bleiben unverständlich, wirken beunruhigend oder führen zu Fehldeutungen. Gleichzeitig fehlt es in vielen Gesundheitsberufen – ob in der Hausarztpraxis, bei Heilpraktiker*innen oder in der Ernährungs- und Fitnessberatung – an fundiertem Wissen über Genetik.

Angesichts überfüllter Wartezimmer und monatelangen Wartens auf Termine möchten außerdem immer mehr mündige Bürgerinnen und Bürger ihre Gesundheit selbst in die Hand nehmen. Sie messen Körperfunktionen mit Armbändern, Ringen und Apps und interessieren sich zunehmend auch für ihre genetische Ausstattung. Der Wunsch wächst, den eigenen Körper besser zu verstehen, gezielt zu unterstützen und das Beste aus der eigenen DNA herauszuholen.

Genau hier setzt dieses Buch an. Es geht nicht um seltene Erbkrankheiten oder hochkomplexe Labordiagnostik, sondern um die häufigen genetischen Varianten, die Einfluss auf Stoffwechsel, Ernährung, Medikamentenwirkung, Krebstherapien oder sportliche Leistungsfähigkeit haben können und die heute in vielen Gentests abgefragt werden.

Dieses Buch richtet sich an alle, die verstehen wollen, was hinter solchen Ergebnissen steckt: medizinisch interessierte Laien eben-

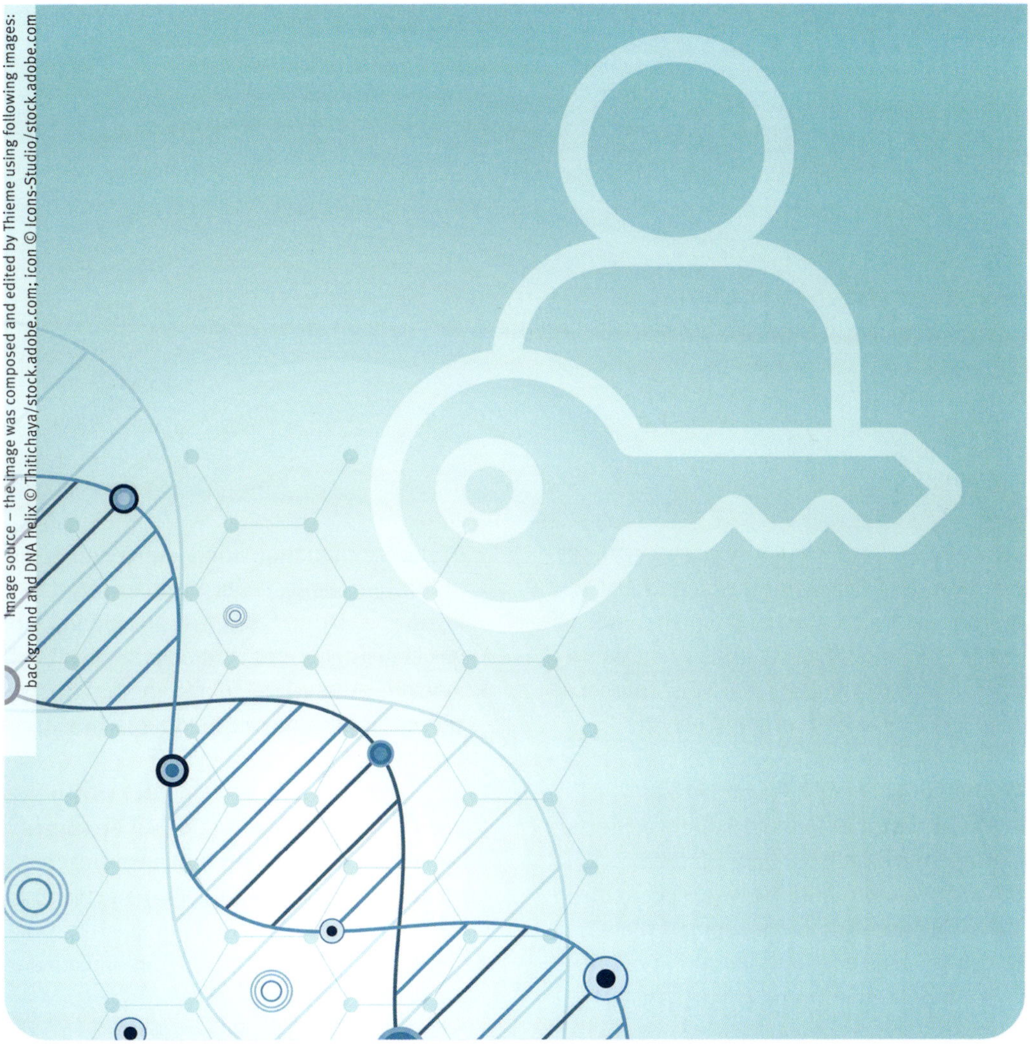

so wie Fachleute in Beratung und Praxis. Es vermittelt Ihnen das nötige Wissen, um genetische Befunde besser zu bewerten, Zusammenhänge zu erkennen und fundierte Entscheidungen zu treffen.

Ich möchte Sie nicht dazu auffordern, Gentests im Alleingang durchzuführen. Aber ich möchte Ihnen ermöglichen, mit Ärzt*innen und Therapeut*innen informierte Gespräche auf Augenhöhe zu führen.

Wenn Sie dieses Buch gelesen haben, werden Sie ein klareres Bild davon haben, wie Ihre Gene mit Ihrer Gesundheit zusammenhängen und welche Möglichkeiten sich daraus ergeben. Denn die Genetik ist der Schlüssel zu Ihrer Gesundheit.

Viel Spaß beim Lesen wünscht Ihnen
Ihr Jörg Kriegsmann

Was Sie in diesem Buch erwartet

Viele Menschen möchten wissen, wie sich ihre Gene auf ihre Gesundheit auswirken können – ohne medizinisches Vorwissen.

Ich habe in diesem Buch den Schwerpunkt auf Lifestyle-Gentests und genetische Varianten gelegt, die in frei zugänglichen oder ärztlich begleiteten Tests untersucht werden können und mit denen jeder Wissen über den eigenen Genpool erlangen kann.

Es geht um praktische Fragen, etwa:

- Warum verträgt jemand Koffein schlecht – und jemand anderes kein Gluten?
- Warum wirken Medikamente bei manchen Menschen anders oder gar nicht?
- Welche Gene beeinflussen meinen Vitaminbedarf oder meine Entgiftungsleistung?

Was dieses Buch bewusst ausklammert

Nicht behandelt werden klassische Inhalte der Humangenetik, etwa:

- monogenetische Erkrankungen wie Mukoviszidose, Chorea Huntington oder das Marfan-Syndrom
- Chromosomenanomalien wie Trisomie 21
- prädiktive Gentests bei familiärer Vorbelastung, z. B. durch BRCA-Mutationen oder das Lynch-Syndrom
- neurodegenerative Erbkrankheiten oder seltene Syndrome mit medizinischer Relevanz

Diese Themen gehören in die Hände spezialisierter Fachärzt*innen und unterliegen strengen gesetzlichen Vorgaben. Auch wenn sie für betroffene Einzelpersonen von großer Bedeutung sind, sprengen sie den Rahmen dieses Buches.

Worum es hier geht

Dieses Buch will Verständnis wecken, Orientierung geben – und vor allem zeigen, wie Sie genetisches Wissen für Ihre eigene Gesundheit im Alltag nutzen können. Es ist kein Nachschlagewerk für seltene Erkrankungen, sondern ein praktischer Begleiter auf dem Weg zu mehr Eigenverantwortung, Individualität und Vorsorge.

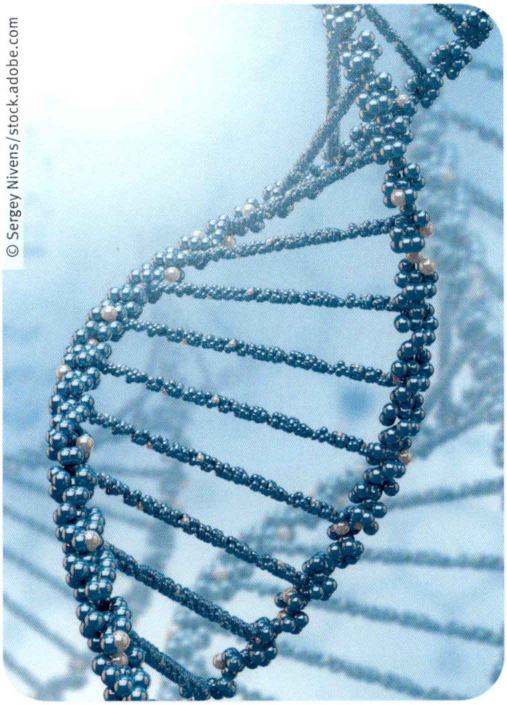

© Sergey Nivens/stock.adobe.com

Unsere Erbinformationen in der DNA

So ist dieses Buch aufgebaut

Bevor es um konkrete Themen geht, werfen wir einen Blick auf das rechtliche Umfeld – etwa was Lifestyle-Gentests überhaupt sind und was das Gendiagnostikgesetz dazu sagt. Danach folgen die genetischen Grundlagen, die für das Verständnis der späteren Kapitel wichtig sind.

Zugegeben: Manche Abschnitte sind anspruchsvoll, und Fachbegriffe lassen sich nicht immer vermeiden. Aber lassen Sie sich davon nicht abschrecken! Jedes Kapitel ist so aufgebaut, dass es Ihnen hilft, die Kernaussagen zu verstehen und das Thema Schritt für Schritt zu durchdringen.

Im Anschluss geht es um fünf große Anwendungsbereiche der modernen Genetik:

- Nutrigenetik zeigt, wie Ihre Gene den Umgang mit Nährstoffen beeinflussen und welche Ernährung individuell sinnvoll sein kann.
- Fitnessgenetik beleuchtet, wie genetische Faktoren Ihre sportliche Leistungsfähigkeit, Regeneration und Verletzungsanfälligkeit mitbestimmen.
- Detoxgenetik erklärt, wie Ihr Körper Schadstoffe abbaut und was genetische Schwächen im Entgiftungssystem für Ihre Gesundheit bedeuten.
- Pharmakogenetik macht deutlich, warum manche Medikamente bei Ihnen besser oder schlechter wirken und wie Gentests helfen, Nebenwirkungen zu vermeiden.
- Tumorgenetik zeigt, wie moderne Krebstherapien auf tumorgenetische Veränderungen zugeschnitten werden und welche Rolle Gentests dabei spielen.

Auch Volkskrankheiten wie Alzheimer werden behandelt, obwohl hier genetische Tests (noch) nicht zur Routine gehören. Der Fokus liegt auf Erkrankungen mit großer gesellschaftlicher Relevanz.

An geeigneter Stelle finden Sie auch praktische Tipps für von bestimmten Mutationen Betroffene, denn – und das werden Sie öfter in diesem Buch lesen – unsere Gene sind nicht unser Schicksal. Sie profitieren in jedem Fall von einer gesunden Lebensweise. Ganz hinten im Buch finden Sie außerdem ein Glossar mit den wichtigsten Begriffen, das Ihnen eine schnelle Orientierung bietet.

Gendiagnostikgesetz

Das deutsche Gendiagnostikgesetz schützt den Verbraucher vor falschen Schlüssen – doch wo endet der Schutz, wo beginnt die Eigenverantwortung?

Für Deutschland, Österreich und die Schweiz gelten sehr ähnliche Regelungen im jeweiligen Gendiagnostikgesetz. Die genauen Unterschiede können Sie in den offiziellen Veröffentlichungen nachlesen. Im Folgenden geht es um die Grundprinzipien dieser Gesetzgebung – also darum, was sie bezweckt und welche genetischen Untersuchungen darunterfallen.

Das Gendiagnostikgesetz dient in erster Linie dem Schutz der Betroffenen: Es soll sicherstellen, dass niemand wegen seiner genetischen Eigenschaften benachteiligt wird. Es schützt die Menschenwürde und das Recht auf Selbstbestimmung (§ 1) und gilt ausdrücklich auch für Embryonen und Föten.

Genetische Analysen im Sinne des Gesetzes umfassen Untersuchungen zur Feststellung genetischer Merkmale, etwa der Zahl und Struktur der Chromosomen, der molekularen Struktur von DNA oder RNA oder der von ihnen produzierten Moleküle.

Unter das Gesetz fallen sowohl diagnostische als auch prädiktive genetische Untersuchungen, je nachdem, welches Ziel mit der Analyse verfolgt wird (siehe unten). Das Gesetz spricht von Erkrankung oder gesundheitlicher Störung, zur besseren Lesbarkeit wird hier einheitlich der Begriff »Erkrankung« verwendet.

Ziel einer diagnostischen genetischen Untersuchung ist die Abklärung

- bestehender Erkrankungen,
- genetischer Eigenschaften, die zusammen mit äußeren Faktoren oder Fremdstoffen eine Erkrankung auslösen können,
- genetischer Eigenschaften, die die Wirkung eines Arzneimittels beeinflussen (Pharmakogenetik),
- genetischer Eigenschaften, die eine Erkrankung (teilweise) verhindern können.

Ziel einer prädiktiven genetischen Untersuchung ist die Abklärung

- einer erst zukünftig auftretenden Erkrankung,
- einer Anlageträgerschaft für Erkrankungen bei Nachkommen (Person, die eine Genmutation trägt, die zu einer Krankheit führen kann, aber selbst nicht erkrankt).

Diese Definition ist auch deshalb wichtig, weil diagnostische genetische Untersuchungen nur von Ärztinnen oder Ärzten und prädiktive genetische Untersuchungen nur von Fachärztinnen oder Fachärzten für Humangenetik oder »anderen Ärztinnen oder Ärzten, die sich beim Erwerb einer Facharzt-, Schwerpunkt- oder Zusatzbezeichnung für genetische Untersuchungen im Rahmen ihres Fachgebietes qualifiziert haben«, vorgenommen werden (§7, Arztvorbehalt). Die genetische Beratung gehört zu den zentralen Elementen des Gesetzes.

Gesetz ist Gesetz – doch ein Blick auf die Praxis wirft Fragen auf: Die genetische Abklärung, ob ein Medikament individuell wirkt (Pharmakogenetik), darf in Deutschland laut Gendiagnostikgesetz nur durch Ärzte erfolgen. Gleichzeitig kann jeder Mensch in der Apotheke frei verkäufliche Medikamente erwerben, deren Wirkung stark von eben diesen genetischen Faktoren abhängt. Der Widerspruch liegt auf der Hand. Der mündige Bürger darf also durchaus hinterfragen, ob diese Regelung in der Pharmakogenetik noch zeitgemäß und sinnvoll ist.

Noch beeindruckender ist dieser Gegensatz, wenn Sie über sogenannte unerwünschte Arzneimittelwirkungen (UAW) nachdenken. In verschiedenen Studien liegen mindestens bei 6% der Patient*innen derartige unerwünschte Reaktionen vor, wobei vor allem bei älteren Menschen, die oft viele Medikamente gleichzeitig einnehmen (durchschnittlich sieben), derartige Wirkungen zu erwarten sind.

Ein Artikel aus dem vergangenen Jahr zeigt: Unerwünschte Arzneimittelwirkungen gehören zu den häufigsten Gründen für Krankenhausaufenthalte und stellen sogar die vierthäufigste Todesursache dar. Nahezu 50% dieser Nebenwirkungen lassen sich mit hoher Wahrscheinlichkeit mit genetischen Unterschieden im Arzneimittelstoffwechsel erklären.

Dass eine genotypgesteuerte Behandlung – also die Anpassung der Therapie an die genetische Ausstattung des Patienten – Nebenwirkungen deutlich reduzieren kann, belegen aktuelle Daten: Über 90% der Patient*innen wiesen eine genetische Variante auf, auf die man therapeutisch hätte reagieren können. Nach entsprechender Testung sank das Risiko für unerwünschte Wirkungen um 33% im Vergleich zu Patient*innen, die eine Standardbehandlung ohne genetische Vorklärung erhielten.

Obwohl diese Informationen grundsätzlich jedem Arzt zur Verfügung stehen, verfügen nur wenige über vertieftes Wissen im Bereich der Pharmakogenetik. Dies ist nicht verwunderlich und den Kolleginnen und Kollegen auch nicht vorzuwerfen. Zum einen werden diese Themen im Medizinstudium nur am Rand behandelt. In der Flut medizinischer Neuerungen gehen selbst zukunftsweisende Themen wie die Pharmakogenetik in der ärztlichen Weiterbildung leicht unter. Zum anderen fehlt es im ärztlichen Alltag oft schlicht an Zeit, um sich mit der Pharmakogenetik im Einzelfall eingehend zu befassen.

Nebenwirkungen werden nach deren Auftreten behandelt, nicht von vornherein verhindert. Dabei könnten genetische Tests in vielen Fällen genau das leisten. Die aktuelle Gesetzeslage, insbesondere das Gendiagnostikgesetz, erschwert jedoch eine flächendeckende Umsetzung solcher präventiven Maßnahmen. Das ist besonders kritisch, da das Gesetz ausdrücklich auch dazu dienen soll, die Chancen genetischer Untersuchungen zum individuellen Nutzen zu sichern.

Recht auf Wissen oder Nichtwissen

Das Gendiagnostikgesetz schützt Ihr Recht, Ihre genetischen Testergebnisse zu erfahren – oder bewusst nicht zu erfahren. Sie können einzelne Befunde gezielt ausschließen lassen oder festlegen, dass ein Ergebnis nur bei einem bestimmten Ausgang mitgeteilt wird. Jede genetische Untersuchung erfordert Ihre ausdrückliche Zustimmung, und die Übermittlung muss genau Ihren Vorgaben entsprechen. Eine persönliche Wertung durch den Anbieter ist gesetzlich ausgeschlossen.

Welche genetischen Untersuchungen unterliegen nicht dem Gendiagnostikgesetz?

Lifestyle-Gentests sind nicht klar geregelt und befinden sich deshalb in einer rechtlichen Grauzone. Gemäß § 2 Abs. 1 des Gendiagnostikgesetzes gilt das Gesetz für genetische Untersuchungen zu medizinischen Zwecken, zur Klärung der Abstammung sowie für genetische Untersuchungen im Versicherungsbereich und im Arbeitsleben. Lifestyle-Genetik-Tests, die außerhalb dieser Bereiche liegen, fallen nicht zwingend unter das Gesetz, es sei denn sie liefern medizinisch relevante Aussagen. Die Einordnung einzelner Tests unter diese oder jene Kategorie kann allerdings außerordentlich schwierig sein oder unterschiedlich interpretiert werden.

Manche Expert*innen vertreten die Auffassung, dass das Gendiagnostikgesetz auf Lifestyle-Gentests keine Anwendung findet und damit auch dessen datenschutzrechtliche Vorschriften nicht greifen. In diesem Fall käme grundsätzlich das Bundesdatenschutzgesetz (BDSG) zur Anwendung. Aber auch das legt nicht eindeutig klar, ob und in welchem Umfang genetische Daten zu Zwecken der Lebensplanung erfasst sind. Ein Artikel des Gen-ethischen Netzwerks spricht in diesem Zusammenhang von einer rechtlichen Grauzone, andere Einschätzungen sehen das differenzierter.

Bei Lifestyle-Gentests geht es nicht um die Diagnose von Krankheiten, sondern um persönliche Lebensstilentscheidungen und Optimierung. Genau dafür fehlt bislang eine eindeutige gesetzliche Regelung.

Welche Themen decken Tests der Lifestyle-Genetik ab?

Diese Tests können in Apotheken, im Internet und sogar in Fitnessstudios erworben werden.

Sie decken eine Vielzahl von Themen ab, was sie für den Verbraucher interessant macht:

- Langlebigkeit
- Fitness
- Nutrigenetik (Ernährung)
- »Foodomik« (Ernährung)
- Herkunft der Vorfahren
- genetischen Auswertungen hinsichtlich der Wahl passender Partner*innen (Datingservice Scientific Match)
- Koffein-Metabolisierung
- Risikoscreening für Nikotin und Alkoholsucht
- Gedächtnisfähigkeit im Alter
- Ausdauerbereitschaft
- Sozialverhalten
- Geschmacksempfinden

Es werden aber auch genetische Untersuchungen im Internet als Direct to Consumer-Tests angeboten, die man aus dem Ausland beziehen kann, die in Deutschland eindeutig dem Gendiagnostikgesetz unterliegen und hier entweder einen Arztvorbehalt haben oder sogar eine Fachärztin oder einen Facharzt für Genetik erfordern.

Zum Teil werden dieses Tests gänzlich ohne ärztliche Beratung angeboten, oder es wird eine Beratung offeriert. Der Beratende kann ein Arzt, ein nicht ärztlicher »Gesundheitsprofi« oder ein Laie sein. Dies ist nicht unbedingt aus dem Angebot zu erschließen.

Was spricht für DTC-Tests?

Pharmakogenetik ohne Arzt

Manche Anbieter kooperieren mit Ärzten oder Beratern, denen man Fragen zum Test stellen kann. Das kann einen Vorteil darstellen, weil Wartezeiten und Termindruck entfallen.

Gerade bei Arzneimittelunverträglichkeiten werden genetische Ursachen in der klinischen Praxis selten berücksichtigt. Obwohl entsprechende Hinweise oft in Packungsbeilagen stehen, hat sich die Pharmakogenetik bislang nicht im medizinischen Alltag etabliert. Stattdessen werden häufig teure Untersuchungen durchgeführt, ohne an naheliegende Wechselwirkungen zu denken. Ein Beispiel aus dem persönlichen Umfeld: Eine jahrelang bestehende Hypotonie stellte sich im Nachhinein als Folge einer unerkannten Medikamenteninteraktion heraus – ein pharmakogenetischer Test hätte hier früher zur Aufklärung beitragen können. DTC-Tests können hier einen wichtigen Hinweis liefern und ermöglichen es informierten Patient*innen, selbst aktiv zu werden.

Für manche Menschen ist es auch ein Vorteil, dass Testergebnisse nicht automatisch in die offizielle Patientenakte eingehen. Das kann im Hinblick auf Versicherungen oder die künftige Berufswahl nützlich sein.

Fitnessgenetik ohne Arzt

Genetische Tests können helfen, Trainingspläne individuell anzupassen – etwa durch Erkenntnisse über Ausdauer, Kraft oder Verletzungsanfälligkeit. Besonders im Leistungssport könnten auch genetische Risiken für seltene, aber potenziell gefährliche Erkrankungen relevant sein. Solche Tests werden jedoch kaum routinemäßig durchgeführt, obwohl ihre Ergebnisse im Idealfall gemeinsam mit Sportmedizinern ausgewertet werden könnten.

Nutrigenetik ohne Arzt

Wie in der Pharmakogenetik gibt es auch in der Nutrigenetik große Unterschiede im Stoffwechsel: Manche Menschen verwerten Vitamine oder Nährstoffe genetisch bedingt besonders schnell oder langsam, was zur Unter- oder Überversorgung führen kann. Trotzdem sind weder genetische Tests noch regelmäßige Laborkontrollen in der Routine vorgesehen.

Nahrung kann – je nach genetischer Voraussetzung – die Wirkung von Medikamenten und Entgiftungsenzymen beeinflussen. Schon ein Glas Grapefruitsaft kann spürbare Effekte haben, wie Sie später noch lesen werden. Ähnliche Interaktionen gibt es bei der Entgiftung, wenn bestimmte Nährstoffe Enzyme hemmen oder aktivieren.

Die Kenntnis Ihrer genetischen Grundlagen kann helfen, Nebenwirkungen, Intoxikationen oder Mangelzustände zu vermeiden. Auch epigenetische Veränderungen gewinnen dabei zunehmend an Bedeutung.

Ihr Arzt oder Ernährungsberater wird hier manchmal überfordert sein. Wenn Sie jedoch Ihr genetisches Risiko kennen und entsprechende Fragen stellen, kann dies bei der Personalisierung der Ernährungsempfehlung helfen.

Was spricht gegen DTC-Tests?

Die Aussagekraft ist eingeschränkt

Kritiker bemängeln, dass viele genetische Tests wissenschaftlich nicht ausreichend belegt seien und zum Teil scheinbare Zusammenhänge suggerierten. Tatsächlich hängt die Aussagekraft stark vom jeweiligen Testsystem und der begleitenden Beratung ab. Eine pauschale Aussage kann hier meines Erachtens nicht getroffen werden.

Es kann eine psychische Veränderung auftreten

Erhält eine Person die Information, ein erhöhtes Risiko für eine schwere Erkrankung zu tragen, kann dies psychisch stark belasten. Solche Tests sollten daher nur mit fachlicher Begleitung – etwa durch einen Arzt oder Psychologen – durchgeführt werden.

Die Kenntnis einer genetischen Prädisposition führt selten zum Wandel der Lebensgewohnheiten

Diese Aussage wurde zwar in mehreren Studien belegt, allerdings lässt sich dies kaum pauschalisieren. Das Wort »selten« impliziert bereits, dass es sehr wohl Menschen gibt, bei denen sich eben doch Ernährung, Bewegung oder der Umgang mit bestimmten Substanzen ändern. Solche Reaktionen hängen oft von der individuellen Lebenssituation und der Relevanz des Befunds ab, etwa bei bekannten Entgiftungsproblemen.

Menschen sind durch Genanalysen verunsichert

Eine Umfrage der Universität Boston hat gezeigt, dass viele Menschen sich durch Ergebnisse von Genanalysen verunsichert fühlen, vor allem dann, wenn es um schwere Erkrankungen wie Alzheimer geht. Im Internet werden Tests angeboten, die etwa untersuchen, ob ein erhöhtes Risiko für eine Demenz besteht. In Deutschland unterliegen solche Untersuchungen dem Gendiagnostikgesetz, weil sie medizinisch relevante Aussagen ermöglichen.

Ein Beispiel ist das *APOE*-Gen. Wer eine bestimmte Variante davon – APOE4 – trägt, hat ein deutlich erhöhtes Risiko, an Alzheimer zu erkranken: Ein einzelnes APOE4-Allel erhöht das Risiko um das Drei- bis Vierfache, zwei Kopien können es auf das Zwölffache steigern. Dennoch gilt: Auch Menschen ohne diese Variante können erkranken, und nicht alle mit APOE4 tun es. Deshalb wird ein solcher Test meist nur empfohlen, wenn ein konkreter Verdacht oder eine familiäre Vorbelastung vorliegt.

Die Frage ist dann: Was fängt man mit diesem Wissen an? Denn eine sichere Vorhersage gibt es nicht, und bislang sind Medikamente gegen Alzheimer kaum wirksam. Doch das ändert sich langsam. Erste, wenn auch sehr teure Medikamente können im Frühstadium hilfreich sein – was wiederum für eine frühzeitige Risikobestimmung spricht. Wer weiß, dass er genetisch belastet ist, kann zudem gezielter auf weitere Biomarker getestet werden und seine Lebensweise entsprechend anpassen. Auch für Familienmitglieder kann diese Information bedeutsam sein.

Wichtig ist, dass solche Tests nicht allein durchgeführt oder interpretiert werden, gerade weil Testergebnisse emotional belastend sein können. Es empfiehlt sich auf jeden Fall, sie mit Ärzt*innen oder genetischen Berater*innen zu besprechen. Das Gendiagnostikgesetz will hier genau diesen Schutz bieten. Besonders bei Tests auf seltene erbliche Alzheimerformen, z. B. bei Veränderungen in den Präsenilin- oder *APP*-Genen, ist eine genetische Beratung sogar gesetzlich vorgeschrieben.

Qualitätsstandards werden nicht eingehalten

Häufig wird kritisiert, dass DTC-Tests ohne ärztliche Begleitung nicht denselben Qualitätsstandards unterliegen wie medizinische Tests. Konkret entsprechen sie in der Regel nicht den Vorgaben der Bundesärztekammer (RiLi-BÄK) oder den Anforderungen der Gendiagnostik-Kommission (GEKO) zur Qualitätssicherung. Das bedeutet: Während medizinisch veranlasste genetische Untersuchungen strengen externen und internen Qualitätskontrollen unterliegen, fehlt diese Kontrolle bei vielen kommerziellen Anbietern. Die Ergebnisse können deshalb unter Umständen ungenau oder schwer zu interpretieren sein, besonders ohne fachkundige Beratung.

Die Identität und Einwilligung der Testpersonen lassen sich nicht sicher prüfen

Bei DTC-Tests ist es kaum möglich sicherzustellen, dass die Testperson tatsächlich selbst zugestimmt hat und sich über die Tragweite des Tests im Klaren ist. Auch die Identität der getesteten Person lässt sich oft nicht zweifelsfrei prüfen.

Das wirft ethische Fragen auf, etwa, wie gut die Persönlichkeitsrechte der betroffenen Personen in solchen Fällen überhaupt geschützt sind. Zwar fordern die meisten Anbieter eine persönliche Einwilligung mit Unterschrift und informieren über den Datenschutz – doch eine tatsächliche Überprüfung der Identität findet in der Regel nicht statt. Kritiker sehen darin ein Risiko für Missbrauch. Andererseits gilt auch: Absolute Sicherheit gibt es nirgends. Wer betrügen will, findet fast immer einen Weg.

Zum Vergleich: Eine Prüfung von Daten ist auch nicht möglich, wenn ich z. B. einen Brief verschicke. Trotzdem gilt das Postgeheimnis. Auch bei Dopingkontrollen wird immer wieder versucht, Urinproben zu manipulieren. Die Möglichkeit des Missbrauchs allein reicht also nicht aus, um ein ganzes Verfahren infrage zu stellen.

Datenschutz

Es besteht ein allgemeines Datenschutzproblem bei der Übermittlung und Sicherung von genetischen Daten, vor allem, wenn der Anbieter sich im Ausland befindet. Deshalb sollte man überlegen, bei welchem Testanbieter man einen derartigen Test bestellt. Anbieter in den USA unterliegen z. B. nicht den strengen europäischen Datenschutzregeln. Es besteht die Gefahr, dass Ihre Probe oder Ihre Daten ohne Ihr Wissen auch an andere Firmen oder Behörden weitergegeben werden. Anbieter in Deutschland müssen sich nach hier gültigem Recht richten. Die Datenschutzbestimmungen sind Teil des Internetauftritts der entsprechenden Firmen, ebenso die Benennung eines Datenschutzbeauftragten. In zertifizierten oder akkreditierten Instituten sind Ihre Daten sicher.

Fehlende Verwandtschaftsbeziehungen könnten ungewollt aufgedeckt werden

Prinzipiell ist dies möglich. Ein Beispiel: Wird bei einer Person genetisch eine Laktoseverträglichkeit festgestellt, obwohl beide bekannten Elternteile laktoseintolerant sind, könnte dies Zweifel an der genetischen Abstammung aufwerfen. Aber dafür müsste ich den Genotyp zumindest eines Elternteils kennen. Das ist bei den meisten DTCs unwahrscheinlich, da nur wenige SNPs (Einzelnukleotid-Polymorphismen, also geerbte und vererbbare genetische Varianten) untersucht werden, aber letztendlich nicht absolut sicher auszuschließen.

Die Aussagekraft gewisser Tests ist begrenzt

Manchmal versprechen Anbieter Erkenntnisse, die wissenschaftlich nicht haltbar sind. Dem kann ich uneingeschränkt zustimmen. Oft sind die Aussagen wissenschaftlich nicht haltbar, weil sich die Tests auf ältere Untersuchungen stützen. Allerdings hängt dies von den einzelnen Testsystemen ab. Es gibt z. B. Einzelgentests, die eine hohe Aussagekraft haben, die durch zahlreiche Studien belegt ist, und einige Diagnosen unterstützen können. Dazu gehören Gene, die für eine Histamin- oder Glutenintoleranz verantwortlich sind, oder eben auch *ApoE*.

Einzelne Tests aus dem Bereich der Nutrigenetik sind oft wenig aussagekräftig. Wenn jedoch mehrere Genvarianten gemeinsam auf ein erhöhtes Risiko hinweisen, etwa bei bestimmten Stoffwechselwegen von Nährstoffen, kann der Test durchaus hilfreich sein. Das gilt besonders dann, wenn Blutwerte grenzwertig sind. Die genetische Information kann dann helfen, Blutspiegel gezielter zu normalisieren oder besser einzuordnen (z. B. beim Vitamin-D-Stoffwechsel, S. 35).

Es werden weitere Angaben nicht berücksichtigt

Bei Erkrankungen mit vielen möglichen Ursachen – sogenannten multifaktoriellen Erkrankungen wie z. B. Arteriosklerose – ist die genetische Situation besonders komplex. Das liegt daran, dass nicht nur viele verschiedene Einflüsse zusammenspielen, sondern auch jeder einzelne dieser Faktoren von mehreren Genen beeinflusst werden kann. Dadurch ist es oft schwierig, eindeutige genetische Zusammenhänge zu erkennen.

Gleiches gilt z. B. für die essenzielle Hypertonie (Bluthochdruck). Die Begriffe »essenziell«, »idiopathisch« oder »primär« klingen sehr wissenschaftlich, bedeuten aber oft schlicht, dass man die genaue Ursache einer Erkrankung nicht kennt. Häufig spielen viele Faktoren eine Rolle, auch genetische. Auch Lebensstilfaktoren wie Ernährung, Bewegung, Alkohol- oder Tabakkonsum haben großen Einfluss. Umso wichtiger ist es, dass ein Arzt, idealerweise mit Erfahrung in Präventionsmedizin, sowohl genetische als auch nichtgenetische Aspekte bei Therapie und Vorsorge berücksichtigt.

Falsche Sicherheit durch unvollständige Tests

Sicherlich kann man dieses Argument gelten lassen. Allerdings: Welche Sicherheit hat man, wenn man den Test nicht durchführt? Hochqualifizierte Spezialisten erklärten mir hier, dass ein bestimmtes Testsystem nicht standardisiert sei und etwa 2% der Merkmalsträger übersehen könnte. Das stimmt, aber was ist die Konsequenz, wenn der Test nicht durchgeführt wird? Dann erhalten womöglich über 30% der Betroffenen eine falsche oder sogar toxische Therapie. Ist das wirklich »moralischer«?

In der Medizin gibt es nicht nur »krank« und »gesund«, sondern viele Graubereiche dazwischen. Auch bei anerkannten Testverfahren liegt die Übereinstimmung zwischen Labors oft bei 90–95%. Das bedeutet: 50–100 von 1000 Menschen könnten eine fehlerhafte Therapie bekommen, und das wird meist akzeptiert. Aber ein pharmakogenetischer Test, der ähnliche Unsicherheiten aufweist, soll nicht erlaubt sein?

Natürlich versucht jedes zertifizierte Labor, das bestmögliche Ergebnis zu liefern – aber 100% Sicherheit gibt es nie. Besonders bei genetischen Tests kann es vorkommen, dass Risiken unterschätzt oder übersehen werden. Deshalb ist es so wichtig, Vorsorgeuntersuchungen ernst zu nehmen, die Wirkung von Medikamenten aufmerksam zu beobachten und auch kleine Veränderungen oder Nebenwirkungen nicht zu ignorieren.

Geringer klinischer Nutzen

Selbst wenn der Test ordnungsgemäß durchgeführt und das Untersuchungsergebnis richtig interpretiert wird, bleibt der klinische Nutzen der überwiegenden Mehrzahl dieser Tests sehr gering. Ein häufig genanntes Argument ist, dass DTC-Tests wenig aussagekräftig seien, da sie nur einzelne SNPs (ausgesprochen: »Snips«) untersuchten, also kleine punktuelle Veränderungen in der DNA. Dabei umfasst das menschliche Genom rund 21 000 proteincodierende Gene (Gene mit Bauplan für die Proteinbildung) und jeder Mensch trägt etwa vier bis fünf Millionen solcher SNPs in sich. Der getestete Anteil scheint also verschwindend gering.

Das stimmt – allerdings nur teilweise. Für manche Fragestellungen ist die Aussagekraft tatsächlich begrenzt. Es gibt aber durchaus SNPs, die für die einzelne Person eine sehr große Bedeutung haben. Stellen Sie sich ein Kuchenrezept vor, mit einem SNP als ausgetauschter Zutat. Wenn dann also statt 2 EL Zucker 2 EL Salz im Rezept stehen, sieht der Kuchen vielleicht noch wie ein Kuchen aus, ist aber völlig ungenießbar. Genauso kann ein einzelner SNP, also ein einziges verändertes Proteinbausteinchen, relevante Auswirkungen auf die Gesundheit eines Menschen haben.

Für die Einschätzung des Risikos für Tumoren oder viele andere Erkrankungen hingegen ist der Nutzen der Testung einzelner SNPs meist zweifelhaft. In der Humangenetik werden deshalb sogenannte polygenetische Risiko-Scores entwickelt, die auf vielen Genvarianten gleichzeitig beruhen. Mithilfe moderner Hochdurchsatzsequenzierung (Next Generation Sequencing, NGS) und bioinformatischer Verfahren – zunehmend unterstützt durch künstliche Intelligenz – entstehen so immer präzisere Modelle, die künftig genauere Aussagen über individuelle Krankheitsrisiken ermöglichen. Allerdings können auch Anbieter von DTC-Tests technisch ausgezeichnet ausgestattet und wissenschaftlich auf der Höhe sein, sodass hier der klinische Nutzen durchaus hoch sein kann.

DNA wird für Forschungszwecke genutzt – ohne Einverständnis des Kunden

Trotz gegenteiliger Selbstdarstellung nutzen viele Anbieter die Kundendaten für weltweite Studien – oft ohne klare Aufklärung oder ausdrückliche Zustimmung. Sie zahlen zwar für den Test, aber Ihre DNA kann ohne Vergütung und teils unbemerkt für Forschungszwecke weitergegeben werden. Hier sei nochmals darauf verwiesen, dass dies in Deutschland in zertifizierten und akkreditierten Institutionen nicht möglich ist.

Andererseits könnte Ihre DNA, die ohne Ihr Wissen in ein derartiges Forschungsprojekt einbezogen wurde, einem Kind das Leben retten. Das muss jeder selbst entscheiden. Ich möchte damit selbstverständlich nicht sagen, dass die Nutzung von DNA ohne Einwilligung in Ordnung ist.

DTC-Tests als »Spielerei«

Nachdem Sie nun viel über das Für und Wider von DTC-Tests gehört haben, noch eine Meinung, die bisher nicht diskutiert wurde. Es gibt auch Experten, die derartige Tests als eine interessante »Spielerei« einordnen und meinen, dass man damit wenig falsch machen kann. Andere gehen sogar so weit zu behaupten, dass derartige Tests keine schützenswerten Informationen hervorbringen und deshalb auch bedenkenlos an Kundinnen oder Kunden abgegeben werden können.

Auf einen Blick
Gesetzeslage und Argumentation zu Gentests

- Das Gendiagnostikgesetz schützt vor Benachteiligung aufgrund genetischer Merkmale und sichert das Recht auf Selbstbestimmung.
- Es regelt prädiktive (Risikoabschätzung) und diagnostische genetische Untersuchungen sowie das Recht auf Wissen oder Nichtwissen.
- Der Datenschutz bei medizinischen Gentests ist gesetzlich klar geregelt.
- Lifestyle-Genetik-Tests (z. B. zu Ernährung, Sport, Hautalterung) sind rechtlich nicht eindeutig erfasst – ein Graubereich.
- DTC-Tests (Direct-to-Consumer) können medizinisch relevante oder rein Lifestyle-bezogene Inhalte haben.
  - Die Argumente für und gegen solche Tests wurden ausführlich dargestellt – entscheiden Sie selbst. Dieses Buch soll Ihnen dabei helfen.

Die Literaturstellen zu diesem Kapitel finden Sie in der Literaturliste unter den Nummern: 1–6.
Hinweis zur Literaturliste (S. 246).

Grundbegriffe der Genetik – einfach erklärt

DNA, Gene, SNPs – wer Gentests verstehen will, sollte die wichtigsten Begriffe kennen.

Wenn man die eigene Gesundheit besser verstehen und gezielt beeinflussen will, lohnt sich ein Blick auf die Gene. Denn in unserem Erbgut ist vieles angelegt, aber eben nicht alles festgelegt. Hier lernen Sie die wichtigsten Grundbegriffe kennen.

Was ist DNA?

Unsere gesamte Erbinformation ist in der DNA gespeichert, einem langen Faden, der im Zellkern auf 46 Chromosomen verteilt ist. Diese bestehen aus:

- 22 Chromosomenpaaren, den sogenannten Autosomen (sie enthalten allgemeine Informationen, z.B. über Blut oder Organe)
- 2 Geschlechtschromosomen: XX bei Frauen, XY bei Männern

Die DNA ist wie eine Strickleiter aufgebaut, deren Sprossen aus vier Basen bestehen: Adenin (A), Thymin (T), Cytosin (C) und Guanin (G). Dabei bindet immer A zu T und C zu G.

Zwischen den Basen liegen Wasserstoffbrückenbindungen, die die Stränge zusammenhalten. Die Reihenfolge der Basen bildet den Code für unsere Erbinformation – wie Buchstaben, aus denen Sätze entstehen.

Insgesamt enthält unser Erbgut rund 3,2 Milliarden Basenpaare, die bei allen Menschen zu 99,9 % identisch sind. Die 0,1 % Unterschied machen uns einzigartig.

Was sind Gene?

Ein Gen ist ein Abschnitt der DNA, der die Bauanleitung für ein bestimmtes Protein enthält. Der Mensch besitzt rund 21 000 Gene. Sie steuern unzählige Prozesse vom Stoffwechsel bis zur Immunabwehr.

Gene liegen auf beiden Chromosomen eines Paares – also einmal vom Vater, einmal von der Mutter. Diese Varianten nennt man Allele. Ein Beispiel: Beide Eltern vererben ein Gen für die Augenfarbe, aber in unterschiedlicher Ausprägung (z.B. braun und blau).

Hinweis zur Schreibweise im Buch:

- Gene werden kursiv dargestellt, z. B. *CYP2C9*
- Genprodukte (z. B. Enzyme), Allele etc. nicht kursiv, z. B. CYP2C9

Wenn beide Allele gleich sind, spricht man von homozygot (reinerbig); sind sie unterschiedlich, ist man heterozygot (mischerbig). Die Kombination der Allele ergibt den Genotyp, das äußere Merkmal (z. B. braune Augen) nennt man Phänotyp.

Was bedeutet »dominant« oder »rezessiv«?

Ein einzelnes verändertes Allel kann ausreichen, um ein Merkmal oder eine Krankheit auszulösen. Das nennt man dominant. Braucht es zwei veränderte Kopien (von beiden Eltern), ist das Merkmal rezessiv.

- Hat ein Elternteil ein dominantes verändertes Gen: 50 % Risiko für jedes Kind
- Haben beide Eltern je ein verändertes dominantes Gen: 75 % Risiko
- Hat ein Elternteil zwei veränderte dominante Gene: 100 % Risiko

Die Genvariante, die in der Bevölkerung am häufigsten vorkommt, nennt man Wildtyp.

Wie wird das Erbgut weitergegeben?

In jeder Körperzelle liegt das Erbgut doppelt vor (diploid). Nur Ei- und Samenzellen enthalten jeweils einen einfachen Satz (haploid). Bei der Befruchtung entsteht wieder ein vollständiger, doppelter Chromosomensatz. Die Chromosomen werden durchnummeriert: 1 bis 22 – plus die Geschlechtschromosomen X und Y.

Was ist ein Haplotyp?

Ein Haplotyp ist eine bestimmte Kombination von Genvarianten, die gemeinsam vererbt werden – man kann sie sich wie einen Block bunter Perlen auf einer Kette vorstellen. Dieser Begriff ist z. B. in der Pharmakogenetik wichtig, wenn es um Medikamentenverträglichkeit geht.

Was sind Mutationen?

Mutationen sind dauerhafte Veränderungen in der DNA. Sie entstehen spontan oder durch äußere Einflüsse wie Strahlung. Es gibt zwei Arten:

- Keimbahnmutationen: Sie sind vererbbar
- somatische Mutationen: Sie entstehen z. B. in Tumoren, sind aber nicht vererbbar.

Arten von Mutationen

Mutationen lassen sich nach ihrem Umfang einteilen – also danach, wie viel vom Erbgut betroffen ist:

- Genommutation: Bei dieser Art ist die Anzahl ganzer Chromosomen verändert. Ein Beispiel dafür ist Trisomie 21 – das Chromosom 21 liegt dreifach statt doppelt vor.
- Chromosomenmutation: Ein größerer Abschnitt eines Chromosoms ist betroffen – als würde in einem Buch eine ganze Seite fehlen, doppelt vorkommen oder falsch herum eingebaut sein.

Mutationsarten von Genen und Chromosomen

Mutationstyp	Was passiert?	Abkürzung
Deletion	Abschnitt entfernt	del
Insertion	Abschnitt eingefügt	ins
Duplikation	Abschnitt verdoppelt	dup
Inversion	Abschnitt umgedreht eingebaut	inv
Punktmutation	einzelne Base ausgetauscht	–

- Genmutation: Nur ein einzelnes Gen ist verändert, vergleichbar mit einem Tippfehler in einem Wort.

Die Tabelle (S. 23) zeigt verschiedene Arten von Gen- und Chromosomenmutationen.

Was bewirken Mutationen?

Größere Veränderungen im Erbgut können den Stoffwechsel stören oder zu angeborenen Erkrankungen führen – etwa bei der Sichelzellanämie oder Phenylketonurie.
Es gibt aber auch Mutationen, die Vorteile bringen. Ein bekanntes Beispiel ist die Laktosetoleranz. In Europa und Teilen Afrikas hat sich eine bestimmte Veränderung im *LCT*-Gen durchgesetzt, dadurch können viele Erwachsene Milch verdauen. Die zusätzliche Nahrungsquelle brachte einen Überlebensvorteil, weshalb sich die Mutation in Milch trinkenden Kulturen ausgebreitet hat.

Der Triplett-Code – wie die Zelle liest

Die Zelle liest den genetischen Code wie einen Text immer in Dreiergruppen von Basen, dem sogenannte Triplett-Code. Er ist deshalb so wichtig, weil er die Grundlage dafür ist, wie Gene in körperliche Eigenschaften, Krankheiten oder Stoffwechselbesonderheiten übersetzt werden.

Dabei gilt:
- 3 Basen = 1 Aminosäure – ein Baustein für ein Protein

Wenn durch eine Insertion (Einfügen von Basen) oder Deletion (Verlust von Basen) die Anzahl der Basen nicht durch drei teilbar ist, verschiebt sich der Leserahmen. Man spricht dann von einer Frameshift-Mutation. Die Zelle liest die Anleitung ab dieser Stelle völlig falsch, wie in einem Text, in dem plötzlich alle Buchstaben verrutscht sind. Das gebildete Protein ist dann funktionslos oder schädlich – mit oft schwerwiegenden Auswirkungen auf den Körper.

Punktmutationen, SNPs und SNVs – kleine Veränderungen mit großer Wirkung

Für viele der im Buch beschriebenen genetischen Varianten spielen sogenannte Punktmutationen eine zentrale Rolle. Dabei wird eine einzelne Base der DNA durch eine andere ersetzt.

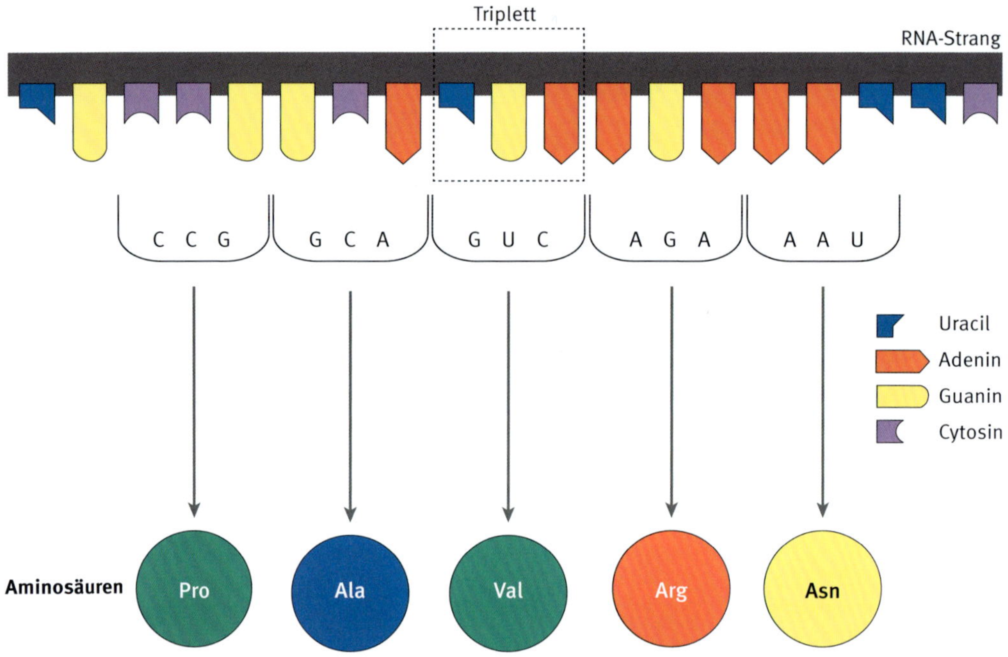

Beim Triplett-Code bilden immer drei aufeinanderfolgende Basen eine Aminosäure.

Wir müssen unterscheiden:

- SNP (Single Nucleotide Polymorphism) bezeichnet eine Variante an einer bestimmten Stelle im Erbgut. Ein SNP kommt bei mehr als 1 % der Bevölkerung vor. Das menschliche Erbgut umfasst mehr als 10 Millionen dieser SNPs.
- SNV (Single Nucleotide Variant) ist ein technischer Überbegriff für jede Punktveränderung – unabhängig davon, ob sie häufig oder selten ist. SNPs sind also eine Untergruppe der SNVs.

Kurz ausgedrückt:

- Jeder SNP ist eine SNV.
- Nicht jede SNV ist ein SNP.

Übrigens: Mutation war früher der Oberbegriff für jede genetische Veränderung. Heute vermeidet man das Wort, weil es negativ klingt, und spricht stattdessen von Varianten. Variante ist der neutrale Oberbegriff für alle Unterschiede im Erbgut – sie können harmlos, vorteilhaft oder nachteilig sein.

Codierende und nicht codierende Bereiche

Unsere DNA besteht nicht nur aus Genen, die den Bauplan für Proteine enthalten, die also für diese Proteine »codieren«. Große Teile der DNA steuern lediglich, wann und wie stark ein Gen aktiv ist.

Deshalb unterscheidet man:

- Exons: Abschnitte mit proteincodierender Funktion
- Introns: Abschnitte mit regulatorischer, nicht codierender Funktion

Viele SNPs liegen in nicht codierenden Bereichen und haben keine oder nur indirekte Auswirkungen. Andere wiederum verändern den Bauplan für ein Protein, und das teils mit deutlichen Folgen.

Stumme und wirksame Varianten

Ein SNP kann

- stumm sein: Dann ändert er zwar die DNA, aber nicht das produzierte Protein. Es gibt keine funktionelle Veränderung.
- wirksam sein: Die Funktion des Gens kann sich verändern, mit möglichen Auswirkungen auf die Gesundheit.

Was ist eine rs-Nummer?

Um SNPs eindeutig zu benennen, wurden sogenannte rs-Nummern eingeführt. Das Kürzel rs steht dabei für »reference SNP«, gefolgt von einer Zahl (z. B. rs1799853). Diese Nummern helfen, bestimmte Genvarianten genau zu identifizieren, und machen es einfacher, Informationen in Datenbanken oder Studien zu finden.

Wo finde ich Informationen zu einem SNP?

Zwei wichtige frei zugängliche Datenbanken sind:

- SNPedia
- dbSNP der National Library of Medicine (NCBI)

Die Links zu den Datenbanken finden Sie im Autorenkasten (S. 247) hinten im Buch.

Wenn Sie dort eine im Buch genannte rs-Nummer eingeben, erhalten Sie meist eine kurze Beschreibung der Variante, Hinweise auf mögliche Auswirkungen und Links zur Originalforschung.

Beachten Sie dabei bitte: Je nachdem, welcher DNA-Strang betrachtet wird und in welcher Leserichtung (5′ → 3′ oder 3′ → 5′), kann es in verschiedenen Quellen zu scheinbar widersprüchlichen Angaben kommen. Im Buch weise ich darauf hin, wenn das eine Rolle spielt.

Ethnische Unterschiede bei SNPs

SNPs sind nicht überall auf der Welt gleich verteilt. Sie entstehen irgendwann im Lauf der Menschheitsgeschichte und werden innerhalb bestimmter Bevölkerungsgruppen (Ethnien) wie Afrikaner, Europäer, Asiaten usw. weitervererbt. Daher kann ein bestimmter SNP bei einer Ethnie sehr häufig auftreten, bei einer anderen kaum vorkommen. Diese Unterschiede sind medizinisch relevant: SNPs wirken selten isoliert, sondern im Zusammenspiel mit anderen Genvarianten – und dieses genetische Umfeld variiert je nach Herkunft.

Warum ethnische Unterschiede hier nur vereinfacht berücksichtigt werden

In der Forschung wird oft genau erfasst, wie häufig ein bestimmter SNP in einzelnen Bevölkerungsgruppen vorkommt. Für ein Buch wie dieses ist es jedoch nicht möglich, diese Detailtiefe bei jeder Genvariante aufzuführen. Bitte beachten Sie deshalb bei der Interpretation Ihres Tests: Die Bedeutung eines SNPs kann sich je nach genetischem Hintergrund unterscheiden.

In vielen englischsprachigen Studien begegnet Ihnen außerdem der Begriff »Kaukasier«. Er ist veraltet und bezeichnet meist hellhäutige Menschen europäischer Abstammung. In diesem Buch wird eine sachlich präzisere Formulierung gewählt.

Wie findet man genetische Unterschiede zwischen Bevölkerungsgruppen?

Eine Methode, die in den letzten Jahren stark an Bedeutung gewonnen hat, ist die sogenannte genomweite Assoziationsstudie, abgekürzt GWAS (genome-wide association study).

Bei einer GWAS wird das Erbgut zweier Gruppen miteinander verglichen:

- einer Gruppe mit einem bestimmten Merkmal (z. B. einer Erkrankung)
- einer Gruppe ohne dieses Merkmal (Vergleichsgruppe)

Ziel ist es, genetische Varianten zu finden, die bei der betroffenen Gruppe häufiger auftreten. Man spricht dabei von einer Assoziation zwischen einem bestimmten SNP (oder Haplotyp) und einem Phänotyp, also einem beobachtbaren Merkmal wie z. B. Bluthochdruck, Diabetes oder einer Autoimmunerkrankung.

Oft werden bei GWAS nicht alle 3,2 Milliarden Basenpaare untersucht, sondern gezielt vordefinierte SNPs. Das spart Zeit und Kosten, reicht aber oft aus, um sinnvolle Zusammenhänge zu erkennen. Interessanterweise befinden sich viele der gefundenen SNPs nicht in Bereichen, die direkt für Proteine codieren, sondern in regulatorischen Abschnitten des Erbguts.

Das zeigt: Auch nicht codierende DNA kann entscheidend beeinflussen, ob und wie ein Gen wirkt – und damit, ob ein Mensch gesund bleibt oder erkrankt.

Transkription und Translation – so werden aus Genen Proteine

Jeder Körper braucht Proteine: zuerst, damit er überhaupt entstehen kann, später, um zu reparieren, erneuern, anzupassen. Das bewerkstelligt er mithilfe von Transkription und Translation.

Transkription

Wenn ein Protein gebraucht wird, erstellt die Zelle zunächst eine Kopie des DNA-Abschnitts, in dem die Bauanleitung liegt. Das nennt man Transkription (S. 27). Diese Kopie heißt mRNA (messenger RNA). Die Transkription findet im Zellkern statt.

Translation

Die mRNA verlässt danach den Zellkern und gelangt zu den Ribosomen, kleinen »Eiweißfabriken«. Dort wird dann die Abschrift übersetzt, und zwar in eine genaue Reihenfolge von Aminosäuren, aus denen das gewünschte Eiweiß entsteht. Dieser Vorgang heißt Translation (S. 27). Er endet automatisch, sobald die mRNA ein bestimmtes Stopp-Signal oder -Codon erreicht – eines von drei speziellen »Wörtern« im Bauplan, die das Ribosom anweisen, die Arbeit zu beenden.

Man kann sich das Ganze wie ein Fließband vorstellen: Die mRNA ist der Laufzettel, auf dem Arbeitsanweisungen (Codons) stehen. Dieser Zettel wird in eine Maschine eingegeben, das Ribosom. Sie liest den Zettel. Für jede Anweisung (ein Codon) liefert ein passender Helfer (eine tRNA oder Transfer-Ribonukleinsäure) das richtige Bauteil (Aminosäure). Jetzt können die Bauteile, also die Aminosäuren, in der richtigen Reihenfol-

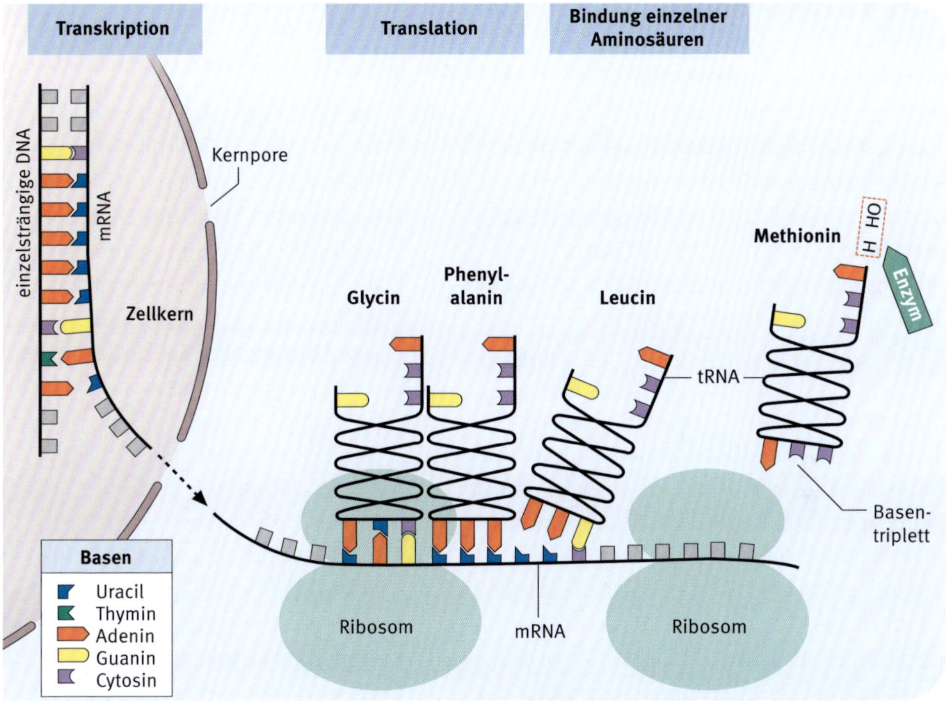

Schünke M, Schünke G. Proteinbiosynthese. In: Faller A, Schünke M, Hrsg. Der Körper des Menschen - Einführung in Bau und Funktion. 19., überarbeitete Auflage. Stuttgart: Thieme; 2024.

Ablauf der Transkription und Translation

ge zusammengesetzt werden, wie Teile eines Produkts. Das Ergebnis: ein fertiges Protein, das je nach Bedarf z. B. als Enzym, Baustoff oder Botenstoff dient.

Epigenetische Modifikationen

Wenn wir über genetische Veränderungen (Mutationen) sprechen, müssen wir davon epigenetische Modifikationen abgrenzen.

Wichtige epigenetische Mechanismen sind:

- Histon-Modifikation
- DNA-Methylierung
- microRNAs

Der entscheidende Unterschied ist: Bei genetischen Mutationen wird der Text der DNA verändert, und zwar dauerhaft. Die Epigenetik steuert, wie Gene an- und abgeschaltet werden. Sie ist durch äußere Einflüsse wie Ernährung, Bewegung, Stress und unsere Umwelt generell beeinfluss- und in der Regel auch umkehrbar.

Epigenetische Mechanismen wie Methylierung kann man sich wie kleine Post-its vorstellen, die auf bestimmten Stellen eines Gens geklebt werden – die genetische Information ist nach wie vor da, sie ist aber nicht mehr sichtbar, weil sie überklebt wurde.

Auch Histone können durch Epigenetik modifiziert werden. Sie sind wie kleine Spulen, um die die DNA platzsparend gewickelt ist. Durch chemische Veränderungen kann die

die DNA lockerer oder fester um diese Spulen gewickelt sein. Dadurch kann sie dann besser oder schlechter lesbar sein.

Ein weiterer bedeutsamer epigenetischer Mechanismus ist das Auftreten verschiedener microRNAs, deren Menge variiert, je nachdem, welchen Umweltfaktoren wir ausgesetzt sind oder was wir erleben. MicroRNAs docken als kleine RNA-Stücke an die mRNA an, nachdem sie den Zellkern verlassen hat und bevor sie am Ribosom ankommt. Sie blockieren oder zerstören dadurch die mRNA, die dann nicht mehr vom Ribosom gelesen werden kann. Es kann also keine Translation mehr stattfinden. MicroRNAs können nicht nur als Krankheitsmarker dienen, also im Blut gemessen werden, sondern auch Krankheiten positiv oder negativ beeinflussen.

Auf einen Blick
DNA und Mutationen

- Die DNA enthält den genetischen Bauplan; Gene sind ihre funktionellen Abschnitte.
- SNPs sind Varianten von Basen an einer bestimmten Stelle der DNA.
- Viele SNPs liegen in nicht codierenden Bereichen, beeinflussen aber die Genregulation.
- Die Wirkung von SNPs kann je nach ethnischer Herkunft unterschiedlich sein.
- GWAS vergleichen Erbgut von Gruppen und zeigen genetische Zusammenhänge mit Krankheiten.
- Proteine entstehen durch Transkription (DNA → mRNA) und Translation (mRNA → Protein).
- Epigenetik steuert, ob Gene aktiv sind – ohne die DNA zu verändern.

Die Literaturstelle zu diesem Kapitel finden Sie in der Literaturliste unter der Nummer: 7.

Nutrigenetik

Unsere Gene steuern, wie wir Nahrung verarbeiten – das können wir gezielt für unsere Gesundheit nutzen.

Warum Ernährung nicht für alle gleich funktioniert

Wie beeinflussen unsere Gene, was wir brauchen, vertragen oder auch nicht? Und wie können wir diese Erkenntnisse nutzen, um gesünder zu leben?

Essen ist längst nicht nur Geschmackssache. Es gibt Menschen, die täglich Milch trinken – und solche, die schon nach einem Schluck Bauchschmerzen bekommen. Manche schwören auf Kaffee, andere liegen nach zwei Tassen die halbe Nacht wach. Manche kommen problemlos ohne Fleisch aus, andere fühlen sich dabei müde und schlapp. Auch Vitamine, Mineralien oder der Umgang mit Alkohol – all das wirkt je nach genetischer Ausstattung ganz unterschiedlich. Genau darum geht es in der Nutrigenetik: die eigene Ernährung so anzupassen, dass sie wirklich zum eigenen Körper passt. Das ist keine Zukunftsvision mehr, sondern ein wachsender Bereich der Präventionsmedizin.

In den nächsten Kapiteln werfen wir einen genaueren Blick auf typische genetische Varianten und was sie für Ihre Ernährung bedeuten können.

Vitamine und Mineralstoffe – oft unterschätzt, oft genetisch beeinflusst

Ein Mangel an Vitamin D ist weit verbreitet: Rund 30 % der Menschen in Deutschland sind betroffen. Auch Vitamin B_{12} spielt eine große Rolle, vor allem bei älteren Menschen. Und weil der B_{12}-Stoffwechsel mit vielen anderen Prozessen verknüpft ist, kann ein Mangel weitreichende Folgen haben. Hier setzen genetische Tests an: Sie helfen zu erkennen, ob bestimmte Stoffwechselwege gestört sind und wie man gezielt gegensteuern kann.

Ein weiterer Klassiker ist Eisen. Gerade Frauen sollten ihren Eisenspiegel im Blick behalten, und das nicht nur wegen der Regelblutung, sondern auch, weil bestimmte Genvarianten die Eisenaufnahme erschweren können.

Nahrungsmittelunverträglichkeiten – die Gene entscheiden mit

Unverträglichkeiten wie Laktose-, Fructose- oder Histaminintoleranz können viele Ursachen haben – auch genetische. Auch wenn die Diagnose oft ohne Gentest möglich ist, können genetische Hinweise die Einordnung erleichtern. Besonders, wenn Beschwerden unklar sind oder sich mit der üblichen Diagnostik keine Ursache finden lässt.

Alkohol und Koffein – wie viel verträgt mein Körper?

Rund 80–90% der Deutschen trinken Kaffee, viele davon täglich. Aber nicht alle vertragen ihn gleich gut. Ob Koffein anregt oder nervös macht, hängt auch vom Stoffwechsel ab, und der wiederum ist genetisch mitbestimmt. Ganz ähnlich sieht es beim Alkohol aus: Wer bestimmte Genvarianten trägt, baut ihn langsamer ab. Das hat teils erhebliche Auswirkungen auf die Verträglichkeit, aber auch auf das Risiko für Organschäden.

Gewicht und Stoffwechsel: Darum klappt Abnehmen nicht bei allen gleich

Über 50% der Frauen und fast 70% der Männer in Deutschland sind übergewichtig, und die Zahlen steigen. Doch nicht jeder nimmt gleich schnell zu oder ab. Auch hier bestimmen unsere Gene mit, wie unser Stoffwechsel arbeitet, wie stark das Sättigungsgefühl ist und wie gut wir auf bestimmte Diäten reagieren. Die Nutrigenetik hilft, individuelle Risiken zu erkennen und unsere Ernährung gezielter anzupassen.

Ethnische Unterschiede – eine Frage der Anpassung

Unsere genetischen Profile sind unterschiedlich, je nach Herkunft sogar sehr deutlich. Was in einer Kultur eine optimale Ernährung ist, kann für Menschen in einem anderen Teil der Erde gesundheitlich problematisch sein. Industriell verarbeitete Nahrung, wie sie mittlerweile vor allem in der westlichen Welt vorherrscht, belastet den Stoffwechsel generell. Manche genetischen Varianten können diese Belastung noch verstärken, etwa, wenn Menschen nur traditionellere Ernährungsformen gewohnt sind.

Die Literaturstellen zu diesem Kapitel finden Sie in der Literaturliste unter den Nummern: 8–13.

Vitamin D

Das Sonnenvitamin ist für etliche Aufgaben in unserem Körper unerlässlich. Trotzdem hat fast niemand ausreichende Spiegel.

Vitamin D ist für weit mehr als nur die Steuerung des Kalziumhaushalts verantwortlich – es wirkt an zahlreichen Stellen regulierend, insbesondere im Immunsystem, im Zellstoffwechsel und in hormonellen Prozessen. Vitamin D ist eigentlich kein Vitamin, sondern ein Prohormon mit komplexer Regulierung sowohl im endokrinen als auch im nicht endokrinen System.

Diese Systeme sind:

- Skelettsystem (Knochenstoffwechsel, Kalzium- und Phosphatregulation)
- Immunsystem (angeborene und erworbene Abwehr, Entzündungsmodulation)
- Herz-Kreislauf-System (Blutdruckregulation, Gefäßfunktion)
- Muskelgewebe (Muskelkraft, Muskelzellfunktion)
- Stoffwechsel (Insulinsekretion, Glukose- und Fettstoffwechsel)
- Nervensystem (neuroprotektive Effekte, Stimmung, Schmerzverarbeitung)
- Fortpflanzungssystem (Fruchtbarkeit, Einnistung, hormonelle Regulation)
- Haut (Zellwachstum, Differenzierung, Barrierefunktion)
- Magen-Darm-System (Aufnahme von Kalzium und Phosphat, Darmbarriere, Mikrobiom)
- Es hat außerdem Relevanz bei Autoimmunerkrankungen, Diabetes und bestimmten Krebsformen

Eine recht beeindruckende Liste von Aufgaben, finden Sie nicht? Wissenschaftliche Veröffentlichungen belegen jedoch, dass der Vitamin-D-Mangel weltweit der am weitesten verbreitete Vitaminmangel ist. Er wird von einigen Autoren sogar als Pandemie bezeichnet.

Der Vitamin-D-Stoffwechsel und speziell der genetische Kontext ist komplex – aber keine Sorge: Mit etwas Geduld werden Sie beide gut verstehen.

Sonne, Hautkrebsrisiko und Vitamin D: das richtige Maß finden

Seit vielen Jahren wird immer wieder eindringlich davor gewarnt, dass die UV-Strahlung der Sonne die Alterung der Haut beschleunigt und eine intensive Sonnenbestrahlung mit Sonnenbränden Ursache des schwarzen und weißen Hautkrebses ist. Also schützen sich immer mehr Menschen durch

Sonnencremes mit hohem UV-Filter gegen die Sonne. So wird aber der Vitamin-D-Mangel weiter verstärkt. Geschätzte 60 % der Bevölkerung befinden sich damit in einem Status der mehr oder weniger ausgeprägten Unterversorgung, und das nicht nur wegen zu viel Sonnencreme.

Besonders beängstigend ist dies, weil Vitamin D eben an einer Reihe von Stoffwechselvorgängen beteiligt ist und über die Nahrung nicht in ausreichender Menge zugeführt werden kann. Bei zu wenig Vitamin D wird zu wenig Kalzium und Phosphat aufgenommen, wodurch der Knochenstoffwechsel gestört ist. Der Parathormonspiegel steigt, Kalzium wird aus dem Knochen mobilisiert und ins Blut abgegeben. Bei Kindern tritt eine Rachitis (Knochen erweicht, Wirbelsäule verkrümmt, X- oder O-Beine) und bei Erwachsenen eine Osteomalazie (Knochenerweichung) auf. An dieser Stelle möchte ich mit Nachdruck darauf hinweisen, dass vor allem bei älteren Menschen mit mangelhafter Vitamin-D-Versorgung vermehrt Osteoporose, und damit Anfälligkeit für Knochenbrüche und eine reduzierte Muskelfunktion, auftritt.

Aber nicht nur in diesem Buch kommt dem Vitamin-D-Stoffwechsel und der Vitamin-D-Genetik eine besondere Rolle zu. Die 6. Internationale Konferenz: »Kontroversen in Sachen Vitamin D« von 2024 diskutierte kontroverse Themen wie Vitamin-D-Stoffwechsel, Bewertung, Maßnahmen und -Supplementierung. Dort wurden potenzielle Vorteile von Vitamin D bei der Verringerung der Krebsinzidenz, von Autoimmunerkrankungen, Herz-Kreislauf-Erkrankungen und Diabetes ermittelt.

Die wichtigsten Ergebnisse dieser Konferenz sind:

- 25-OH-Vitamin D_3 ist ein wichtiger Biomarker, es ist eine Standardisierung nötig.
- Metaboliten, Wirkungsmechanismen und genetische Polymorphismen wurden identifiziert – diese sind wichtig für Ernährung und Krankheiten.
- Vitamin-D-Mangel verursacht Knochenschwund und Knochenbrüche, Vitamin-D- und Kalzium-Gabe verhindern diese.
- Es besteht ein Zusammenhang zwischen Vitamin-D-Status, Immunsystem, Entwicklung von Typ-2-Diabetes-mellitus. Daneben könnten kardiovaskuläre Ereignisse und Sterblichkeit positiv beeinflusst werden.
- Tägliche Vitamin-D-Gabe scheint am effizientesten, längere Intervalle werden jedoch besser eingehalten.

Die Einnahme von Vitamin D_3 wird bevorzugt, unter bestimmten Umständen können auch andere Formen durch Spritzen verabreicht werden.

Ebenso wird auf der Website des Deutschen Krebsforschungszentrums (DKFZ) konstatiert, dass eine tägliche Vitamin-D-Einnahme die Krebssterblichkeit um 12 % reduziert. Zu diesem Ergebnis gelangt das Forschungszentrum durch Auswertung von 14 Studien der höchsten Qualitätsstufe mit insgesamt fast 105 000 Teilnehmern. Allerdings muss diese Aussage nicht für alle Krebsarten gelten. Wenn man bedenkt, dass bestimmte schädliche Einflüsse wie z. B. Fleischkonsum oder auch Alkohol, die das Krebsrisiko nur um 10 % steigern, schon als sehr negativ betrachtet werden, ist meines Erachtens allein dieser Punkt ein starkes Argument, sich mit dem Vitamin-D-Spiegel, dem Stoffwechsel und der Genetik intensiv zu beschäftigen.

Stoffwechselwege von Vitamin D

Um die Bedeutung genetischer Polymorphismen (kleine genetische Varianten, die bei vielen Menschen vorkommen) im Stoffwechselweg des Vitamin D zu verstehen, müssen Sie zunächst die Stoffwechselwege von Vitamin D und die angestrebte optimale Konzentration von Vitamin-D-Metaboliten (Stoffwechselprodukten) kennen.

Bildung von Vitamin D im Körper

Vitamin D wird entweder über Sonnenlicht im Körper synthetisiert oder über die Ernährung, z. B. fetten Fisch oder auch Eigelb, Pilze und Avocados, bzw. Nahrungsergänzungsmittel aufgenommen, etwa in Form von Tabletten, Kapseln oder Tropfen. Hier liegt es als Cholecalciferol im Körper vor. Anschließend wird es in zwei Schritten vom Körper umgewandelt:

- In der Leber wird das Cholecalciferol durch 25-Hydroxylase (ein Enzym) zu 25-OH-Vitamin D_3 (Calcidiol) – dies ist die Speicherform und die Vorläuferform für 1,25-OH_2-Vitamin D_3 (Calcitriol), die aktive Form des Vitamin D.
- In der Niere wird danach das Calcidiol durch das Enzym 1α-Hydroxylase (CYP27B1) in 1,25-OH_2-Vitamin D_3 (Calcitriol) umgewandelt, die biologisch aktive Form. Calcitriol bindet an den Vitamin-D-Rezeptor (VDR) in den Zellen und wirkt dort als sogenannter Transkriptionsfaktor. Dieser Transkriptionsfaktor reguliert zahlreiche Gene, etwa im Knochenstoffwechsel, im Immunsystem und in der Regulation des Zellwachstums.
- Alles, was nicht aktiviert wird, weil es entweder nicht mehr gebraucht wird oder um das Gleichgewicht zu erhalten, wird durch das Enzym 24-Hydroxylase (CYP24A1) in wasserlösliche Abbauprodukte wie Calcitronsäure umgewandelt und über die Niere ausgeschieden.

Gleichzeitig konkurriert die 24-Hydroxylase (CYP24A1) mit der aktivierenden 1α-Hydroxylase um das vorhandene Calcidiol. Beide Enzyme werden gegenläufig reguliert und bestimmen gemeinsam, ob Calcidiol aktiviert oder abgebaut wird.

Vitamin D ist in verschiedenen Stadien seines Stoffwechsels an Transportproteine gebunden, vor allem an:

- VDBP (Vitamin-D-bindendes Protein): Es ist der Hauptträger und sehr spezifisch für Vitamin D.
- Albumin, das nur ca. 10–15 % bindet, aber ebenfalls relevant ist

Nur etwa 1–2 % (je nach Quelle sogar < 1 %) liegen als freie, biologisch aktive Form vor. Das ist wichtig zu wissen, denn nur freies, nicht gebundenes Vitamin D ist frei verfügbar und damit biologisch aktiv. Hier kann man sich leicht vorstellen, dass Änderungen in der »Bindungsfreundlichkeit« des VDBP, z. B. durch eine unterschiedliche Genetik, entscheidend für den Anteil von freiem Vitamin D sind.

Bei der Bestimmung von 25-OH-Vitamin D_3 wird immer sowohl das freie, biologisch verfügbare Vitamin D_3 als auch das an Transportproteine wie VDBP oder Albumin gebundene Vitamin D_3 erfasst, also der gesamte zirkulierende Spiegel. Nur der freie Anteil kann direkt in Zellen gelangen und dort über den Vitamin-D-Rezeptor wirken. Die gebundene Form steht dabei in einem dynamischen Gleichgewicht mit der freien Form und dient als Puffer. Bei Bedarf kann aber auch es freigesetzt werden.

Genetische Einflüsse auf den Vitamin-D-Spiegel

Unterschiede im Vitamin-D-Spiegel sind zu einem großen Teil genetisch bedingt. Neben Umweltfaktoren wie Sonnenlichtexposition haben genetische Varianten einen erheblichen Einfluss. Interessanterweise variiert dieser genetische Einfluss je nach Jahreszeit: Im Sommer wirken teils andere genetische Faktoren als im Winter.

In großen genetischen Studien wurden mehrere Genorte (Loci) identifiziert, die mit dem Vitamin-D-Spiegel zusammenhängen. Besonders relevant sind Varianten in den Genen *GC, DHCR7/NADSYN1, CYP2R1, CYP24A1, CYP27B1* und *VDR*. Auch Gene, die an der Hautpigmentierung beteiligt sind (z. B. *TYR, TYRP1*), können – insbesondere bei hellhäutigen Personen – eine Rolle spielen.

Diese genetischen Unterschiede können erklären, warum manche Menschen trotz ausreichender Sonnenexposition niedrige Vitamin-D-Spiegel aufweisen oder umgekehrt.

Wichtige Gene im Vitamin-D-Stoffwechsel

TYR/TYRP1 Diese Gene steuern die Bildung des Hautfarbstoffs Melanin. Menschen mit dunkler Haut brauchen mehr Sonnenlicht, um genug Vitamin D zu bilden, weil Melanin UV-Strahlung abschirmt. Genetische Varianten können beeinflussen, wie viel Melanin produziert wird.

DHCR7 Dieses Gen liefert die Bauanleitung für ein Enzym (7-Dehydrocholesterol-Reduktase), das an der Herstellung von Vitamin-D-Vorstufen in der Haut beteiligt ist. Varianten dieses Gens können die körpereigene Synthese erschweren, besonders bei wenig Sonne.

GC Das *GC*-Gen codiert für das Vitamin-D-bindende Protein (VDBP), das Vitamin D im Blut transportiert. Manche Varianten führen zu mehr oder weniger Transportprotein bzw. veränderter Bindungsstärke des VDBP, obwohl der Spiegel scheinbar normal ist.

CYP2R1 Hier geht es um die sogenannte 25-Hydroxylase, ein Leberenzym, das aufgenommenes oder selbst gebildetes Vitamin D in die Speicherform (25-OH-D) umwandelt. Genvarianten können diese Umwandlung verlangsamen.

CYP27B1 Dieses Gen steuert die 1α-Hydroxylase, ein Enzym der Niere, das 25-OH-D in die aktive Hormonform (1,25-OH_2 Vitamin D_3) umwandelt. Bei ungünstigen Varianten ist diese Aktivierung eingeschränkt.

CYP24A1 Dieses Gen codiert für ein Enzym, das aktives Vitamin D abbaut. Wenn es z. B. durch eine Genvariante zu aktiv ist, kann es zu einem zu niedrigen Vitamin-D-Spiegel kommen, trotz normaler Aufnahme oder Sonneneinstrahlung.

VDR Der Vitamin-D-Rezeptor ist die Andockstelle für aktives Vitamin D in den Körperzellen. Varianten im VDR-Gen können beeinflussen, wie gut Zellen auf Vitamin D reagieren – das betrifft viele Körperfunktionen, von Immunreaktionen bis zum Knochenstoffwechsel.

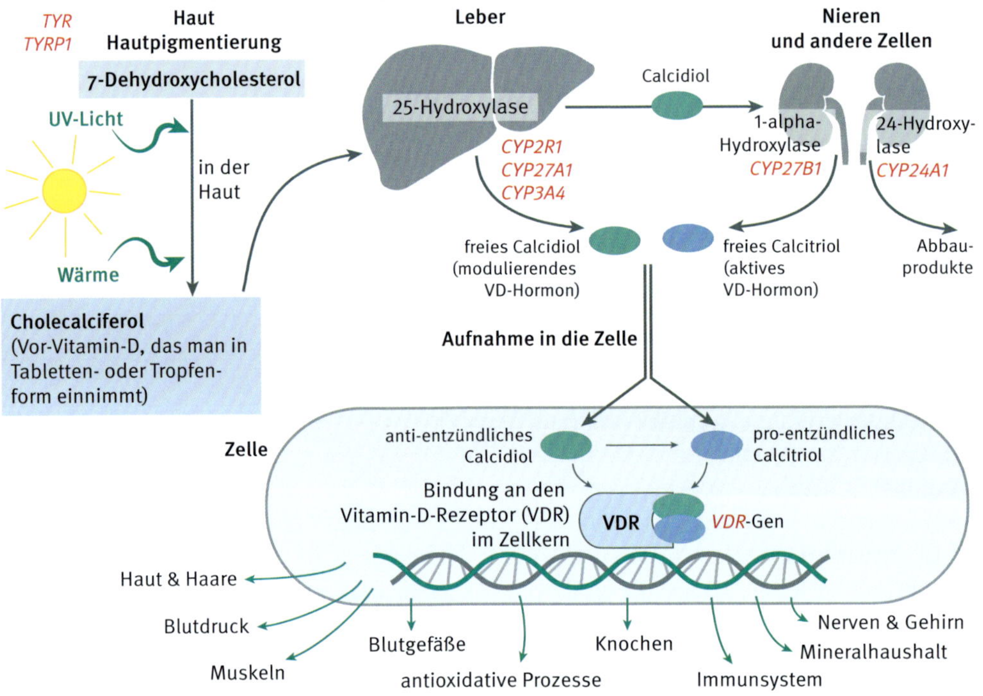

Stoffwechselwege von Vitamin D im Körper

Wer neigt zu einem Vitamin-D-Mangel?

Ein Vitamin-D-Mangel kann viele Ursachen haben, und bestimmte Gruppen sind besonders betroffen:

- ältere Menschen: Ihre Haut produziert bei gleicher Sonnenmenge bis zu 75 % weniger Vitamin D als bei Jüngeren. Zudem wird mit dem Alter weniger über den Darm aufgenommen.
- Menschen mit dunkler Haut: Hoher Melaningehalt reduziert die UVB-Aufnahme, es wird dadurch weniger Vitamin D gebildet.
- Sonnencreme-Nutzer: Hoher Lichtschutzfaktor blockiert UVB-Strahlen, wodurch die Haut kaum noch Vitamin D produzieren kann.
- Menschen mit Störungen der Nährstoffaufnahme (z. B. durch Darmerkrankungen): Vitamin D wird aus der Nahrung schlechter verwertet.
- Erkrankungen von Leber oder Niere: Diese Organe sind für die Aktivierung von Vitamin D zuständig, auch bestimmte Medikamente (z. B. Antiepileptika, Rifampicin, Zytostatika) können den Stoffwechsel stören.
- erblich bedingte Störungen: Etwa beim Phosphatdiabetes kann die Verwertung von Vitamin D beeinträchtigt sein.
- Hochleistungssportler: Durch gesteigerten Verbrauch steigt auch der Bedarf.
- Menschen mit starkem Übergewicht: Vitamin D lagert sich im Fettgewebe ein und steht dem Körper nicht mehr ausreichend zur Verfügung.

Wie äußert sich der Vitamin-D-Mangel?

Ein Mangel an Vitamin D kann sich auf vielfältige Weise bemerkbar machen und sowohl das körperliche Wohlbefinden als auch langfristig die Gesundheit beeinträchtigen. Zu den frühen Symptomen zählen ein allgemeines Unwohlsein, Muskel- und Knochenschmerzen sowie Muskelkrämpfe, die durch einen zu niedrigen Kalziumspiegel im Blut ausgelöst werden können. Vitamin D ist wesentlich daran beteiligt, Kalzium aus dem Darm aufzunehmen und im Körper verfügbar zu machen.

Mit fortschreitendem Mangel kann es zu einer Beeinträchtigung der Muskelfunktion und -kraft kommen, was sich vor allem in Gleichgewichts- und Gehstörungen äußert. Das ist besonders gefährlich für ältere Menschen, da dadurch das Risiko für Stürze und Knochenbrüche steigt.

Darüber hinaus spielt Vitamin D eine wichtige Rolle im Immunsystem. Ein Mangel kann das Risiko für Autoimmunerkrankungen und Infektionen erhöhen. Auch der Fettstoffwechsel kann gestört werden, was langfristig zur Entstehung von Übergewicht beitragen kann.

Des Weiteren steht ein Vitamin-D-Mangel im Zusammenhang mit verschiedenen chronischen Erkrankungen. Dazu gehören Herz-Kreislauf-Erkrankungen, Lungenerkrankungen, Diabetes mellitus sowie ein erhöhtes Risiko für bestimmte Krebsarten – sowohl in Bezug auf die Häufigkeit als auch auf die Sterblichkeitsrate.

Was ist ein Vitamin-D-Mangel und wie kann man ihn beheben?

Wie hoch Ihr individueller Bedarf an Vitamin D ist, lässt sich nur mit einem Labortest herausfinden, den Sie bei Ihrem Hausarzt durchführen lassen können – wenn auch auf eigene Rechnung, da es sich um eine IGeL-Leistung handelt, wenn keine Krankheitszeichen vorliegen. Er ist glücklicherweise nicht teuer, die Kosten liegen bei 20 bis 35 €. Allerdings gilt eine Aufnahme von täglich 1000 IE auch ohne Laborkontrolle als sicher. Das ist auf jeden Fall besser als ein schwerer Vitamin-D-Mangel mit all seinen Nebenwirkungen. Ganz klare Empfehlungen gibt es auch für Menschen mit schlechter Ernährung, solche, die wenig in die Sonne gehen, Neugeborene mit Muskelkrämpfen, Kinder mit Anzeichen der Rachitis und ältere Erwachsene mit Knochenbrüchen ohne adäquate Ursache.

Ebenso gibt es kontroverse Meinungen, ob Personen ohne Symptome eines Vitamin-D-Mangels untersucht bzw. bezüglich des Vitamin-D-Spiegels »gescreent« werden sollten. Das Gremium rät von routinemäßigen 25-OH-Vitamin-D_3-Tests ab, weil es keine eindeutige Festlegung eines optimalen Zielwerts gebe. Lesen Sie hierzu dieses Kapitel genau und bilden sich Ihre eigene Meinung.

Pauschale Empfehlungen kann man nicht geben. Die unten aufgeführten Werte sollen ihnen jedoch ein Gefühl dafür vermitteln, mit welchen Werten bzw. Veränderungen von Werten wann zu rechnen ist. Bezüglich der zusätzlichen Vitamin-D-Zufuhr gibt es durchaus unterschiedliche Meinungen,

Folgen eines Vitamin-D-Mangels

- allgemeines Unwohlsein
- Schmerzen (Muskel, Skelett)
- Krämpfe (durch niedrigen Kalziumspiegel im Blut)
- Beeinträchtigung der Muskelfunktion und -kraft (Muskelschwäche)
- Knochenbrüche (v. a. bei älteren Menschen)
- Gleichgewichts- und Gehstörungen
- Autoimmun- und Infektionskrankheiten
- Fettleibigkeit
- Herz-Kreislauf-Erkrankungen
- Lungenerkrankungen
- Diabetes mellitus
- erhöhte Krebsinzidenz und -mortalität

die hier nicht alle berücksichtigt werden können. Eine neue S3-Leitlinie zur Vitamin-D_3-Substitution ist in Planung und soll in diesem Jahr fertiggestellt werden.

Welcher Spiegel von 25-OH-Vitamin D_3 ist optimal für mich?

Es gibt zwei verschiedene Einheiten: ng/ml und nmol/l (ng/ml × 2,5 = nmol/l). Die Angaben in diesem Buch erfolgen nur in ng/ml, um die Lesbarkeit und Merkbarkeit zu vereinfachen. Es wird in diesem Buch immer über den Serum-25-OH-Vitamin-D_3-Spiegel gesprochen.

Referenzwerte für den 25-OH-Vitamin-D_3-Spiegel

Wie Sie bereits wissen, wird bei einem Vitamin-D-Test immer die Gesamtkonzentration von 25-OH-Vitamin D_3 gemessen: freies (<1 %), an Albumin (14 %) und an das Vitamin-D-bindende Protein (VDBP) gebundenes Vitamin D_3 (85 %). Noch einmal zur Erinnerung: Das VDBP-gebundene Vitamin D ist nicht bioverfügbar, der Körper kann es also nicht ohne Weiteres nutzen.

Referenzwerte für den Vitamin-D-Spiegel (laut Robert Koch-Institut und europäischem Expertenkonsens)

- < 10 ng/ml: schwerer Mangel, deutlich unzureichende Versorgung
- 10–20 ng/ml: moderater Mangel, suboptimale Versorgung
- 20–50 ng/ml: ausreichende bzw. normale Versorgung

Diese Spiegel werden von vielen Wissenschaftlern und Ärzten als Normalbereich angesehen, wenn man die Bedeutung von Vitamin D für das Knochensystem betrachtet. Europäische Leitlinien geben einen optimalen Bereich von 30–50 ng/l (75–125 nmol/l) an.

50–70 ng/ml

Viele Fachleute empfehlen Vitamin-D-Spiegel zwischen 40 und 70 ng/ml, um den Körper optimal zu unterstützen.

Solche Werte gelten als günstig für:

- die Vorbeugung von Infektionen, Krebs und Autoimmunerkrankungen
- eine niedrigere Gesamtsterblichkeit
- eine ausreichende Versorgung von gestillten Säuglingen über die Muttermilch

Auch bei bestimmten Erkrankungen wie Morbus Crohn zeigte sich, dass Werte über 75 nmol/l nötig sind, um Entzündungswerte (CRP) zu senken und den Krankheitsverlauf zu verbessern.

Größere Studien deuten darauf hin, dass höhere 25-OH-Vitamin-D_3-Spiegel mit einem niedrigeren Risiko für Darmkrebs einhergehen. Für Brust- und Lungenkrebs wurde dieser Zusammenhang nicht bestätigt. Beim Prostatakrebs zeigen einige Studien ein erhöhtes Risiko, andere nicht. Um solche optimalen Blutwerte zu erreichen, sind oft tägliche Dosen von 4000 IE Vitamin D_3 erforderlich.

100–125 ng/ml
Je nach Studie wurde eine Aufnahme von bis zu 15 000 IE/Tag und Serum-25-OH-Vitamin-D_3-Werten von bis zu maximal 125 ng/ml als sicher und ohne unerwünschte Nebenwirkungen beschrieben. Es wird hier ausdrücklich darauf hingewiesen, dass dies jedoch im Einzelfall bei verschiedenen Krankheitsbildern oder Einschränkungen zu viel sein kann.

Wie viel Vitamin D ist sinnvoll?

Die offizielle Empfehlung der Deutschen Gesellschaft für Ernährung liegt bei 800 IE pro Tag. Viele Fachleute halten allerdings 1000–2000 IE täglich für sinnvoll, um stabile Blutspiegel zwischen 30 und 50 ng/ml zu erreichen. Die Europäische Lebensmittelsicherheitsbehörde (EFSA) nennt 4000 IE pro Tag als sichere Obergrenze.

Internationale Studien und Expertengruppen betonen, dass eine regelmäßige Einnahme von Vitamin D mit positiven Effekten auf das Immunsystem, die Krebsprävention, Herz-Kreislauf-Gesundheit und Autoimmunerkrankungen verbunden sein kann.

Am besten täglich

Eine regelmäßige Einnahme von Vitamin D ist wichtig, um den Spiegel stabil zu halten. Die Speicherform von Vitamin D, das Calcidiol, bleibt etwa zwei bis drei Wochen im Körper, bevor sie abgebaut wird. Ohne Nachschub sinkt der Spiegel also allmählich über Wochen.

Einige Forscher empfehlen sogar 4000–6000 IE täglich, um Blutspiegel zwischen 40 und 70 ng/ml zu erreichen. Diese Werte werden mit einem besseren Schutz vor chronischen Erkrankungen in Verbindung gebracht.

Verschiedene Autoren vertreten zudem die Ansicht, dass eine ausreichende Versorgung der Bevölkerung mit Vitamin D_3 – also über 40 ng/ml – ein besonders kostengünstiger Weg wäre, um chronische Krankheiten zu reduzieren und die Gesundheitsausgaben deutlich zu senken.

Wie erreiche ich nun meinen optimalen Vitamin-D-Spiegel?

Bei der Einnahme von Vitamin D unterscheidet man zwei grundlegende Ausgangssituationen: Zum einen geht es um die Erhaltungsdosis – also die Menge, die täglich nötig ist, um einen bereits guten

Vitamin-D-Spiegel aufrechtzuerhalten, sofern kein ausgeprägter Mangel vorliegt. Zum anderen gibt es die Aufsättigungsdosis, die dann zum Einsatz kommt, wenn ein deutlicher Mangel besteht. In solchen Fällen kann die notwendige Dosis vorübergehend deutlich höher ausfallen. Diese Aufdosierung sollte jedoch immer zeitlich begrenzt erfolgen und ärztlich begleitet werden, um mögliche Risiken auszuschließen.

Zur groben Orientierung können bestimmte Näherungswerte dienen. Sie eignen sich allerdings nicht für Säuglinge oder stark übergewichtige Personen, da in diesen Fällen eine individuelle Anpassung erforderlich ist.

Was benötigt man für welchen Anstieg?

Als Erhaltungsdosis ist für die meisten Erwachsenen eine tägliche Ergänzung von 800–1000 IE Vitamin D_3 ausreichend – vorausgesetzt, es liegt kein Mangel vor. Studien zeigen, dass eine tägliche Zufuhr von 400 IE über drei Monate den Spiegel von 25-OH-Vitamin D_3 im Blut um etwa 4 ng/ml ansteigen lässt.

Andere Autoren kommen zu dem Schluss, dass im Winter etwa 3000–5000 IE pro Tag nötig sind, um den Bedarf zu decken. Liegt bereits ein schwerer Mangel oder eine Erkrankung vor, kann der Anstieg des Vitamin-D-Spiegels durch eine entsprechend höhere Aufsättigungsdosis deutlich beschleunigt werden.

Diese Grundlagen sind wichtig, damit Sie später verstehen können, wie genetische Varianten den Vitamin-D-Stoffwechsel beeinflussen können.

Umrechnung: IE in Mikrogramm

Vitamin D wird in Internationalen Einheiten (IE) oder Mikrogramm (µg) angegeben. Zur Orientierung:

- 1 µg Vitamin D3 = 40 IE
- 25 µg = 1000 IE
- 100 µg = 4000 IE (EFSA-Grenzwert)

Diese Umrechnung ist z. B. wichtig, wenn Präparate oder Studien unterschiedliche Einheiten verwenden.

Genetische Veränderungen im Vitamin-D-Stoffwechsel

Nachdem Sie nunmehr den normalen Vitamin-D-Stoffwechsel in groben Zügen kennen, möchte ich jetzt zur genetischen Komponente dieses Stoffwechsels kommen und die einzelnen auch im Schema dargestellten genetischen Veränderungen diskutieren.

DHCR7: Schalter zwischen Cholesterin und Vitamin D

Das Enzym DHCR7 (7-Dehydrocholesterin-Reduktase) spielt sowohl im Cholesterin- als auch im Vitamin-D-Stoffwechsel eine zentrale Rolle. Es entscheidet, ob aus dem Vorläuferstoff 7-Dehydrocholesterin entweder Cholesterin oder – unter UVB-Strahlung – Vitamin D_3 (Cholecalciferol) entsteht. Man kann sich DHCR7 wie einen biochemischen Schalter vorstellen, der zwischen beiden Wegen hin- und herschaltet.

Wenn das Enzym nicht richtig funktioniert, entsteht zu wenig Cholesterin und gleichzeitig zu viel Vitamin D. Ursache dafür können Veränderungen im *DHCR7*-Gen sein. In seltenen Fällen führt ein Funktionsverlust des Enzyms zu einer schweren Erbkrankheit, dem Smith-Lemli-Opitz-Syndrom (SLOS). Diese Erkrankung tritt nur auf, wenn beide Eltern das veränderte Gen weitergeben (autosomal-rezessiv). Wie stark ein Kind betroffen ist, lässt sich nicht genau vorhersagen – es gibt viele verschiedene Genveränderungen, die unterschiedlich wirken.

GC-Gen – Transport und Verfügbarkeit von Vitamin D

Das *GC*-Gen enthält die Anleitung für das sogenannte Vitamin-D-bindende Protein (VDBP), das in der Leber gebildet wird. Dieses Protein transportiert Vitamin D im Blut zu den Zielzellen und -geweben. Darüber hinaus erfüllt es weitere Aufgaben im Körper: Es bindet z. B. das Strukturprotein Aktin, das bei Zellschäden freigesetzt wird, und auch Fettsäuren. An der Steuerung von Immunzellen (Makrophagen) ist VDBP ebenfalls beteiligt, etwa durch die Aktivierung ihrer gezielten Bewegung (Chemotaxis). Wie viel freies, also nicht gebundenes Vitamin D_3 im Blut verfügbar ist, hängt stark von der Bindungsstärke des VDBP ab – und diese wiederum ist genetisch festgelegt.

In großen Studien wurde das *GC*-Gen als einer von vier zentralen genetischen Faktoren identifiziert, die den Spiegel von 25-OH-Vitamin D_3 beeinflussen, dem wichtigsten Marker für die Vitamin-D-Versorgung. Genetische Veränderungen im *GC*-Gen können entweder zu einer reduzierten Produktion oder zu einer veränderten Bindungseigenschaft des VDBP führen. Beides kann den messbaren Vitamin-D-Spiegel senken.

Bei genetischen Tests spielen insbesondere folgende SNPs (einzelne Buchstabenvarianten im Erbgut) eine Rolle:

- rs7041
- rs4588
- rs2282679
- rs3755967

Einige dieser Varianten treten fast immer gemeinsam auf. Man sagt, sie befinden sich im Kopplungsgleichgewicht. Daher reicht es in der Praxis oft aus, nur eine dieser Varianten zu analysieren. Besonders häufig wird dafür rs2282679 verwendet. Alternativ lassen sich auch rs7041 und rs4588 gemeinsam betrachten. Sie liefern fast die gleichen Informationen, da bestimmte Kombinationen regelmäßig zusammen auftreten.

An dieser Stelle eine kleine Erinnerung: Die DNA besteht aus vier verschiedenen Nukleotiden, die mit A, C, G und T abgekürzt werden. Die Buchstaben stehen für die Basen Adenin, Cytosin, Guanin und Thymin. An bestimmten Positionen im Erbgut, den SNPs, kann es von Mensch zu Mensch einen Unterschied in einem einzelnen Buchstaben geben, z. B. A statt C. Solche kleinen Veränderungen können die Aktivität von Enzymen oder Transportproteinen beeinflussen.

In unserem Fall bedeutet das: Wer an der Stelle rs2282679 ein A trägt, hat fast immer auch ein C bei rs4588, und umgekehrt. So lassen sich Zusammenhänge zwischen genetischer Ausstattung und Vitamin-D-Verfügbarkeit zuverlässig beurteilen.

Welche *GC*-Gen-Kombination liegt vor?

Je nachdem, ob man den SNP rs2282679 mit einbezieht oder nicht, lassen sich drei bzw. sechs verschiedene Haplotypen unterschei-

Haplotyp

Ein Haplotyp ist eine Kombination von mehreren Genvarianten (z. B. SNPs), die gemeinsam vererbt werden. Man kann sich das vorstellen wie ein »Paket« aus bestimmten Gen-Bausteinen, die nah beieinander liegen, und das meist zusammen weitergegeben wird.
Der Genotyp ist die genetische Ausstattung eines Menschen an einer bestimmten Stelle im Erbgut. Ein Beispiel: Es gibt eine Stelle in der DNA, die bestimmt, ob jemand beispielsweise braune oder blaue Augen bekommt. Es gibt dazu zwei Varianten:

- B = braune Augen
- b = blaue Augen

Jeder Mensch hat zwei Kopien dieser Stelle – eine von der Mutter, eine vom Vater. Das nennt man Genotyp.

Beispiele für Genotypen:

- BB ⇢ braune Augen
- Bb ⇢ auch braune Augen (braun ist stärker)
- bb ⇢ blaue Augen

Der Genotyp ist also wie die Kombination von Buchstaben, die man an einer bestimmten Stelle im Erbgut trägt – und diese Kombination kann beeinflussen, wie wir aussehen oder wie unser Körper funktioniert, aber eben auch, wie gut wir Vitamin D verarbeiten.

- Ein Genotyp ist wie zwei Spielsteine aufeinander (wie im Beispiel mit der Augenfarbe, z. B. oben B, unten b).
- Ein Haplotyp ist wie eine ganze Reihe von Steinen, die zusammengehören – also eine Seite des Sets, das man von einem Elternteil geerbt hat.

den. Diese lassen sich anhand der jeweiligen Genkombinationen klar identifizieren.

Die drei wichtigsten Varianten des *GC*-Gens – was sie bedeuten

Das *GC*-Gen beeinflusst, wie stark Vitamin D im Blut an das VDBP (Vitamin-D-bindende Protein) gebunden wird, und damit, wie viel davon tatsächlich frei verfügbar und biologisch wirksam ist.

Zwei häufig untersuchte Genvarianten (rs7041 und rs4588) führen zu drei sogenannten Haplotypen – also genetischen Grundmustern. In der Tabelle (S. 43) sind sie aufgeführt.

Da jeder Mensch je einen Haplotyp von Mutter und Vater erbt, ergeben sich insgesamt sechs mögliche Kombinationen, z. B. *GC1S*/*GC1F* oder *GC2*/*GC2*. Diese Kombination beeinflusst, wie viel Vitamin D im Körper tatsächlich genutzt werden kann.

Standard-Bluttests messen nur den Gesamtspiegel von 25-OH-Vitamin D_3, also gebundenes und ungebundenes Vitamin D zusammen. Entscheidend für die Wirkung im Körper ist jedoch das freie Vitamin D, das nicht an VDBP gebunden ist, wie Sie bereits wissen. Je nach genetischer Ausstattung kann es also sein, dass ein »guter« Laborwert dennoch nicht für eine optimale Versorgung ausreicht oder dass ein »niedriger« Wert in Wirklichkeit kein Mangel ist.

Vitamin-D-Bindungsprotein-Haplotypen

Haplotyp	Bindungsstärke	Bedeutung
GC1F	sehr stark	weniger freies Vitamin D trotz ggf. guter Laborwerte
GC1S	mittel	ausgewogene Bindung und Versorgung
GC2	schwach	mehr freies Vitamin D, bei tendenziell niedrigerem Gesamtwert

Ob jemand eher stark oder schwach bindende Varianten trägt, lässt sich – wie oben beschrieben – durch genetische Analysen feststellen. Da einige dieser Positionen eng miteinander verknüpft sind, genügt oft bereits eine davon, um die Transportform zuverlässig einzuschätzen.

Was ist der T420K-Polymorphismus?

T420K ist eine kleine genetische Veränderung im *GC*-Gen. Sie wissen bereits, dass dieses Gen den Bauplan für das VDBP enthält, unser »Taxi« für Vitamin D im Blut.

Durch diese Veränderung wird an einer bestimmten Stelle im Eiweiß eine Baustein-Aminosäure ausgetauscht, nämlich Threonin (T) gegen Lysin (K). Daher der Name: T420K.

Was bedeutet das für Vitamin D?

Sie erinnern sich? Über 99 % gebundenes Vitamin D stehen nur ca. 1 % freiem Vitamin D im Blutserum gegenüber! Diese Genvariante, mit der wir es beim T420K-Polymorphismus zu tun haben und die auch *GC2* genannt wird, bindet Vitamin D weniger stark, weil weniger VDBP gebildet wird Dadurch ist im Blut mehr freies Vitamin D unterwegs, also die aktive Form, die der Körper nutzen kann. Da aber bei einem normalen Bluttest nur der Gesamtwert gemessen wird, also freies und gebundenes Vitamin D zusammen, kann der Laborwert niedrig aussehen, obwohl der Körper genug aktives Vitamin D zur Verfügung hat.

Der T420K-Polymorphismus ist in sonnenarmen Breiten entstanden – er garantiert eine ausreichende Vitamin-D-Wirkung bei geringeren Ressourcen und sichert einen Selektionsvorteil in sonnenarmen Regionen. Bei einer Vitamin-D-Supplementierung kann nur eingeschränkt weiteres Vitamin D gebunden werden, da eben nur wenig VDBP vorliegt. Träger des T420K-Polymorphismus sprechen also weniger auf eine Supplementierung mit Vitamin D an.

Zusammenfassend kann man sagen: Wenn man einen T420K-Polymorphismus (rs4588) hat, weist man in der Regel einen geringeren 25-OH-Vitamin-D_3-Spiegel auf.

Eine zusätzliche Zufuhr von Vitamin D_3 bringt wenig, weil

- weniger VDBP gebildet wird,
- dadurch weniger Vitamin D gebunden wird
- und schneller über die Nieren ausgeschieden wird.

Träger des T420K-Polymorphismus haben meist stärker mineralisierte Knochen –

trotz niedriger Vitamin-D-Blutwerte, weil bei ihnen ja mehr freies Vitamin D im Blut kreist. Hier können Sie deutlich erkennen, wie wichtig die Genetik ist und dass ohne Kenntnis dieses Polymorphismus möglicherweise eine völlig sinnlose Vitamin-D_3-Supplementierung erfolgen könnte.

Ein erniedrigter 25-OH-Vitamin-D_3-Spiegel muss also nicht zwingend eine funktionelle Vitamin-D-Unterversorgung anzeigen. Der Knochenstoffwechsel kann trotz niedrigem 25-OH-Vitamin D_3 völlig normal sein. Dies erklärt auch die zum Teil widersprüchlichen Ergebnisse von Studien, die Knochendichte (Osteoporose) im Vergleich zum 25-OH-Vitamin-D-Spiegel untersuchen. Je mehr freies Vitamin D, desto besser die Knochenmineraldichte.

Interessant und wichtig ist in diesem Zusammenhang auch der Fakt, dass die Konzentration des VDBP bei schwangeren Frauen ansteigt und damit die Menge an frei verfügbaren 25-OH-Vitamin D_3 sinkt. Hier wäre also eine Messung des freien Vitamin D_3 zur Feststellung des Vitamin-D-Status in der Schwangerschaft besser geeignet.

GC-Polymorphismen: Ursache für Krebs?

Es wurden verschiedene Studien durchgeführt, um zu klären, ob bestimmte Varianten des *GC*-Gens das Risiko für Krebserkrankungen beeinflussen. Die Ergebnisse sind jedoch nicht eindeutig.

In einer großen Untersuchung mit über 110 000 Personen wurden drei häufige Genotypen verglichen: GC1–1, GC1–2 und GC2–2. Dabei zeigte sich kein klarer Zusammenhang mit dem allgemeinen Krebsrisiko, solange die Vitamin-D-Blutwerte nicht berücksichtigt wurden. Ein möglicher Zusammenhang wurde jedoch beim schwarzen Hautkrebs (malignes Melanom) beobachtet: Personen mit dem sogenannten f-Subtyp – einer besonders stark bindenden Variante – hatten ein niedrigeres Melanom-Risiko.

In einer anderen Studie war ein höherer Vitamin-D-Spiegel mit einem besseren Überleben bei Lungenkrebs verbunden, allerdings nur bei Menschen mit der GC2-Variante. Ein direkter Zusammenhang zwischen *GC*-Genvarianten und Krebsrisiko lässt sich derzeit nicht sicher belegen. Möglicherweise spielen die Unterschiede beim Vitamin-D-Transport erst dann eine Rolle, wenn die Versorgung insgesamt niedrig oder grenzwertig ist.

Genetische Einflüsse auf den Vitamin-D-Stoffwechsel

Die Umwandlung von Vitamin D im Körper erfolgt in mehreren Schritten, die von bestimmten Enzymen und Genen gesteuert werden. Diese Prozesse laufen bei jedem Menschen etwas unterschiedlich ab – je nachdem, welche genetischen Varianten (SNPs) vorliegen. Das kann erklären, warum manche Menschen trotz Sonne oder Nahrungsergänzungsmitteln niedrige Vitamin-D-Spiegel haben.

CYP2R1 – erster Umwandlungsschritt in der Leber

Dieses Enzym ist besonders wichtig: Es steuert die Umwandlung von Vitamin D in die Speicherform 25-OH-Vitamin-D_3.

Eine häufige Variante (rs10741657) beeinflusst die Aktivität dieses Enzyms:

- AA: hohe Aktivität → eher höhere Vitamin-D-Spiegel
- GG: geringere Aktivität → oft niedrigere Spiegel trotz Supplementierung

Wenn Sie trotz ausreichender Zufuhr niedrige Werte haben, kann ein Gentest hier Hinweise liefern. Weitere Varianten dieses Gens stehen mit Vitamin-D-Spiegeln, Bluthochdruck, Asthma oder Diabetes-Risiko in Verbindung.

CYP3A4 – wichtig beim Abbau von Vitamin D

Auch das Enzym CYP3A4 kann Vitamin D-25 hydroxylieren, spielt aber v. a. beim Abbau eine Rolle. Es ist Teil des großen CYP450-Enzymsystems und reagiert empfindlich auf Medikamente. Einige Arzneistoffe aktivieren CYP3A4 so stark, dass Vitamin D schneller abgebaut als aktiviert wird. Dadurch kann es zu einem funktionellen Vitamin-D-Mangel kommen – selbst bei guter Zufuhr. Bestimmte Mutationen im *CYP3A4*-Gen wurden zudem mit einer seltenen Form von Rachitis in Verbindung gebracht, bei der aktives Vitamin D (Calcitriol) zu schnell abgebaut wird.

CYP27B1 – Aktivierung zur wirksamen Hormonform

Dieses Enzym sorgt für die Umwandlung in die aktive Form von Vitamin D (Calcitriol). Es reagiert auf Kalzium- und Hormonwerte im Körper. Bestimmte Genvarianten (z. B. rs10877012) können beeinflussen, wie stark das Enzym arbeitet. Auch hier sind Zusammenhänge mit Erkrankungen wie Asthma, COPD oder Diabetes untersucht worden.

CYP24A1 – Abbau von aktivem Vitamin D

CYP24A1 baut aktives Vitamin D wieder ab, um eine Überladung mit Kalzium zu vermeiden. Es wird automatisch stärker aktiv, wenn viel Vitamin D im Körper zirkuliert. Manche Genvarianten führen dazu, dass Vitamin D schneller oder langsamer abgebaut wird.

Bei bestimmten Krebserkrankungen ist dieses Enzym überaktiv. Das ist auch ein Grund dafür, warum es in der Forschung als Zielstruktur für neue Medikamente diskutiert wird.

VDR – der Rezeptor für Vitamin D

Vitamin D wirkt nicht direkt, sondern über den Vitamin-D-Rezeptor (VDR), der vom gleichnamigen Gen hergestellt wird. VDR wird erst aktiv, wenn Calcitriol – die aktive Form von Vitamin D – an ihn bindet. Dann verändert er seine Struktur, wandert in den Zellkern und reguliert dort die Aktivität von über 900 Genen, die z. B. an Entzündungsprozessen, Immunregulation, Zellwachstum und Herzfunktion beteiligt sind.

Wo wirkt VDR im Körper?

VDR kommt in vielen Geweben vor, besonders in:

- Darmzellen
- Osteozyten
- Muskelzellen
- Immunzellen
- Gehirn und blutbildendem Gewebe

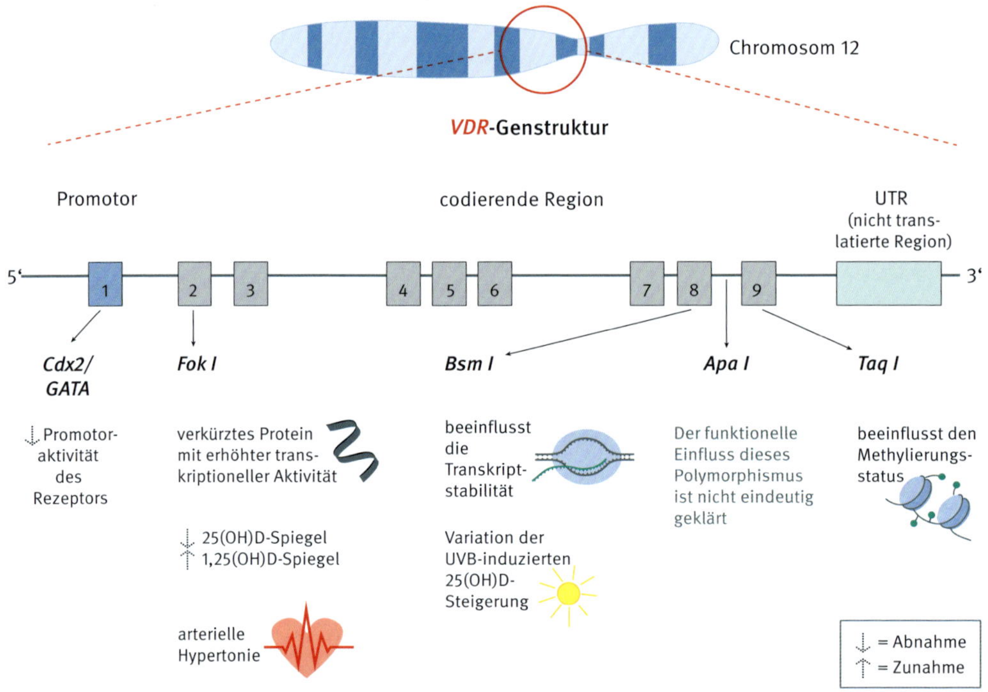

▲ Struktur und Funktion des Vitamin-D-Rezeptors (VDR)

Wann funktioniert VDR nicht richtig?

Wenn der Rezeptor blockiert ist oder nicht richtig arbeitet, kann der Körper trotz ausreichender Calcitriol-Produktion nicht gut auf Vitamin D reagieren – ähnlich wie bei einer Insulinresistenz. Hinweise auf so eine »Vitamin-D-Resistenz« können sein:

- chronische Entzündungen
- Infektionen (z.B. EBV, Borrelien, intrazelluläre Erreger)
- Autoimmunerkrankungen
- Umweltbelastungen

Wichtig ist hierbei: Ein Calcitriol-zu-Calcidiol-Quotient > 1 (d.h. mehr aktives Vitamin D als Speicherform) kann auf eine gestörte VDR-Funktion hinweisen. Der Normbereich liegt meist zwischen 0,3 und 0,8.

VDR-Genvarianten: Wirkung und Bedeutung

Das *VDR*-Gen ist gut untersucht. Einige seiner Polymorphismen beeinflussen, wie stark Vitamin D im Körper wirken kann. Sie unterscheiden sich darin, ob sie codierende oder nicht codierende Abschnitte betreffen:

Codierend (verändert das Protein direkt):
Fok I (rs2228570): einzige Variante, die direkt die Struktur des Rezeptors verändert

Nicht codierend (verändert Genregulation, mRNA-Stabilität etc.):

- Cdx2 (rs11568820)
- Bsm I (rs1544410)
- Apa I (rs7975232)
- Taq I (rs731236)

Obwohl sie keine Veränderungen der Aminosäurekette bewirken, können diese SNPs die Wirkung von Vitamin D erheblich beeinflussen, etwa durch:

- veränderte Stabilität der mRNA
- reduzierte oder gesteigerte Transkription
- Unterschiede in der Immunregulation

VDR-Varianten und Immunfunktion

Die Häufigkeit bestimmter VDR-Genvarianten unterscheidet sich je nach ethnischer Herkunft. Das könnte erklären, warum das Risiko für Autoimmunerkrankungen zwischen Bevölkerungsgruppen variiert.

Solche Genvarianten können auch beeinflussen, wie wirksam Vitamin D auf das Immunsystem wirkt. Calcitriol, die aktive Form, unterdrückt entzündungsfördernde Zytokine, hemmt das Wachstum bestimmter Immunzellen und fördert die Bildung des antimikrobiellen Peptids Cathelicidin.

Eine eingeschränkte Funktion des Rezeptors kann diese immunmodulierenden Effekte abschwächen. In seltenen Fällen führen Mutationen im *VDR*-Gen zu einer Vitamin-D-resistenten Rachitis Typ II.

Cdx2 und Fok I: zwei Varianten im *VDR*-Gen

Neben den bekannten Genvarianten gibt es auch zwei seltener beachtete Veränderungen im VDR-Gen: Cdx2 (rs11568820) und GATA (rs4516035). Beide liegen im sogenannten Promotorbereich – also dort, wo festgelegt wird, ob das Gen aktiv ist oder nicht. Sie beeinflussen, wie stark der Vitamin-D-Rezeptor (VDR) vom Körper produziert wird.

Cdx2 spielt dabei eine besondere Rolle im Darm: Dort wird das VDR-Gen bevorzugt abgelesen. Veränderungen an dieser Stelle können mit chronisch-entzündlichen Darmerkrankungen und einer geringeren Knochendichte in Verbindung stehen. Obwohl die Variante Cdx2-A eigentlich mit mehr Aktivität verbunden ist, zeigen Studien, dass Personen mit zwei A-Varianten trotzdem weniger VDR bilden – die Zusammenhänge sind also komplex.

Fok I (rs2228570) liegt in einem Abschnitt, der direkt in das VDR-Protein übersetzt wird. Die Variante verändert die Länge des Rezeptors – und damit auch seine Wirkung. Manche Menschen haben dadurch eine stärkere Version des Rezeptors, andere eine schwächere. Das kann beeinflussen, wie gut der Körper auf Vitamin D reagiert.

Diese genetischen Unterschiede sind aus mehreren Gründen interessant:

- Sie helfen zu verstehen, warum manche Menschen trotz guter Blutwerte von Vitamin D Beschwerden haben.
- Sie geben Hinweise, wer möglicherweise mehr aktives Vitamin D braucht oder empfindlicher darauf reagiert.
- Sie könnten erklären, warum bestimmte Krankheiten – wie Zöliakie oder Bluthochdruck – häufiger bei Menschen mit bestimmten Genvarianten auftreten.

Langfristig könnten solche genetischen Informationen genutzt werden, um die Vitamin-D-Versorgung individuell anzupassen – z. B. bei Autoimmunerkrankungen oder chronischen Entzündungen.

Bsm I: wenn das Gen an- oder abgeschaltet wird

Bei Menschen europäischer Herkunft ist der Bsm-I-Polymorphismus besonders verbreitet. Er liegt in einem Abschnitt des *VDR*-Gens, der nicht direkt für das Protein codiert. An dieser Stelle wird ein einzelner Buchstabe im Erbgut ausgetauscht, nämlich A durch G. A entspricht dem Allel B, G dem Allel b.

Dieser Polymorphismus beeinflusst, wie stabil die mRNA ist, also wie lange die Bauanleitung für den VDR erhalten bleibt. Außerdem kann sie beeinflussen, wie gut ein Körper auf Sonnenlicht (UVB) reagiert, wenn es um die Bildung von Vitamin D geht.

Bsm I kann außerdem die Interaktion mit anderen Genen wie z. B. *RXRA* und *CYP24A1* stören, bei denen es um die Wirkung und den Abbau von Vitamin D geht.

Was sind Allele?

Zur Erinnerung: Die Bezeichnungen B und b stehen für zwei unterschiedliche Varianten (Allele) an dieser Stelle des Gens. Jeder Mensch hat zwei Kopien – eine von jedem Elternteil. Je nachdem, welche Kombination vorliegt (BB, Bb oder bb), kann die Wirkung des Rezeptors leicht unterschiedlich ausfallen.

Bsm I und das Osteoporose-Risiko

Bestimmte Varianten von Bsm I könnten Auswirkung auf die Knochengesundheit haben. Hierbei unterscheidet man drei Genotypen, also die genetische Zusammensetzung eines Menschen:

Die Studienlage ist in Bezug auf *Bsm I* und Osteoporose-Risiko uneinheitlich. Der Effekt von Bsm I ist auch nur moderat und nicht krankheitsbestimmend. Hier sind andere Faktoren wie Bewegung, Hormone, Ernährung und auch andere Gene entscheidender.

Bsm I wurde auch mit Erkrankungen wie Bluthochdruck in Verbindung gebracht, allerdings ist sich hier die Forschung noch uneinig und der tatsächliche Einfluss dürfte ohnehin begrenzt sein.

Apa I und Taq I: weitere VDR-Varianten

Auch die Varianten Apa I (rs7975232) und Taq I (rs731236) im *VDR*-Gen kommen häufig vor und werden immer wieder untersucht. Sie könnten beeinflussen, wie gut Vitamin D im Körper wirkt – etwa bei der Steuerung bestimmter Gene. Ein klarer Zusammenhang mit Krankheiten wie Osteo-

Genotypen von Bsm I und Osteoporoserisiko

Genotyp	Allelfrequenz (Vorkommenshäufigkeit in einer Bevölkerung, hier ungefähr für die europäische)	möglicher Einfluss auf Knochendichte
bb (GG)	30–35%	tendenziell normales Risiko
Bb (GA)	45–50%	eventuell leicht erhöhtes Risiko
BB (AA)	15–20%	in manchen Studien mit niedrigerer Knochendichte assoziiert

porose oder Autoimmunerkrankungen ist bislang jedoch nicht eindeutig belegt.

Bei Apa I wird im nicht codierenden Bereich (Intron 8) ein A durch ein C ersetzt. Bei Taq I, im Exon 9, ist es ein T, das durch ein C ersetzt wird. Besonders interessant ist: Diese Variante befindet sich in einer sogenannten CpG-Insel – einem Bereich der DNA, der besonders anfällig für Methylierung ist. Wenn ein Genpolymorphismus wie Taq I in einer CpG-Insel liegt, kann er beeinflussen, wie stark das Gen durch Methylierung reguliert wird – und damit auch, wie gut der Vitamin-D-Rezeptor funktioniert.

Auf einen Blick
Vitamin D

- Der Vitamin-D-Stoffwechsel wird durch mehrere Gene beeinflusst. Ohne aktuelle Blutwerte lassen sich genetische Varianten nur eingeschränkt beurteilen.
- *DHCR7*: steuert die Bildung der Vitamin-D-Vorstufe in der Haut.
- *GC* (VDBP): transportiert Vitamin D im Blut. Manche Varianten erklären niedrige 25-OH-D_3-Spiegel trotz guter Versorgung.
- *CYP2R1*, *CYP27A1*, *CYP3A4*: zuständig für die Umwandlung in 25-OH-Vitamin D_3. Varianten können den Spiegel senken; *CYP3A4* wird zudem durch Medikamente beeinflusst.
- *CYP27B1*: wandelt 25-OH-D_3 in die aktive Form Calcitriol um. Seltene Mutationen können Rachitis verursachen.
- *CYP24A1*: baut Vitamin D ab und hält den Kalziumspiegel im Gleichgewicht.
- *VDR* (Fok I, Bsm I, Apa I, Taq I): bestimmt, wie gut Vitamin D wirkt. Varianten können die Rezeptor-Funktion abschwächen.

VDR-Polymorphismen allein reichen also nicht aus, um den gesamten Vitamin-D-Stoffwechsel zu beurteilen – sie betreffen nur die Wirkung von Vitamin D, nicht dessen Bildung, Transport oder Aktivierung. Eine genetische Analyse ist dann sinnvoll, wenn trotz Einnahme keine normalen Vitamin-D-Werte erreicht werden. Besonders GC-Varianten können eine gute Versorgung bei scheinbar niedrigen Spiegeln erklären.

Die Literaturstellen zu diesem Kapitel finden Sie in der Literaturliste unter den Nummern: 14–152.

Vitamin B_{12}, der Schlüsselstoff für Energie, Blut und Nerven

Vitamin B_{12} ist an vielen Prozessen beteiligt – doch ob es richtig wirkt, hängt auch von Ihren Genen ab.

Vitamin B_{12} (Adenosylcobalamin) ist unentbehrlich für viele Prozesse im Körper: Es spielt eine zentrale Rolle bei der Zellteilung, der DNA-Synthese und der Bildung roter Blutkörperchen. Ebenso unterstützt es den Energiestoffwechsel in den Mitochondrien und ist essenziell für die Regeneration der Myelinscheiden, die Nervenfasern umhüllen und schützen.

Ein weiterer wichtiger Aufgabenbereich ist die Methylierung sowie die Umwandlung von Homocystein in Methionin – eine Aminosäure, aus der der wichtigste Methylspender des Körpers entsteht (SAM = S-Adenosylmethionin). Ohne B_{12} läuft dieser Vorgang nicht richtig ab. Beide Vorgänge sehen wir uns gleich eingehender an.

Außerdem spielt Vitamin B_{12} eine Rolle bei der Herstellung von Botenstoffen im Gehirn wie Serotonin, Dopamin und Melatonin – also bei Stimmung, Schlaf und Antrieb.

Vitamin B_{12} ist damit ein zentrales Schaltmolekül für Zellfunktion, Energieproduktion, Nervenstabilität und epigenetische Regulation.

Wie viel Vitamin B_{12} brauche ich?

Als Normwert gilt ein Wert von über 400 Nanogramm pro Liter (ng/l). Werte zwischen 200 und 400 ng/l befinden sich in einer Grauzone. Bei Messwerten in diesem Bereich ist es ratsam, das aktive Vitamin B_{12} (Holotranscobalamin oder Holo-TC) zu messen. Das ist die Form, die an Transcobalamin II gebunden ist und den Zellen tatsächlich zur Verfügung steht (20–30 %) Da der Gesamt-B_{12}-Wert darüber keine verlässliche Auskunft gibt, empfiehlt sich zusätzlich die Bestimmung von Homocystein und Methylmalonsäure, um einen funktionellen Mangel auszuschließen.

Laut Empfehlung der Deutschen Gesellschaft für Ernährung (DGE) aus dem Jahr 2018 ist der Tagesbedarf für Kinder zwischen 0,5 bis 3,5 µg/Tag abhängig vom Alter, und ab 13 Jahren bleibt es bei 4,0 µg/Tag. Schwangere und Stillende haben einen höheren Bedarf.

Vitamin B_{12} wird normalerweise in ausreichender Menge über die Nahrung aufgenommen.

In diesen Lebensmitteln steckt besonders viel davon (µg pro 100 g):

- Leber: 25–70
- Fisch: 4–7
- Eier: 2,5
- Fleisch: 2–3
- Käse: 1
- Milch: 0,4

Wie entsteht ein Mangel an B_{12}?

Ein Vitamin-B_{12}-Mangel entsteht meist nicht durch eine zu geringe Zufuhr, sondern durch Störungen bei der Aufnahme.

Da der Körper (in der Leber) aber eine hohe Speicherkapazität für Vitamin B_{12} aufweist, kann eine Unterversorgung möglicherweise erst nach ein paar Jahren entdeckt werden. Das könnte auch der Grund dafür sein, dass bei einer Gabe von Vitamin B_{12} der Plasmaspiegel nur langsam ansteigt. Nicht alle Lebensmittel liefern Vitamin B_{12} in gleicher Weise: Aus Milch etwa kann der Körper es besonders gut verwerten. Das Vitamin ist bei gesunden Erwachsenen mit intakter Intrinsic-Factor-Produktion in jeder Form und Dosierung schätzungsweise zu 40 % bioverfügbar.

Magenschleimhautentzündung als Faktor für einen B_{12}-Mangel

Der wichtigste Grund für einen Vitamin-B_{12}-Mangel liegt allerdings im Magen! Viele Menschen haben eine Gastritis (Magenschleimhautentzündung).

Prinzipiell unterscheidet man zwischen einer

- A-(autoimmunen)Gastritis (5 %), bei der Antikörper gegen den »Intrinsic Factor« vorliegen und die vorwiegend im Körper des Magens auftritt. Der Intrinsic Factor ist ein Eiweiß, das im Magen gebildet wird. Es verbindet sich dort mit Vitamin B_{12} und sorgt dafür, dass das Vitamin im Darm überhaupt aufgenommen werden kann. Ohne Intrinsic Factor kann der Körper B_{12} kaum verwerten, selbst wenn genug davon in den Körper gelangt.
- einer B-(bakteriellen)Gastritis (85 %), die durch Helicobacter-pylori-Bakterien hervorgerufen wird und vorwiegend, aber nicht nur im Antrum (dem unteren Teil) vorliegt, und einer
- C-(chemischen)Gastritis (10 %), die durch NSAR (Medikamente wie Ibuprofen, Diclofenac oder Naproxen), Alkohol oder den Reflux von Galleflüssigkeit hervorgerufen wird und je nach auslösendem Agens vorwiegend im Antrum (Gallensäure) oder im Corpus (NSAR) vorliegen kann.

Bei einer A-Gastritis bildet sich die Magenschleimhaut zurück (Atrophie der Schleimhaut), dabei gehen Drüsenstrukturen verloren. Aber auch bei chronischen Formen der B- und C-Gastritis kann es mit der Zeit zur Atrophie kommen, weil die Magenschleimhaut dauerhaft entzündet ist.

Besonders häufig geschieht das bei einer durch Helicobacter pylori verursachten

Gastritis. Die starke Immunreaktion auf diesen Keim fördert die Entzündung und damit auch die Schleimhautveränderung. Oft bildet sich an diesen Stellen eine sogenannte intestinale Metaplasie: Zellen im Magen verwandeln sich dabei in Zellen, die eher wie Dünndarmzellen aussehen. Mit dem Rückgang der Drüsenstrukturen sinkt auch die Produktion des Intrinsic Factors, selbst wenn keine Autoantikörper wie bei der A-Gastritis vorliegen. Dadurch kann es bei einer chronischer Gastritis zu einem Vitamin-B_{12}-Mangel kommen.

Symptome einer Gastritis

Weltweit leiden ca. ¼ bis ⅓ der Menschen an dieser Erkrankung, zu deren häufig auftretenden Symptomen Verdauungsprobleme, Übelkeit, Appetitverlust oder Magenschmerzen gehören. Bei einem länger dauernden Mangel an Vitamin B_{12} tritt eine Anämie (Blutarmut) auf. Es können dabei auch neurologische, psychiatrische und andere chronische Erkrankungen entstehen.

Bei Frauen ist der Mangel an B_{12} mit dem Risiko für (postpartale) Depressionen, Brustkrebs, wiederholte Fehlgeburten, Schwangerschaftsdiabetes, Insulinresistenz und Fettleibigkeit verbunden.

Neben einer atrophischen Gastritis kann es auch durch eine vegane oder vegetarische Ernährung, nach Magenoperationen und durch eine Darmerkrankung wie Zöliakie oder Morbus Crohn durch eine Aufnahmestörung zu einem Vitamin-B_{12}-Mangel kommen. Er kommt auch sehr häufig bei älteren Menschen vor.

Wie wird Vitamin B_{12} im Körper aufgenommen?

Damit Vitamin B_{12} aus der Nahrung ins Blut gelangt, muss es zuerst im Magen freigesetzt und an Transporteiweiße, Transcobalamin (10–30 %) oder Haptocorrin (70–90 %), gebunden werden. Entscheidend ist hier wieder der Intrinsic Factor, der im Magen gebildet wird und B_{12} durch den Dünndarm bis ins terminale Ileum im Dünndarm begleitet. Dort wird der Komplex über spezielle Rezeptoren aufgenommen und gelangt schließlich über das Blut zu den Zellen.

B_{12}-Aufnahme beginnt im Mund

Die Aufnahme von Vitamin B_{12} beginnt bereits in der Mundhöhle. Hier wird Haptocorrin (auch Transcobalamin I) von den Speicheldrüsen freigesetzt. Es bindet Vitamin B_{12} aus der Nahrung und schützt es vor der Magensäure.

Eine häufig untersuchte genetische Variante im *TCN1*-Gen, das für Haptocorrin codiert, heißt rs526934. Personen mit dem G-Allel dieser Variante haben oft niedrigere Vitamin-B_{12}-Spiegel als Träger des AA-Genotyps – möglicherweise schon aufgrund einer veränderten Bindung im Mund.

Freisetzung im Magen: Abhängigkeit von Magensäure

Im Magen ist Vitamin B_{12} zunächst an Nahrungsproteine gebunden. Damit es freigesetzt werden kann, ist ausreichend Magensäure erforderlich. Die Parietalzellen des Magens erfüllen dabei eine doppelte Funktion: Sie bilden nicht nur Magensäure, sondern auch den Intrinsic Factor, der später für die Aufnahme von Vitamin B_{12} entscheidend ist.

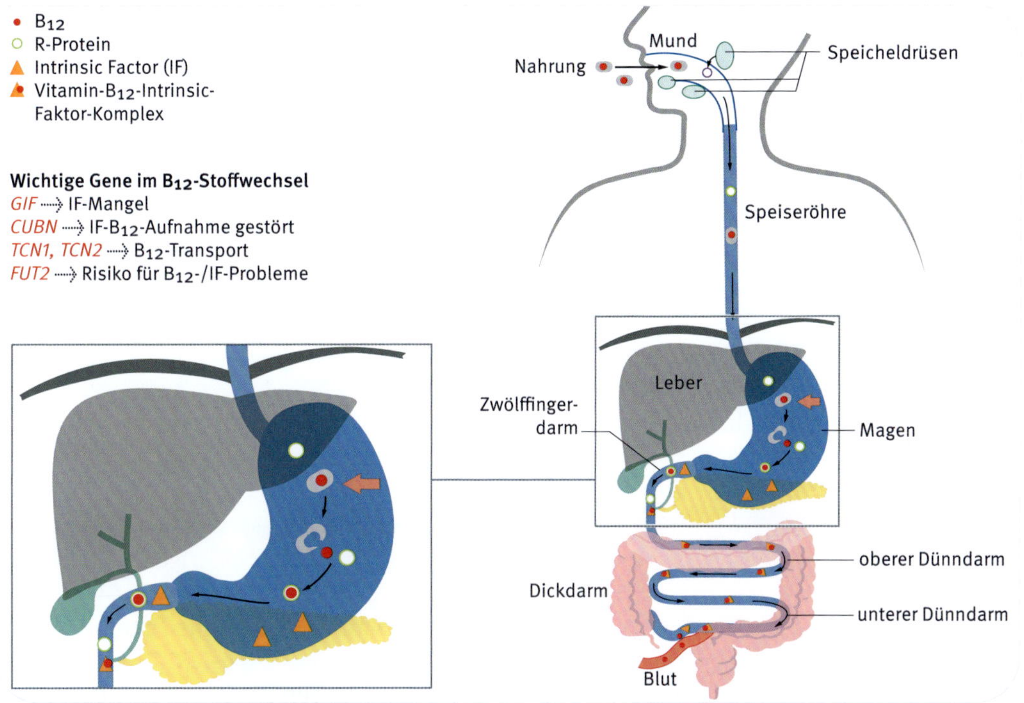

Stoffwechselwege von Vitamin B_{12}

Bei Reflux werden häufig Protonenpumpenhemmer (PPI) oder H_2-Blocker eingesetzt, die die Säureproduktion deutlich senken.

Ein Säuremangel kann die B_{12}-Freisetzung stark beeinträchtigen, eine atrophische Gastritis (z. B. im Alter oder bei Autoimmunprozessen) verschärft das Problem.

Nach erfolgreicher Behandlung einer Helicobacter-pylori-Infektion kann sich der Vitamin-B_{12}-Spiegel laut Studien überraschenderweise erholen. Der genaue Mechanismus ist aber noch nicht abschließend geklärt.

Zwölffingerdarm – freies B_{12} trifft auf seinen Transportpartner

Im Zwölffingerdarm wird B_{12} von seinem Transporteiweiß, dem Haptocorrin abgelöst. Erst dann kann es sich mit dem bereits im Magen gebildeten Intrinsic Factor verbinden. Gemeinsam bilden sie den Intrinsic-Factor-B_{12}-Komplex, der weiter in das terminale Ileum (letzter Abschnitt des Dünndarms) transportiert wird.

Resorption im Dünndarm

Der Komplex aus Intrinsic Factor und B_{12} wird nun über Cubilin – das sind Rezeptoren aus dem Dünndarm – in den Pfortaderkreislauf aufgenommen. Ein B_{12}-Mangel kann entstehen, wenn das Cubilin nicht mehr richtig funktioniert oder wenn eine sehr seltene Mutation des *Cubilin*-Gens (rs1801222) auftritt.

So oder so: Die beschränkte Verfügbarkeit des Intrinsic Factors limitiert die maximal pro Mahlzeit aufgenommene Menge an Vitamin B_{12} auf etwa 2 µg.

Gründe für einen Mangel an Intrinsic Factor

Neben medikamentösen oder altersbedingten Ursachen gibt es auch seltene genetische Varianten, die die B_{12}-Aufnahme beeinträchtigen:

- *GIF*-Gen: Rezessive Mutationen führen zu einem Intrinsic-Factor-Mangel, was zu schwerem B_{12}-Mangel bereits im Kindesalter führen kann.
- *CUBN*- und *AMN*-Gen: Störungen in diesen Genen behindern die Aufnahme im Ileum.
- *FUT2*-Gen: beeinflusst die Synthese des Intrinsic Factors; hier treten häufig Polymorphismen auf.

Transport im Blut: Transcobalamin II

Nachdem das B_{12} in den Dünndarm aufgenommen wurde, gelangt es von dort in den Blutkreislauf. Dafür braucht es aber ein Transportprotein, vor allem Transcobalamin II (TCN II). Nur so kann es von den Zellen aufgenommen und genutzt werden. Dieser Komplex aus Transcobalamin II und Vitamin B_{12} wird auch als Holotranscobalamin bezeichnet, das »aktive« Vitamin B_{12}. Daher ist Holotranscobalamin der beste Marker für die aktuelle B_{12}-Versorgung.

Wie oben beschrieben, kann ein Vitamin-B_{12}-Mangel schwere neurologische und Bluterkrankungen auslösen. Ein angeborener Mangel an TCN II kann trotz normaler Serum-Cobalamin-Konzentrationen zu einer schweren megaloblastischen Anämie im Säuglingsalter führen, eine Form der Blutarmut, bei der die roten Blutkörperchen im Knochenmark nicht richtig ausreifen.

Ein häufiger genetischer Polymorphismus im *TCN2*-Gen – rs1801198 – kann diesen Transport beeinflussen. Dabei wird an einer bestimmten Stelle im Eiweiß Glycin durch Cystein ersetzt (G259C). Laut einer großen Metaanalyse haben Menschen mit dem CC-Genotyp deutlich niedrigere Holotranscobalamin-Spiegel als Träger des GG-Genotyps. Besonders bei Personen europäischer Abstammung wurden bei CC-Trägern zudem erhöhte Homocystein-Werte gemessen.

Wichtig

- Ein Mangel an Intrinsic Factor ist eine zentrale Ursache für Vitamin-B_{12}-Mangel.
- Ein optimaler B_{12}-Status hängt weniger von der Nahrungszufuhr ab als von einer funktionierenden Aufnahme im Darm, und diese lässt mit dem Alter häufig nach.

Ein Zusammenhang mit einem erhöhten Risiko für Krebs oder angeborene Fehlbildungen konnte nicht festgestellt werden. Die Ergebnisse deuten jedoch darauf hin, dass dieser Genpolymorphismus die Gesundheit beeinflussen kann – vor allem bei Erkrankungen, bei denen ein Vitamin-B_{12}-Mangel eine Rolle spielt.

In der mitteleuropäischen, hellhäutigen Bevölkerung kommen die Genotypen etwa in dieser Häufigkeit vor:

- CC: ca. 31 %
- CG: ca. 50 %
- GG: ca. 19 %

Bei einer ungünstigen genetischen Konstellation sollten Sie also alles vermeiden, was zu einem erniedrigten Vitamin-B_{12}-Spiegel führen kann, und gezielt Maßnahmen ergreifen, ihn zu erhöhen.

Wenn Gene die B_{12}-Aufnahme stören

Obwohl der Weg von Vitamin B_{12} durch den Körper gut organisiert scheint, läuft nicht immer alles glatt, denn natürlich können auch hier – wie überall im Körper – genetische Varianten Probleme verursachen. Sie beeinflussen, wie gut B_{12} überhaupt aufgenommen wird, ob es die Zellen erreicht und wie effektiv es dort wirkt.

FUT2 und der Intrinsic Factor

Das *FUT2*-Gen spielt eine wichtige Rolle bei der Vitamin-B_{12}-Aufnahme, u. a. durch seinen Einfluss auf die Bildung bestimmter Transportproteine im Verdauungstrakt. Besonders relevant ist dabei der sogenannte Sekretorstatus, den dieses Gen mitbestimmt.

Sekretor- und Nichtsekretor-Status

Das *FUT2*-Gen enthält die Bauanleitung für ein Enzym namens Fucosyltransferase 2. Dieses Enzym sorgt dafür, dass bestimmte Blutgruppenantigene wie A, B oder H nicht nur auf der Oberfläche roter Blutkörperchen, sondern auch in Körperflüssigkeiten und Schleimhäuten vorkommen. Je nachdem, ob dieses Gen aktiv ist oder nicht, spricht man von:

- Sekretoren: geben Blutgruppenantigene zusätzlich in Speichel, Schleim, Tränen, Schweiß oder Samenflüssigkeit sowie über Darm- und Vaginalschleimhäute ab.
- Nichtsekretoren: Bei ihnen bleiben die Antigene auf die Zelloberfläche beschränkt.

Ob jemand Sekretor oder Nichtsekretor ist, hängt von den geerbten Varianten des *FUT2*-Gens ab. Dieser Status kann u. a. Auswirkungen auf das Mikrobiom, die Infektanfälligkeit und – wie später gezeigt wird – auch auf die Aufnahme von Vitamin B_{12} haben.

FUT2 rs601338

Studien zeigen, dass bestimmte Genvarianten im *FUT2*-Gen, die gemeinsam vererbt werden, mit dem Vitamin-B_{12}-Spiegel im Blut zusammenhängen. Besonders relevant sind dabei die Varianten rs601338, rs602662 und rs492602. Der SNP rs601338 im *FUT2*-Gen entscheidet darüber, ob jemand Sekretor oder Nichtsekretor ist. Die Tabelle (S. 55) zeigt einen Überblick.

Studien deuten darauf hin, dass Nichtsekretoren (AA) etwas höhere Vitamin-B_{12}-Spiegel im Blut haben. Die genauen biologischen Mechanismen dahinter sind noch nicht abschließend geklärt, könnten aber mit der Produktion von Haptocorrin und Intrinsic Factor zusammenhängen. Aber nur, weil jemand Sekretor ist, muss er nicht unbedingt einen B_{12}-Mangel haben, solange er gesund ist.

Genotyp, Enzymfunktion, Sekretorstatus, Häufigkeit und Vitamin-B_{12}-Spiegel

Genotyp	FUT2-Enzymfunktion	Sekretorstatus	Häufigkeit (mitteleuropäisch)	Vitamin-B_{12}-Spiegel
AA	nicht aktiv	Nichtsekretor	ca. 20 %	tendenziell höher
AG	teilweise aktiv	Sekretor	–	–
GG	aktiv	Sekretor	ca. 80 %	tendenziell niedriger

Nachteile des Sekretor-Status:

- genetische Neigung für niedrigere B_{12}-Werte, was aber nicht bedeutet, dass ein tatsächlicher Mangel im Körper vorliegt
- keine natürliche Resistenz gegen Noro- oder Rotavirusinfektion
- Kinder von Sekretor-Müttern hatten ein leicht erhöhtes Risiko für Durchfall aller Ursachen.

Vorteile

- kein erhöhtes Risiko für eine gestörte Darmflora (Dysbiose) und Folgeerkrankungen
- möglicherweise mehr und vielfältigere »gute« Bifidobakterien
- weniger Glutenunverträglichkeit aufgrund der Veränderung des Mikrobioms (Bifidobakterien helfen bei der Verdauung von Gluten)
- niedrigeres relatives Risiko für:
  - Typ-1-Diabetes
  - alkoholbedingte Pankreatitis
  - Morbus Crohn
  - Symptome einer E.-coli-Infektion

Vorteile des Nichtsekretor-Status

- häufig höherer Gesamt-B_{12}-Spiegel, schließt einen tatsächlichen Mangel aber nicht sicher aus, da ein großer Teil des Vitamins im Blut durch die Bindung an Haptocorrin nicht für die Zellen verfügbar ist (10–25 %)
- natürliche Resistenz gegen Norovirus- und Rotavirus-Infektionen
- Kinder von Nichtsekretor-Müttern hatten ein leicht erniedrigtes Risiko für Durchfall aller Ursachen gegenüber Kindern von Sekretor-Müttern.

Nachteile

- weniger und kleinere Artenvielfalt von »guten« Bifidobakterien
- Prädisposition für eine gestörte Darmflora (Dysbiose)
- Glutenunverträglichkeit aufgrund der Veränderung des Mikrobioms (reduzierter Anteil von Bifidobakterien – geringere Verdauung von Gluten)
- höheres relatives Risiko für:
  - Typ1-Diabetes
  - chronische Pankreatitis
  - entzündliche Darmerkrankungen
  - Morbus Crohn
  - Symptome einer E.-coli-Infektion

Der Gesamt-B_{12}-Wert im Blut ist ein erster Anhaltspunkt, aber nicht immer aussagekräftig. Gerade bei Risikogruppen sollte auch das Blutbild beachtet und bei Bedarf durch weitere Tests ergänzt werden.

Insbesondere in diesen Fällen sollte ein B_{12}-Mangel abgeklärt werden:

- Glossitis
- Müdigkeit
- Schwangerschaft und Stillzeit
- ungeklärte (makrozytäre) Anämie
- chronisch kranken Patienten (Leber- und Nierenerkrankungen, HIV-Infektion, Malignome)
- Patienten mit neuropsychiatrischen Symptomen (z. B. Neuropathien, kognitive Dysfunktion, Demenz, Nervenschäden)
- chronischem Alkoholismus
- Hyperhomocysteinämie

Vitamin B_{12} und Methylierung

Vitamin B_{12} spielt eine entscheidende Rolle im Methylierungs-Zyklus.

Vitamin B_{12} gelangt nach der Aufnahme im Dünndarm in die Körperzellen, wo es

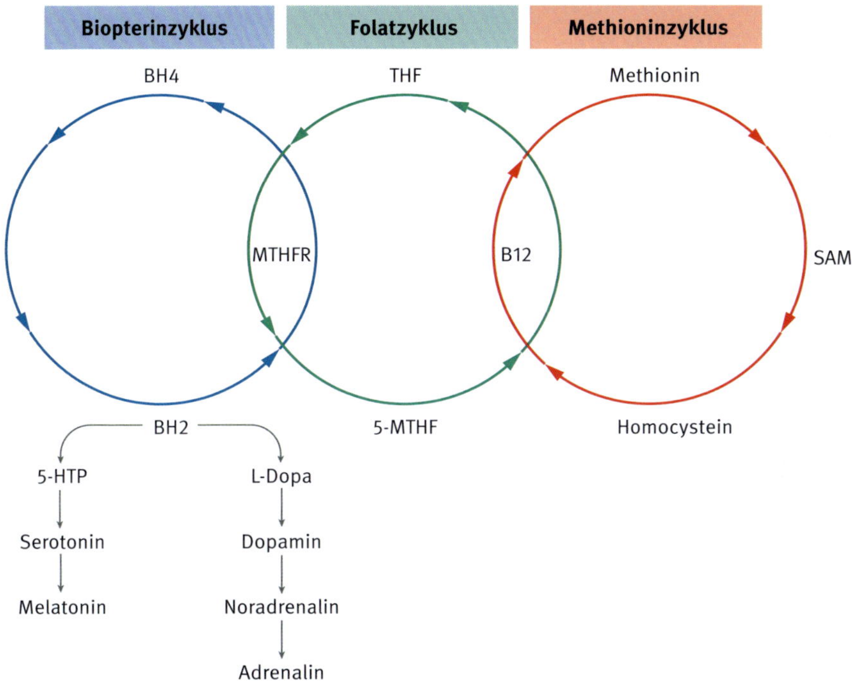

B_{12} und der Methylierungszyklus

in seine aktive Form Methylcobalamin umgewandelt wird. Diese Form wird für die Remethylierung von Homocystein zu Methionin benötigt – ein zentraler Schritt, den das Enzym Methionin-Synthase (MTR) steuert. Homocystein ist eine Zwischenstufe im Eiweißstoffwechsel. Damit es dem Körper nicht schadet, muss es wieder in Methionin umgewandelt werden. Das entstehende Methionin dient wiederum als Ausgangsstoff für S-Adenosylmethionin (SAM) – den wichtigsten Methylgruppenspender im Körper. Ein Methylgruppenspender ist ein Molekül, das dem Körper kleine Bausteine (sogenannte Methylgruppen) zur Verfügung stellt. Diese werden gebraucht, um wichtige Prozesse wie Entgiftung, Zellschutz oder Genregulation zu steuern.

Über 200 Enzyme sind auf diese Methylgruppen angewiesen. Ein gestörter B_{12}-Stoffwechsel kann daher weitreichende Folgen haben – nicht nur für den Homocysteinabbau, sondern auch für viele Funktionen auf Zellebene.

Folat- und Methioninzyklus

Zwei miteinander verbundene Kreisläufe sorgen dafür, dass Methylgruppen überhaupt verfügbar sind: der Folat-Zyklus und der Methionin-Zyklus.

Folat-Zyklus

Im Folat-Zyklus entsteht aus Folat oder Folsäure die aktive Form 5-MTHF. Folat ist die natürliche Form von Vitamin B_9, sie kommt in Lebensmitteln wie grünem Blattgemüse, Hülsenfrüchten oder Leber vor. Folsäure ist die künstlich hergestellte, synthetische Form, die in vielen Nahrungs-

Was ist Methylierung?

Die Methylierung spielt bei vielen lebenswichtigen Prozessen eine Rolle. Diese sind:

- die Aktivierung und Deaktivierung von Genen
- Neubildung von DNA/RNA
- die Entgiftung (z. B. Abbau von Umweltgiften oder Hormonen)
- Bildung von Glutathion, das für die Entgiftung wichtig ist
- Energie, durch Bildung von Coenzym Q10 und Carnitin
- die Herstellung von Neurotransmittern wie Serotonin oder Dopamin
- den Abbau von Homocystein, einem Stoff, der sonst Blutgefäße schädigen kann, wenn er sich im Körper anreichert
- die Zellteilung und DNA-Reparatur
- die Zellkommunikation

Eine verringerte Methylierung wird mit vielen Erkrankungen in Verbindung gebracht. Sie betrifft auch die Remethylierung, bei der Homocystein mithilfe von Vitamin B_{12} und Folat wieder in Methionin umgewandelt wird.

Diese Störungen können sehr unterschiedlich ausfallen:

- kognitive Funktionen (Demenz)
- Lernen, Gedächtnis, Sprache, Aufmerksamkeit
- Parkinson-Krankheit
- Autismus
- chronisches Erschöpfungssyndrom
- Enzephalopathie
- Degeneration des Rückenmarks
- makrozytäre Anämie
- atypisches HUS
- kardiopulmonale Symptome (Herz und Lunge betreffend)
- DNA-Synthese-Störungen
- Störung der Synthese von Hormonen und Neurotransmittern
- Entgiftungsstörung
- reduzierte Kreatin-Produktion

Diese können jeweils isoliert oder in Kombination mit anderen Symptomen auftreten.

ergänzungsmitteln und angereicherten Lebensmitteln (z.B. Frühstücksflocken) enthalten ist. 5-MTHF gibt eine Methylgruppe an Vitamin B_{12} weiter, dadurch entsteht die aktive Form, der Co-Faktor für die Remethylierung von Homocystein zu Methionin.

Methionin-Zyklus

Der Methionin-Zyklus sorgt dafür, dass der Körper ständig neue Methylgruppen zur Verfügung hat. Methionin (eine Aminosäure aus der Nahrung) wird dabei – wie schon erwähnt – in SAM (S-Adenosylmethionin) umgewandelt. Nachdem SAM seine Methylgruppe abgegeben hat, entsteht SAH (S-Adenosylhomocystein) – und daraus wiederum Homocystein.

Abbau von Homocystein

Homocystein kann dann auf drei Wegen abgebaut werden:

- Es wird mithilfe von Vitamin B_{12} und Folat zurück in Methionin umgewandelt (dies ist die Verbindung zum Folat-Zyklus).

- Es wird über Vitamin B_6 in Cystein umgewandelt (das ist wichtig für Glutathion, unser wichtigstes Entgiftungsmolekül).
- In der Leber kann es auch über Betain (aus Cholin) remethyliert werden – ohne Beteiligung von B_{12}.

Wenn einer dieser Wege gestört ist, etwa durch einen Vitaminmangel oder Genvarianten, kann sich Homocystein im Blut anreichern, was mit verschiedenen Erkrankungen in Verbindung gebracht wird.

Wir können uns also merken: Methionin wird zu SAM, SAM spendet Methylgruppen – und Homocystein muss wieder abgebaut werden. Dafür braucht der Körper B_{12}, Folat und B_6.

Was haben die Gene damit zu tun?

Manche Menschen haben genetische Varianten, die die oben genannten Prozesse beeinflussen. Die wichtigsten Gene in diesem Zusammenhang können Sie der Tabelle (S. 59) entnehmen.

Relevante Genvarianten im Folat- und Methylierungsstoffwechsel

Die beiden häufigsten MTHFR-Varianten sind C677T (rs1801133) und A1298C (rs1801131). Eine dritte, seltener untersuchte Variante ist G1793A (rs2274976).

Am besten untersucht ist C677T – je nach Genotyp arbeitet das Enzym unterschiedlich effizient:

- CC (bei etwa der Hälfte aller Europäer): normale Enzymfunktion
- CT: Das Enzym arbeitet nur noch zu etwa zwei Dritteln.
- TT: stark eingeschränkte Funktion – nur rund ein Drittel der üblichen Aktivität

Das kann dazu führen, dass weniger aktives Folat (5-MTHF) gebildet wird und sich mehr Homocystein im Blut anreichert, vor allem bei unzureichender Vitaminversorgung. Homocystein ist ein Stoff, der bei vielen Prozessen im Körper eine Rolle spielt und in hoher Konzentration als ungünstig gilt.

Die zweite häufigere Variante ist A1298C (rs1801131). Sie wirkt meist schwächer, kann aber in Kombination mit C677T Probleme verursachen.

Wichtige Gene im Methylierungszyklus und ihre Auswirkungen

Gen	Funktion	mögliche Folge bei Variante
MTHFR	aktiviert Folat	weniger aktives Folat, mehr Homocystein
FUT2	beeinflusst B_{12}-Aufnahme	höheres Risiko für B_{12}-Mangel
MTR/MTRR	Beteiligung an B_{12}-Verwertung	potenziell gestörte Methylierung
CBS	Abbau von Homocystein	selten: hoher Homocystein-Spiegel

MTR und MTRR, das Enzym-Team

MTR und MTRR sind zwei eng verwandte Enzyme, die gemeinsam dafür sorgen, dass Vitamin B_{12} im Methylierungszyklus richtig genutzt und regeneriert wird.

- MTR (Methionine-Synthase) katalysiert die Umwandlung von Homocystein in Methionin mithilfe von Methylcobalamin (die aktive Form von Vitamin B_{12}) als Co-Faktor. Es verbindet den Folat-Zyklus mit dem Methionin-Zyklus.
- MTRR (Methionin-Synthase-Reduktase) regeneriert MTR (Methionin-Synthase), stellt also sicher, dass MTR nach ihrer Nutzung wieder funktionsfähig wird. Auch hier spielt Vitamin B_{12} eine zentrale Rolle.

Beide sind entscheidend für einen funktionierenden Homocysteinabbau und damit auch für Methylierungsprozesse, DNA-Regulation und Entgiftung. Bestimmte Varianten (z. B. MTRR rs1801394) wurden mit erhöhtem Homocystein in Verbindung gebracht, insbesondere bei niedrigem B_{12}-Spiegel.

CBS: Homocystein abbauen, Zellen schützen

CBS (Cystathionin-Beta-Synthase) ist ein Enzym, das Homocystein in Cystathionin umwandelt. Dieser Vorgang gehört zum Transsulfurierungsweg, einem alternativen Stoffwechselweg, über den überschüssiges Homocystein nicht wieder in Methionin zurückverwandelt, sondern dauerhaft abgebaut wird, z. B. zur Bildung von Cystein, Taurin und Glutathion, die für Entgiftung und Zellschutz wichtig sind. Das ist vor allem bei Stress und oxidativer Belastung wichtig.

Mutationen im *CBS*-Gen sind selten, können aber zu stark erhöhtem Homocystein führen. Eine schwere Störung dieses Gens heißt Homocystinurie, eine seltene Erbkrankheit (z. B. in Katar häufiger), die aber klinisch bedeutsam ist.

Übrigens: Der Homocystein-Spiegel steigt mit zunehmendem Lebensalter und ist bei Männern höher als bei Frauen, wobei Bewegungsmangel, übermäßiger Kaffeekonsum und methioninreiche Kost dies fördern.

FUT2

FUT2 (S. 55) haben Sie bereits kennengelernt. Das Enzym, das vom gleichnamigen Gen codiert wird, beeinflusst, ob Vitamin B_{12} in ausreichender Menge aufgenommen wird.

Pro und Contra einer genetischen *MTHFR*-Testung

Ob eine Senkung des Homocystein-Spiegels bei MTHFR-Varianten tatsächlich das Risiko für Erkrankungen senkt, ist bislang nicht eindeutig belegt, daher ist die genetische Testung umstritten. Normale Homocystein-Spiegel liegen bei ca. 5–15 µmol/l.

Bei erhöhten Spiegeln unterscheidet man:

- moderat: 15 bis 30 µmol/l
- intermediär: 30 bis 100 µmol/l
- schwer: >100 µmol/l

Ursachen für eine Erhöhung (Homocysteinämie) sind:

- Vitaminmangel: B_{12}, B_9, B_6
- chronische Nierenerkrankungen
- Medikamente: Nikotinsäure, Metformin, Methotrexat
- Rauchen

Praxis-Tipp

Achten Sie bei erhöhten Homocysteinwerten oder erkennbaren Risiken auf eine gezielte Versorgung mit:

- Vitamin B_{12} (am besten als Methylcobalamin)
- aktiver Folatform (5-MTHF statt einfacher Folsäure)
- Vitamin B_6

Besonders in der Schwangerschaft oder bei Kinderwunsch ist eine ausreichende Versorgung wichtig, da hohe Homocysteinwerte mit Neuralrohrdefekten beim Kind in Verbindung gebracht werden.

Wann ist eine genetische Testung sinnvoll?

Manche Experten betonen, dass der Test bei bestimmten Indikationen sinnvoll sein kann, z. B. bei wiederholten Fehlgeburten, familiären Belastungen, unerklärlicher Erschöpfung, neuropsychiatrischen Symptomen und Methotrexat-Therapie (z. B. bei Rheuma).

Entscheidend ist bei einer bestimmten genetischen Veranlagung, ob die betroffenen Stoffwechselwege gut versorgt sind. Wenn Sie auffällige Genvarianten haben oder an Symptomen leiden, kann es hilfreich sein, den Homocystein-Wert im Blut zu bestimmen.

Warum Ihre Stimmung vom Folsäurestoffwechsel abhängen kann

Der Biopterin-Zyklus wird in der Literatur seltener erwähnt, obwohl das Zusammenspiel mit den vorher genannten Zyklen sehr wichtig ist.

Das Enzym MTHFR ist bei diesem Zyklus wie ein wichtiges Zahnrad. Wenn es durch eine Genveränderung blockiert ist, staut sich alles davor und das Folat bleibt in einer Zwischenform stecken. Ohne das fertige Produkt (MTHF) kommt das nächste Fließband nicht in Gang – weder der Methionin-Zyklus noch der Biopterin-Zyklus können richtig arbeiten.

Der Biopterin-(BH4-)Zyklus besteht aus nur zwei Substanzen:

- Tetrahydrobiopterin (BH4)
- Dihydrobiopterin (BH2)

BH4 ist ein wichtiger Co-Faktor für die Bildung von Neurotransmittern wie Dopamin, Serotonin, Melatonin, Noradrenalin und Adrenalin. Im Stoffwechsel wird BH4 verbraucht und in BH2 umgewandelt. Damit der Zyklus weiterläuft, muss BH2 wieder zu BH4 recycelt werden. Hier kommt (MTHF) ins Spiel – die aktive Form von Folat. Mit Unterstützung des Enzyms MTHFR wird MTHF benötigt, um BH4 zu regenerieren.

Fehlt es an MTHF (z. B. bei MTHFR-Varianten), kann auch BH4 nicht ausreichend erneuert werden. Die Folge: eine gestörte Neurotransmitter-Synthese – was sich z. B. auf Stimmung, Schlaf oder Stressregulation auswirken kann.

Außerdem ist BH4 für die Bildung von Stickstoffmonoxid-Synthasen (NOS) wichtig. Das sind Enzyme, die Stickstoffmonoxid (NO) produzieren, einen wichtigen Botenstoff im Körper.

NO steuert u. a.:

- die Erweiterung der Blutgefäße (Blutdruckregulation)
- das Immunsystem
- die Signalübertragung im Nervensystem

Damit die NOS richtig arbeiten können, brauchen sie BH4 als Kofaktor. Wenn BH4 fehlt, kann es zu einer sogenannten Entkopplung kommen – dann produziert das Enzym statt NO vermehrt Sauerstoffradikale, die zellschädigend wirken. Ausreichend BH4 ist deshalb auch für Gefäßschutz und Entzündungsregulation wichtig.

Gentests können zeigen, ob bestimmte Enzyme im Körper langsamer arbeiten oder ganz ausfallen. Das ist vor allem dann von Bedeutung, wenn z. B. Vitamin B_{12} oder Folat fehlen. In diesen Fällen kann dann in den einzelnen Zyklen gezielt eine Nahrungsergänzung vorgenommen werden.

Wie eng die Zyklen miteinander verwoben sind, erkennt man auch daran, dass B_{12} sogar die Melatoninbildung beeinflusst und so der Schlaf-wach-Rhythmus verändert werden kann.

SSRI, B-Vitamine und Stimmung

Serotonin-Wiederaufnahmehemmer (SSRI) sollen dafür sorgen, dass genügend Serotonin im synaptischen Spalt verbleibt. Sie können allerdings nicht wirken, wenn gar nicht genug Serotonin vorhanden ist. Damit der Körper ausreichend Serotonin bilden kann, braucht er jedoch funktionierende Methylierungsprozesse – und dafür sind Vitamin B_{12}, Folat (B_9) und B_6 entscheidend. Bevor man also zu Antidepressiva greift, die außerdem vielfach noch nicht einmal besser wirken als ein Placebo, sollte man zuerst auf eine ausreichende Versorgung mit diesen Vitaminen achten, denn das kann helfen, die Serotonin-Produktion zu unterstützen, das seelische Gleichgewicht zu stabilisieren und einen Mangel an Dopamin und Noradrenalin zu verhindern.

Da alle Zyklen korrekt zusammenarbeiten müssen, reicht jedoch oft eine alleinige Gabe einer Substanz (z. B. Vitamin B_{12}) nicht aus, insbesondere, wenn genetische Varianten vorliegen, die die Zyklen stören. Abhängig von der Störung müssen dann auch andere Verbindungen ergänzt werden, z. B. Methylfolat, die aktive Form von Folat.

Auf einen Blick
Vitamin B_{12}

Vitamin B_{12} – Aufnahme und Mangel

- Aufnahme beginnt im Mund (Speichelproteine), läuft über Magen (Freisetzung durch Magensäure), Dünndarm (Bindung an Intrinsic Factor), Aufnahme im distalen Ileum, Transport im Blut über Transcobalamin
- Das *FUT2*-Gen beeinflusst den Sekretor-Status – dieser kann die Aufnahme über die Darmflora mitbestimmen (Sekretoren haben Vorteile in der B_{12}-Verwertung).
- B_{12} kommt nur in tierischen Lebensmitteln vor: Fleisch, Fisch, Eiern, Milchprodukten.
- Besonders mangelgefährdet sind: Veganer, ältere Menschen, Personen mit chronischer Gastritis, PPI-Einnahme, Dünndarmstörungen.

- Symptome u. a.: Müdigkeit, Konzentrationsstörungen, Kribbeln, depressive Verstimmungen, erhöhte Methylmalonsäure
- normale Blutwerte: Gesamt-B_{12} > 300 pmol/l, Holotranscobalamin > 50 pmol/l ideal

Methylierung – Funktion und Bedeutung

- B_{12} ist gemeinsam mit Folat (5-MTHF) essenziell für die Umwandlung von Homocystein in Methionin (durch Methionin-Synthase).
- Aus Methionin entsteht SAM, der zentrale Methylgruppen-Spender für über 200 Enzyme: z. B. Zellschutz, Entgiftung, Genregulation, Neurotransmitter.
- Störungen führen zu erhöhtem Homocystein, Methylierungsdefiziten, ggf. neurologischen Beschwerden.

Folat- und Methioninzyklus

- Folatzyklus: Umwandlung von Folat/Folsäure in 5-MTHF (aktive Form)
- Methioninzyklus: Methionin → SAM → SAH → Homocystein → wieder Methionin oder Abbau über B_6 zu Cystein (für Glutathion)
- B_6, B_{12} und Folat müssen ausreichend vorhanden sein.
- Betain/Cholin kann Homocystein in der Leber auch ohne B_{12} senken.

Wichtige Gene

- *MTHFR*: aktiviert Folat (C677T-Mutation am bekanntesten)
- *MTR* und *MTRR*: regenerieren Methylcobalamin
- *CBS*: leitet Homocystein-Abbau über B_6 ein
- C677T-Variante (TT): reduzierte Enzymaktivität, potenziell erhöhtes Homocystein – besonders bei gleichzeitigem Vitaminmangel

Homocystein und Therapie

- Homocysteinämie häufig durch Vitaminmangel (B_6, B_{12}, Folat), Nierenfunktion, Genetik
- Therapie: Kombination von B_6, B_{12} und aktivem Folat (z. B. Methylfolat), nicht Einzelgabe

MTHFR-Mutation und Biopterin-Zyklus

- MTHFR-Varianten können die BH4-Verfügbarkeit stören – einen wichtigen Co-Faktor für die Bildung von Neurotransmittern.

B_{12}, Neurotransmitter und SSRI

- Methylierung beeinflusst Serotonin, Dopamin, Noradrenalin.
- B_{12}- oder Folatmangel können depressive Symptome verstärken.
- B_{12} unterstützt auch die Bildung von Melatonin, das wichtig für den Schlaf-wach-Rhythmus ist.

Pro und Contra Gentestung

Contra:

- Viele *MTHFR*-Träger sind gesund.
- kein klarer Krankheitszusammenhang in Studien
- Homocystein-Spiegel oft aussagekräftiger
- Testung allein liefert selten klinisch relevante Informationen.
- Neuralrohrdefekte durch Supplementierung vermeidbar – unabhängig vom Genstatus

Pro:

- Genetisches Wissen kann bei Supplementierung helfen.
- besonders relevant bei Kinderwunsch, wiederholten Fehlgeburten, Migräne, Erschöpfung
- individualisierte Prävention statt Medizin nach dem Gießkannenprinzip

MTHFR und Biopterin-Zyklus

- MTHFR-Mutationen können die Regeneration von BH4 (Tetrahydrobiopterin) stören.
- BH4 ist nötig für die Bildung von Neurotransmittern (Serotonin, Dopamin, Noradrenalin, Melatonin) und von NO (Stickstoffmonoxid).
- NO reguliert Blutdruck, Immunfunktion und Nervensignale.
- Bei BH4-Mangel entsteht statt NO vermehrt zellschädigender oxidativer Stress.
- Ausreichend MTHF und Vitamin B_{12} sind wichtig für die BH4-Erneuerung und damit für Nerven, Gefäße und Entzündungsregulation.

Die Literaturstellen zu diesem Kapitel finden Sie in der Literaturliste unter den Nummern: 153–195.

Vitamin C: mehr als ein Antioxidans

Vitamin C schützt nicht nur vor Erkältung – es hilft auch bei der Regeneration und Entgiftung und hält Methylierungsprozesse am Laufen.

Jeder weiß: Vitamin C (L-Ascorbinsäure) ist wichtig. Aber wissen Sie auch, warum das so ist? Hier eine kompakte Übersicht über die wichtigsten Funktionen dieses scheinbaren »Allerweltvitamins«:

- Antioxidans: schützt Zellen vor freien Radikalen
- Kollagenbildung: notwendig für Haut, Bindegewebe, Knochen, Zähne, Blutgefäße
- Eisenaufnahme: verbessert die Aufnahme von pflanzlichem (Nicht-häm-)Eisen
- Immunsystem: unterstützt Abwehrkräfte, wirkt antiviral und antibakteriell
- Hormon- und Neurotransmittersynthese: beteiligt an der Bildung von Noradrenalin, Serotonin
- Regeneration anderer Antioxidantien: z. B. Vitamin E
- Entgiftung: unterstützt Leberenzyme beim Abbau von Toxinen
- Histaminabbau: kann allergische Reaktionen abschwächen
- Wundheilung: fördert Gewebereparatur

Vitamin C kann vom Körper nicht selbst hergestellt werden, deshalb müssen wir es über die Nahrung aufnehmen. Sicher kennen Sie die Geschichten von Seeleuten, die auf langen Seefahrten an Skorbut starben, weil ihnen Vitamin C fehlte. Auch wenn Skorbut heute nur noch sehr selten vorkommt, ist ein Vitamin-C-Mangel dennoch weit verbreitet.

Wie viel Vitamin C brauche ich?

Das Bundesinstitut für Risikobewertung (BfR) empfiehlt für Vitamin C in Nahrungsergänzungsmitteln eine Höchstmenge von 250 mg/Tag, in der Literatur wird eine Aufnahme von bis zu 2000 mg/Tag als unbedenklich eingestuft. Allerdings sollte man nicht mehr als 500 mg auf einmal aufnehmen, einfach, weil der Körper keine größeren Mengen aufnehmen kann und der Rest ausgeschieden wird.

Empfohlen wird von verschiedenen internationalen Ernährungsgesellschaften die Aufnahme von ca. 110 mg/Tag für Männer und 95 mg/Tag für Frauen, um Plasmakonzentrationen im normalen Bereich zu halten (50–70 µmol/l). Das ist aber leider nur das absolute Minimum. Eine optimale Versorgung stellen diese Werte nicht dar. Wenn Sie sich an die berühmten »fünf Portionen Obst und Gemüse« am Tag halten, bekommen Sie in der Regel nicht mehr als ca. 200 mg. Multivitaminpräparate enthalten typischerweise Vitamin C, wobei die gängigsten Vitamin-C-Dosierungen zwischen 60 und 180 mg liegen.

Vitamin-C-Mangel – Risikogruppen und typische Situationen

Ein niedriger Vitamin-C-Spiegel ist bei bestimmten Erkrankungen und körperlichen Belastungen besonders häufig zu beobachten.

Dazu zählen:

- Krebspatient*innen
- Krankenhauspatient*innen
- Menschen nach Trauma, Operation oder Sepsis
- Menschen mit Typ-2-Diabetes

Darüber hinaus gibt es Bevölkerungsgruppen mit generell erhöhtem Risiko für einen Vitamin-C-Mangel:

- Schwangere
- ältere Menschen
- Männer
- Menschen mit niedrigem Einkommen
- Menschen mit geringer Bildung
- übergewichtige Personen
- Personen mit unzureichender Ernährung (Unterernährung)
- Menschen mit geringer körperlicher Aktivität
- Raucher

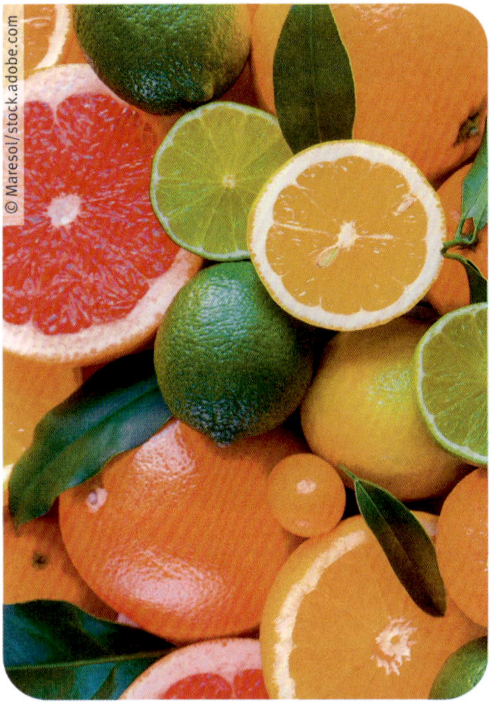

Zitrusfrüchte sind die Klassiker, wenn es um Vitamin C geht.

- Menschen, die sich überwiegend »westlich« ernähren (hochverarbeitete, nährstoffarme Kost)

Diese Risikofaktoren zeigen: Ein Mangel an Vitamin C ist oft kein Einzelfall, sondern Teil eines größeren Problems. Wer betroffen ist, sollte aktiv gegensteuern – durch gezielte Ernährung, bewusste Lebensstilveränderungen oder ggf. durch eine gute Ergänzung.

In Industrieländern vermutet man normalerweise keinen Vitaminmangel – schließlich gibt es jederzeit frisches Obst und Gemüse. Doch das Gegenteil ist der Fall: Gerade Vitamin C wird oft nicht in optimaler Menge aufgenommen, obwohl ein klinischer

Mangel (wie eben früher Skorbut) selten ist. Viele Menschen – besonders bei Stress, chronischen Entzündungen oder einseitiger oder schlechter Ernährung mit viel Fast Food und hochverarbeiteten Lebensmitteln – erreichen nicht einmal die Mindestzufuhr. Und selbst wer diese erfüllt, ist damit noch lange nicht optimal versorgt:
Studien zeigen, dass für einen echten Zellschutz, stabile Abwehrkräfte und eine gesunde Kollagensynthese mindestens 200–400 mg Vitamin C pro Tag nötig sind – deutlich mehr als die üblichen 95 mg laut offizieller Empfehlung. Bei Rauchern, übergewichtigen Menschen oder bei ständiger Belastung kann der Bedarf sogar bis auf 1000 mg und mehr steigen.

Mehr Vitamin C bei Entzündungen und Erschöpfung

Wenn im Körper Entzündungen ablaufen, etwa durch Stress, Infektionen oder chronische Erkrankungen, entstehen sogenannte reaktive Sauerstoffspezies (ROS). Das sind aggressive Moleküle, die Zellen schädigen können. Der Körper braucht dann Vitamin C als Antioxidans, um diese freien Radikale unschädlich zu machen und gleichzeitig andere körpereigene Schutzstoffe wie das Antioxidans Glutathion zu regenerieren.

Bei längeren Entzündungen kann der Verbrauch an Vitamin C so stark steigen, dass es zu einem Mangel kommt. Studien zeigen: Menschen im Krankenhaus mit Vitamin-C-Mangel haben oft höhere Entzündungswerte (CRP-Erhöhung).

Vitamin C fürs Gehirn

Vitamin C ist auch für die Gesundheit des Gehirns unverzichtbar. Tierstudien haben gezeigt, dass ein chronischer Vitamin-C-Mangel zu mitochondrialer Dysfunktion (also einem Energiemangel in den Zellen) und erhöhtem oxidativen Stress und somit zu einer kognitiven Dysfunktion führt, also Gedächtnis- und Konzentrationsproblemen. In Mausmodellen mit Alzheimer-Krankheit zeigte sich: Eine gezielte Vitamin-C-Gabe konnte die geistige Leistung verbessern.

Auch auf unsere Neurotransmitter hat das Vitamin einen großen Einfluss, denn wir benötigen es für die Herstellung von Serotonin, unser Wohlfühlhormon, und die Umwandlung von Dopamin in Noradrenalin, das wichtig für Antrieb und Motivation ist. Ausreichend Vitamin C im Körper kann also helfen, Erschöpfung zu reduzieren, und zu einer normalen geistigen Funktion beitragen.

Menschliche Zellen scheinen Vitamin C zu einem gewissen Grad zu speichern und wiederzuverwerten, sodass die körpereigenen Reserven für etwa zwei bis sechs Wochen ausreichen. Im Blut sind Teile des Vitamin C an Eiweiß gebunden.

Vitamin C und Krebs

Bei vielen Krebspatienten wurde ein niedriger Vitamin-C-Spiegel festgestellt, z. B. bei Patienten mit Darmkrebs sogar um 40 % niedriger als bei gesunden Probanden. Ein möglicher Zusammenhang ist, dass oxidationsbedingte Schäden durch freie Radikale an DNA und DNA-Reparaturmechanismen zu Krebserkrankungen beitragen könnten.

Genau hier spielt Vitamin C eine wichtige Rolle: Es schützt die Zellen nicht nur vor oxidativem Stress, sondern unterstützt auch Reparaturprozesse.

In der Fachliteratur wurden verschiedene Wirkmechanismen von Vitamin C bei unterschiedlichen Krebsarten diskutiert – darunter sowohl antioxidative Effekte (Schutz gesunder Zellen) als auch gezielte prooxidative Wirkungen gegen Tumorzellen. Vitamin C fördert in diesem Fall gezielt die Bildung von freien Radikalen innerhalb der Krebszellen. Diese können dort die Zellmembranen beschädigen, das Erbgut (DNA) der Krebszelle angreifen und letztlich zum Zelltod führen. Diese prooxidative Wirkung tritt allerdings nur bei hohen Konzentrationen im Blut auf, wie sie z. B. durch intravenöse Hochdosisgabe erreicht werden, nicht durch normale Nahrung oder Tabletten.

Bei einer Studie lebten Patient*innen mit fortgeschrittenem Darmkrebs (mit RAS- und BRAF-Mutation) länger, wenn sie Chemotherapie plus hochdosiertes Vitamin C erhielten. Andere Daten deuten darauf hin, dass die Kombination einer fastenähnlichen Diät unter Zugabe von Vitamin C eine vielversprechende Intervention bei KRAS-mutierten Tumoren darstellt.

So wirkt Vitamin C – Aufnahme, Verteilung, Aufgaben

Vitamin C liegt im Körper in zwei verschiedenen Formen vor:

- als Ascorbinsäure: die aktive, reduzierte Form, also die, die als Antioxidans wirkt
- als Dehydroascorbinsäure: die oxidierte Form, die der Körper wieder recyceln kann

Beide Formen können vom Körper aufgenommen werden, jedoch auf unterschiedlichen Wegen: Ascorbinsäure gelangt über spezielle Vitamin-C-Transporter (SVCT) in die Zellen. Diese Transporter sind abhängig von Natrium und sitzen u. a. im Darm (für die Aufnahme aus der Nahrung) und in der Niere (für die Rückgewinnung aus dem Urin). Dehydroascorbinsäure nutzt stattdessen Glukosetransporter (GLUT), also dieselben Kanäle, über die auch Zucker in die Zellen gelangt. Durch diesen doppelten Mechanismus kann der Körper Vitamin C effizient aufnehmen und recyceln – und so auch unter Belastung oder bei oxidativem Stress möglichst viel davon nutzen.

Die Vitamin-C-Taxis SVCT1 und SVTC2

Im Magen zerfällt Vitamin C (Ascorbinsäure) in seine aktive Form, die Ascorbat-Ionen. Im Dünndarm werden diese Ascorbat-Ionen aktiv über spezielle Transporter in die Darmzellen transportiert. Die Transporter heißen SVCT1, sie sind von Natrium abhängig. Eine zweite Transporterform, die SVCT2 (ebenfalls natriumabhängig), transportiert das Ascorbat – die Form von Vitamin C, wie sie im Körper vorliegt – aber ins Gewebe, nicht in den Darm.

Wenn das Vitamin C bereits oxidiert ist, wird diese Form auf eine andere Art aufgenommen. Sie gelangt über sogenannte Glukosetransporter (GLUT) aus dem Darm ins Blut, vor allem über GLUT-2 und GLUT-8. Vom Blut in die Zellen wird das oxidierte Vitamin C dann über GLUT-1, GLUT-3 und GLUT-4 eingeschleust. Die Rückgewinnung von Vitamin C in der Niere erfolgt über den Transporter SVCT1. So kann der Körper einen Teil des Vitamins, das im Urin landet, wiederaufnehmen und vor der Ausscheidung bewahren.

Für den aktiven Transport von Vitamin C in die Körperzellen, z. B. ins Gehirn, in die Leber oder in Immunzellen, ist vor allem SVCT2 zuständig.

Beide Transporter haben eine genetische Grundlage:

- SVCT1 wird durch das Gen *SLC23A1*,
- SVCT2 durch *SLC23A2* gesteuert.

Vitamin C und genetische Einflussfaktoren

Genetische Varianten können den Vitamin-C-Spiegel beeinflussen – und damit auch die Gesundheit. In verschiedenen Studien wurden genetische Veränderungen in den Genen *SLC23A1*, *SLC23A2* und *SLC2A1* untersucht. Diese Gene steuern den Transport von Vitamin C im Körper.

Eine große Studie mit 15 000 Teilnehmenden zeigte: Menschen mit der Genvariante *SLC23A1* rs33972313 hatten im Durchschnitt über 4 µmol/l weniger Vitamin C im Blut als Menschen ohne diese Variante.

Auch andere kleine Genveränderungen, also die Ihnen bereits bekannten SNPs, wurden in diesen Transport-Genen gefunden. Sie können den Vitamin-C-Transport verlangsamen und so die Blutwerte senken.

Einfluss auf das Gehirn

Eine japanische Studie untersuchte, ob bestimmte Varianten in diesen Genen das Alzheimer-Risiko bei Menschen mit *APOE4* (einem bekannten Risikofaktor) beeinflussen. Beim Gen *SLC23A2*, das für den Transporter SVCT2 im Gehirn zuständig ist, zeigte sich: Nur wenn gleichzeitig eine Variante mit niedriger Genaktivität (rs1279683) vorlag, war das Risiko für kognitiven Abbau bei *APOE4*-Träger*innen erhöht. War das *SLC23A2*-Gen dagegen aktiv, bestand kein zusätzliches Risiko.

Umgekehrt fand man beim *SLC2A1*-Gen (Transport von Glukose und oxidiertem Vitamin C), dass eine hohe Aktivität (rs710218, rs841851) mit einem höheren Risiko für kognitiven Abbau bei *APOE4*-Träger*innen verbunden war – bei niedriger Aktivität jedoch nicht.

Genvarianten und das Risiko für chronisch-entzündliche Darmerkrankungen

Eine Studie zeigte, dass bestimmte Genvarianten im Vitamin-C-Transporter-Gen *SLC23A1* mit einem deutlich erhöhten Risiko für Morbus Crohn verbunden sind:

- Menschen mit der AG-Variante (heterozygot) von rs10063949 hatten ein 2,5-fach erhöhtes Risiko.
- Menschen mit der GG-Variante (homozygot) sogar ein 4,7-fach erhöhtes Risiko, verglichen mit denen, die die »normale« AA-Variante trugen.

Ein Zusammenhang mit Colitis ulcerosa ließ sich dagegen nicht feststellen.

Auch bei Glukosetransportern wie SLC2A14 wurden Varianten identifiziert, die mit einem erhöhten Risiko für chronisch-entzündliche Darmerkrankungen in Verbindung gebracht wurden, darunter rs2889504-T, rs10846086-G und rs12815313-T.

Krebsrisiko durch Varianten in Vitamin-C-Transportgenen?

Auch zum möglichen Zusammenhang zwischen Genvarianten und Krebsrisiken gibt es

Krebszellen lieben Zucker – und genau darum wird ihnen Vitamin C gefährlich

Krebszellen haben einen extrem hohen Energiebedarf, weil sie sich schnell teilen. Statt wie gesunde Zellen hauptsächlich Fett oder Sauerstoff zu nutzen, bevorzugen sie Zucker (Glukose) – selbst wenn genug Sauerstoff da ist. Dieses Verhalten nennt man den Warburg-Effekt.

Um ihren Zuckerhunger zu stillen, bauen Krebszellen besonders viele Glukosetransporter (GLUT1) auf. Und genau hier liegt der Trick: Die oxidierte Form von Vitamin C (Dehydroascorbinsäure, DHA) nutzt denselben Weg wie Zucker, um in die Zelle zu gelangen – über GLUT1. Dehydroascorbinsäure (DHA) – die oxidierte Form von Vitamin C – ist zwar kein Zucker, aber sie hat eine ähnliche chemische Struktur wie Zucker und kann dadurch über dieselben Transportwege (GLUTs) in die Zellen gelangen und mit Glukose um den Transportplatz konkurrieren. Es ist ein bisschen wie mit einem kurzsichtigen Türsteher vor einem angesagten Club – wenn er seine Brille zu Hause vergessen hat, kann es schon mal sein, dass er den falschen Gast reinlässt.

Die Krebszelle schleust also massenhaft Dehydroascorbinsäure ein, weil sie sie für Zucker hält. Die DHA wird in der Zelle wieder zu Ascorbinsäure reduziert – dabei entstehen zellschädigende freie Radikale, wie wir wissen. Die Krebszelle erstickt am selbst verursachten oxidativen Stress – und stirbt ab.

Studien, jedoch mit teils widersprüchlichen Ergebnissen:

- Im Gen *SLC23A1* wird der SNP rs6596473 G>C mit einem erhöhten Risiko für follikuläres Lymphom in Verbindung gebracht.
- Im Gen *SLC23A2* konnten mehrere Varianten identifiziert werden, die möglicherweise mit einem erhöhten Magenkrebsrisiko in Zusammenhang stehen.

Vitamin C, KRAS-Mutationen und Glukosetransporter bei Darmkrebs

Bestimmte Darmkrebszellen, die eine KRAS- oder BRAF-Mutation tragen, sprechen nicht auf das Krebsmedikament Cetuximab an, einen sogenannten monoklonalen Antikörper, der den EGFR-Rezeptor hemmt (ein Wachstumsfaktor für Tumorzellen) und der zur Behandlung verschiedener Arten von metastasierendem Krebs eingesetzt wird.

Doch hier wird es spannend: Laborstudien an Mäusen zeigten, dass hochdosiertes Vitamin C gezielt KRAS- und BRAF-mutierte Tumorzellen abtöten kann. Diese Zellen nehmen nämlich vermehrt Vitamin C in Form von Dehydroascorbinsäure über den Glukosetransporter GLUT1 (SLC2A1) auf und reagieren dadurch empfindlich auf oxidativen Stress.

Zusätzlich wurde gezeigt, dass L-Ascorbinsäure (die aktive Form von Vitamin C) eine durch KRAS-Mutationen vermittelte Cetuximab-Resistenz in menschlichen Dickdarmkrebszellen teilweise aufheben kann, vermutlich über den Transporter SVCT2. Weitere Studien bestätigen die Beobachtung, dass hochdosiertes Vitamin C eine selektive Antitumorwirkung bei KRAS- oder BRAF-mutierten Tumoren entfalten kann, insbesondere bei Darmkrebs. Diese Wirkung beruht auf der gezielten Überlastung der Krebszellen mit oxidativem Stress durch erhöhte Vitamin-C-Aufnahme.

GLUT14 ist ein weiterer Glukosetransporter, der – wie GLUT1 – Dehydroascorbinsäure (oxidiertes Vitamin C) und Glukose in Zellen einschleusen kann. Er wird durch das Gen *SLC2A14* codiert. Einige Studien deuten darauf hin, dass Veränderungen oder eine Überexpression von GLUT14 ebenfalls Einfluss auf das Verhalten KRAS-mutierter Tumorzellen haben könnten, ähnlich wie bei GLUT1 – die Forschung dazu steht aber noch am Anfang.

Auf einen Blick
Vitamin C

Funktionen:

- stärkstes wasserlösliches Antioxidans: schützt Zellen vor freien Radikalen
- unerlässlich für die Kollagenbildung (Haut, Bindegewebe, Knochen, Zähne, Blutgefäße)
- erhöht die Eisenaufnahme aus pflanzlicher Nahrung
- unterstützt das Immunsystem: antiviral, antibakteriell
- Beteiligung an Hormon- und Neurotransmittersynthese (z. B. Noradrenalin, Serotonin)
- regeneriert andere Antioxidantien wie Vitamin E
- hilft bei Entgiftungsprozessen (Leber)
- reduziert Histaminspiegel, kann Allergien abschwächen
- fördert Wundheilung und Gewebereparatur

Aufnahme:

- Der menschliche Körper kann Vitamin C nicht eigenständig herstellen, es muss über die Nahrung zugeführt werden.
- Mangel früher bekannt durch Skorbut bei Seeleuten

Bedarf und Empfehlungen:

- offizielle Empfehlungen: 110 mg/Tag (Männer), 95 mg/Tag (Frauen)
- Optimalversorgung: mindestens 200–400 mg/Tag (für Zellschutz und stabile Abwehr)
- Obergrenze NEM laut BfR: 250 mg/Tag; bis 2000 mg/Tag gilt als sicher
- Einzelaufnahme: ≤ 500 mg, sonst wird Überschuss ausgeschieden

Vitamin-C-Mangel – Risikogruppen:

- Erkrankungen und Belastungen: Krebspatient*innen, Krankenhauspatient*innen, nach Trauma/Operation/Sepsis, Typ-2-Diabetiker
- Bevölkerungsgruppen: Schwangere, Ältere, Männer, Menschen mit niedrigem Einkommen/geringer Bildung, Übergewichtige, Unterernährte, körperlich Inaktive, Raucher, Menschen mit westlicher Ernährungsweise
- häufig nicht erkannter Mangel, besonders unter Stress, bei Entzündungen oder einseitiger Ernährung
- Bedarf kann unter Belastung, bei Rauchern oder Entzündungen auf > 1000 mg/Tag steigen

Funktionen bei Entzündungen, Erschöpfung und im Gehirn:

- Entzündungen (Stress, Infektionen, Krankheiten) führen zu erhöhtem Verbrauch durch verstärkten oxidativen Stress (ROS-Bildung).

- Vitamin C schützt Nerven/Denkmuster, unterstützt Regeneration von Glutathion.
- Gehirn: wichtig für Mitochondrien, Neurotransmitter-Synthese (Serotonin, Noradrenalin), Konzentration und kognitive Leistung
- Speicherfähigkeit: körpereigene Reserven reichen 2–6 Wochen.
- im Blut bis zu 24% an Eiweiß gebunden

Vitamin C und Krebs:

- bei Krebs (insb. mit *KRAS*/*BRAF*-Mutation) häufig deutlich erniedrigter Vitamin-C-Spiegel
- Schutzmechanismus: Reparatur von DNA-Schäden, wirkt antioxidativ gegen oxidativen Stress
- Hochdosiertes Vitamin C (i.v.) entwickelt prooxidative Wirkung speziell gegen Tumorzellen (induzierter oxidativer Stress → Zelltod).
- Studien zeigen bei bestimmten Krebsarten verlängertes Überleben durch Kombination Chemotherapie + hochdosiertes Vitamin C.

Biochemie: Aufnahme, Transport, Genetik

- Vitamin C-Formen:
  - Ascorbinsäure (aktive, antioxidative Form)
  - Dehydroascorbinsäure (oxidierte Form, kann recycelt werden)
- Transporter:
  - Ascorbinsäure: über Sodium-abhängige Vitamin-C-Transporter SVCT1 (Darm, Niere – Aufnahme und Rückgewinnung) und SVCT2 (Gewebe)
  - Dehydroascorbinsäure: über Glukose-Transporter (GLUT1, GLUT2, GLUT3, GLUT4, GLUT8)
  - Transportergenetik: *SLC23A1* (SVCT1), *SLC23A2* (SVCT2), *SLC2A1* (GLUT1), *SLC2A14* (GLUT14)
- Genvarianten können Vitamin-C-Spiegel und Risiko für Krankheiten beeinflussen (Morbus Crohn, kognitiver Abbau, verschiedene Krebsformen).

Genetische Einflussfaktoren:

- Gewisse SNP-Varianten (z. B. SLC23A1 rs33972313, rs10063949) erhöhen das Risiko für Vitamin-C-Mangel, Alzheimer, Morbus Crohn.
- Kombination aus Genetik (z. B. *SLC23A2*, *SLC2A1*, *SLC2A14*) und Umwelt/Nahrung beeinflusst Erkrankungsrisiko (Krebs, chronische Entzündungen).

Vitamin C und KRAS/BRAF-mutierte Tumoren:

- KRAS/BRAF-mutierte Darmkrebszellen nehmen überexprimiert oxidiertes Vitamin C (DHA) via *GLUT1*/*GLUT14* auf (ähnlicher Weg wie Glukose).
- Intrazelluläre Reduktion von DHA zu Ascorbinsäure erzeugt freie Radikale, was den Zelltod in Krebszellen begünstigt (»oxidative Selbstzerstörung«).
- Hochdosiertes Vitamin C kann Tumoren gezielt überlasten und Tumorzellen eliminieren, nicht jedoch normale Zellen.

Die Literaturstellen zu diesem Kapitel finden Sie in der Literaturliste unter den Nummern: 196–232.

Eisen: Schlüsselmineral für Energie, Blutbildung und Immunsystem

Eisen ist unentbehrlich für Blut, Energie und Immunsystem. Wie gut Sie es aufnehmen und verwerten, hängt auch von Ihren Genen ab.

Im Vorwort habe ich Ihnen versprochen, genetische Veränderungen in dieses Buch aufzunehmen, die häufig sind und mit denen man sich aus diesem Grund beschäftigen sollte. Wenn Sie dieses Buch lesen, gehe ich davon aus, dass sie sich um Ihre Gesundheit kümmern, und auch, dass Sie vermutlich Multivitaminpräparate, auch mit Eisen, einnehmen. Dies ist zunächst einmal gut, weil es vor allem bei Frauen (Regelblutung, Schwangerschaft) häufig einen erhöhten Eisenbedarf gibt und ein Eisenmangel nicht selten auftritt.

Wie macht sich Eisenmangel bemerkbar?

Bei einem Eisenmangel fühlt man sich müde oder schwindelig, weil die roten Blutkörperchen nicht genug Sauerstoff transportieren können. Man sieht krank aus, ist blass, die Haare fallen aus, die Haut ist trocken, die Muskeln sind schwach und die Schilddrüse funktioniert nicht richtig. Eisen ist ein wichtiges Spurenelement, das für die Sauerstoffaufnahme, den Sauerstofftransport und wichtige Zellfunktionen wie den mitochondrialen Elektronentransport, den Energiestoffwechsel und die Immunfunktionen erforderlich ist. Ebenso ist Eisen für die Funktion von Cytochromen – sehr wichtigen Enzymen, die im Körper für den Abbau und die Entgiftung von Stoffen sorgen, z. B. Medikamenten, Hormonen oder Umweltgiften – unabdingbar. Damit dies alles reibungslos funktioniert, müssen Sie für eine adäquate Eisenaufnahme sorgen. Der Körper des Menschen enthält ca. 3 g (Frauen) bis 5 g (Männer) Eisen. Das ist etwa so viel wie ein mittelgroßer oder ein großer Nagel. Davon sind 65 % im Hämoglobin (roter Blutfarbstoff) und 20 % als Depot-Eisen vorhanden.

Wenn Sie kein Vegetarier sind, nehmen Sie in der Nahrung Eisen vor allem als Häm-Eisen und als Eisen im Myoglobin (ein Protein, das hauptsächlich in Muskelfasern, also

Fleisch, vorkommt) auf. Als Vegetarier können Sie das in Sojabohnen enthaltene Eisen aufnehmen (8,6 mg pro 100 g). Täglich müssen wir in etwa 1 mg Eisen ersetzen. Dafür müssen Sie ca. 10–15 mg aufnehmen, da nur ein Zehntel davon resorbiert wird. Bei einer normalen Menstruation gehen etwa 25 mg Eisen verloren, Sie können sich also selbst ganz leicht ausrechnen, was Sie zusätzlich zu sich nehmen müssen.

Damit das Eisen resorbiert werden kann, sind Salzsäure und Pepsin aus dem Magen erforderlich, um Proteine aufzuspalten, an die das Eisen gebunden ist. Das gelingt auch durch Erhitzen, z.B. durch Kochen oder Braten. Die Resorption wird durch Vitamin C verbessert.

Hämochromatose – wenn im Körper zu viel Eisen vorliegt

Neben Eisenmangel kann auch eine Eisenüberladung vorliegen – etwa durch eine vererbte Hämochromatose. Diese zählt zu den häufigsten genetischen Erkrankungen Europas (ca. 1:200 bis 1:300), wobei rund 10 % der Bevölkerung Träger einer fehlerhaften Genvariante sind. Man unterscheidet hierbei zwischen der primären Hämochromatose (vererbt, meist durch das *HFE*-Gen), und sekundären Formen, etwa bei häufigen Bluttransfusionen, Zerfall roter Blutkörperchen oder eisenreicher Ernährung.

HFE-Gen: Schlüssel zur Eisenspeicherung

Das *HFE*-Gen codiert für ein Eiweiß (Hereditäre-Hämochromatose-Protein), das die Eisenaufnahme über den Transferrinrezeptor (TFR1) reguliert. Mutationen führen dazu, dass der Körper zu viel Eisen aufnimmt, selbst wenn er bereits ausreichend versorgt ist.

Obwohl Direct-to-Consumer-Tests auf Hämochromatose international frei erhältlich sind, unterliegen sie in Deutschland dem Gendiagnostikgesetz. Die Anbieter werben mit unspezifischen Symptomen wie chronischer Müdigkeit, depressiver Verstimmung, Leberproblemen und nachlassender Libido. Sie sehen schon, warum ein Arzt hier nützlich ist – all diese Symptome können auch ganz andere Ursachen haben. Leider wird der Test nicht routinemäßig als Screening eingesetzt, obwohl sich durch frühzeitige Diagnose schwerwiegende Folgen (z.B. Leberzirrhose, Transplantation) vermeiden ließen.

Bricht die Krankheit zwangsläufig aus, wenn zwei veränderte Gene vorliegen?

Zwar ist eine Hämochromatose nur möglich, wenn beide Elternteile eine veränderte Kopie des betreffenden Gens vererben (autosomal-rezessiver Erbgang) – bei sogenannter Homozygotie –, doch auch dann bricht die Krankheit nicht zwangsläufig aus. Die sogenannte Penetranz, also der Anteil der Betroffenen, bei denen tatsächlich Krankheitszeichen auftreten, liegt bei nur etwa 25 %. Ob es zu Eisenüberladungen und Organveränderungen kommt, hängt u.a. vom Geschlecht, weiteren genetischen Faktoren und dem Lebensstil ab. Männer sind häufiger betroffen, da Frauen durch Menstruation und Schwangerschaft regelmäßig Eisen verlieren. Träger*innen nur einer Genveränderung (heterozygot) haben kein erhöhtes Erkrankungsrisiko, gelten aber als Merkmalsträger.

Ein unauffälliges Testergebnis beim *HFE*-Gen schließt eine Hämochromatose allerdings nicht vollständig aus. Es gibt auch seltene, sogenannte non-*HFE*-Formen, bei denen andere Gene betroffen sind. In Familien mit auffälligem Testergebnis kann es daher sinnvoll sein, auch enge Verwandte testen zu lassen, um Risiken frühzeitig zu erkennen und bei Bedarf rechtzeitig gegenzusteuern. Mit zunehmendem Alter kann es zu massiven Eisenablagerungen in verschiedenen Organen kommen – insbesondere in den unten genannten –, was zu den jeweiligen Symptomen und Funktionsstörungen führt.

Typische Symptome und Veränderungen sind:

- Müdigkeit, Abgeschlagenheit
- Lebererkrankungen, Leberzirrhose, später Leberkarzinom
- sogenannter »Bronzediabetes« aufgrund einer dunklen Hautpigmentierung
- Arthritis
- Herzprobleme (Kardiomyopathie)
- endokrine Störungen, z. B. Schilddrüsenunterfunktion
- Nebenschilddrüsenunterfunktion
- Störungen des Hormonsystems (Schädigung der Hirnanhangsdrüse)
- vorzeitige Menopause
- Impotenz bzw. Amenorrhoe
- Hypogonadismus und erektile Dysfunktion
- Schäden am Nervensystem

Frühzeichen der Erkrankung können unspezifische Symptome wie Bauchschmerzen, Schwäche und Gewichtsverlust sein. Damit die beschriebenen Schäden nicht auftreten können, ist eine frühzeitige Diagnose entscheidend.

Laborwerte, die für eine Hämochromatose sprechen

- Transferrin: Transferrinsättigung > 45 %
- Ferritin: Serumferritin (> 200 bis >1000 µg/l)

Achtung: Weil Ferritin ein Akute-Phase-Protein ist (ein Protein, dessen Konzentration im Blut bei einer Entzündung, Infektion oder Gewebeschädigung deutlich ansteigt oder in einigen Fällen abfällt), sollte das CRP (C-reaktives Protein, ein Entzündungsmarker im Blut) im Normbereich liegen – nur so lässt sich ein erhöhter Ferritinwert richtig einordnen. Hohe Ferritinwerte finden sich auch bei Hepatitis, alkoholischer oder nicht alkoholischer Fettleber und Tumoren. Junge Hämochromatose-Patienten können dagegen auch eine nur geringe Eisenüberladung (gering bis mäßig erhöhter Ferritinwert) zeigen.

Die gute Nachricht ist, dass sich die mit dieser Erkrankung verbundenen schweren Symptome durch einfache Maßnahmen wie regelmäßige Aderlässe meist vollständig vermeiden lassen. Andererseits sind die auftretenden Organschädigungen oft nicht mehr reversibel. Das Alter spielt eine große Rolle, die Erkrankung tritt meist erst zwischen dem 40 und 60. Lebensjahr (Late-onset-Erkrankung) und vorwiegend bei Männern auf, die ja keinen Schutz durch Eisenverluste durch Menstruation haben, da immer mehr Eisen eingelagert wird. Durch Eiseneinlagerung im Gewebe kommt es zur Bildung freier Radikale, die – wie Sie jetzt schon wissen – Zellschäden verursachen.

Genetische Ursachen der Hämochromatose

Die nachfolgende Tabelle (S. 76) zeigt die Mutationen, die zu einer Hämochromatose führen können. Insgesamt wurden bereits über 20 verschiedene Mutationen im *HFE*-Gen beschrieben.

Mutationstypen von *HFE*

Typ	Gen/Mutation	Vererbung	Vorkommen bei Betroffenen
Typ 1 (klassisch)	*HFE* (C282Y, H63D)	autosomal-rezessiv	› 90 % (C282Y), ca. 5 % (H63D)
Typ 2 (juvenil)	*HJV, HAMP*	autosomal-rezessiv	sehr selten
Typ 3	*TFR2*	autosomal-rezessiv	sehr selten
Typ 4	*SLC40A1* (Ferroportin)	autosomal-dominant	sehr selten

Typ 1 ist mit Abstand die häufigste Form und betrifft überwiegend Menschen europäischer Abstammung.

Die häufigste Form der Hämochromatose (Typ 1) wird durch Mutationen im *HFE*-Gen ausgelöst. Dieses Gen steuert über das HFE-Protein die Bildung des Hormons Hepcidin, das die Eisenaufnahme aus dem Darm reguliert. Fehlt Hepcidin oder ist es vermindert aktiv, wird zu viel Eisen aufgenommen – selbst wenn der Körper ausreichend versorgt ist.

Die bedeutendste Mutation ist C282Y. Personen mit zwei C282Y-Kopien (homozygot) haben das höchste Risiko für eine ausgeprägte Eisenüberladung (mehr als 80 % aller Erkrankungsfälle). Auch die Kombination aus einer C282Y- und einer H63D-Mutation kann zu einer Hämochromatose führen, meist jedoch in milderer Form. Zwei H63D-Kopien allein führen nur selten zu Symptomen. Eine weitere Mutation, S65C, ist selten und meist nur in Kombination mit C282Y von klinischer Relevanz. Etwa 10–30 % der europäischstämmigen Bevölkerung tragen eine oder mehrere dieser Genvarianten, bleiben aber in der Regel gesund.

Juvenile Hämochromatose

Eine seltene Sonderform ist die juvenile Hämochromatose (Typ 2), die bereits im Jugendalter beginnt und eine sehr schwere Eisenüberladung verursacht. Hier sind nicht *HFE*, sondern andere Gene betroffen – vor allem *HAMP* (für Hepcidin) oder *HJV* (für Hämojuvelin), die beide an der Hepcidinregulation beteiligt sind.

In extrem seltenen Fällen (< 1:1 Million) liegt die Ursache im *TMPRSS6*-Gen: Eine Mutation führt dazu, dass der Hepcidinspiegel dauerhaft zu hoch bleibt – selbst bei Eisenmangel. Die Folge ist eine stark reduzierte Eisenaufnahme, die zu therapieresistentem Eisenmangel führen kann.

Therapie der Hämochromatose

Die Therapie einer Hämochromatose oder die Verhinderung der Symptome ist glücklicherweise sehr einfach. Zunächst kann man eine Eisenüberladung des Körpers dadurch verhindern, dass man auf zusätzliche Eisenquellen verzichtet, z. B. etwa in Form von Nahrungsergänzungsmitteln oder eisenhaltigen Kombipräparaten.

Auch eine angepasste Ernährung kann hilfreich sein. Bedenken Sie dabei, dass die Bioverfügbarkeit von Hämeisen (Fleisch, Meeresfrüchte, Eier) vier- bis achtmal höher ist als die von Nichthämeisen. Eine fleisch- und fischreiche Ernährung kann die Eisenaufnahme also deutlich steigern.

Essen Sie keine rohen Meeresfrüchte, denn sie erhöhen das Infektionsrisiko bei Eisenüberladung. Bei bestehendem Leberschaden sollten Sie zudem auf Alkohol verzichten, da er die Leber zusätzlich belastet. Vermeiden Sie auch Eisenpräparate und Nahrungsergänzungsmittel mit Eisen. Auch Begleitstoffe in der Nahrung beeinflussen die Eisenaufnahme: Vitamin C fördert die Eisenresorption, Kalzium hemmt sie.

Als zweite Option erweisen sich – wie bereits erwähnt – Aderlässe, bei denen Blut entnommen wird. Wie Sie vielleicht wissen, verliert die Frau bei einer Menstruation ca. 25 mg Eisen. Wenn man eine Flasche Blut entnimmt (500 ml), gehen 200 bis 250 mg Eisen »verloren«. Es reichen oft drei bis vier Blutspenden pro Jahr, um den Ferritinspiegel in den normalen Bereich zu bekommen. Manche Menschen brauchen zunächst einmal pro Woche Aderlässe, dann weniger, dafür aber lebenslang. Eine weitere Therapieoption ist die Anwendung von Chelatbildnern (Komplexbildner), die eine starke Bindung mit Metallionen eingehen. Man kann damit Metallionen regelrecht einsammeln.

Auf einen Blick
Eisen

- Frauen verlieren bei jeder Menstruation etwa 25 mg Eisen, sie haben daher einen erhöhten Bedarf.
- Auch Vegetarier und Veganer sollten besonders auf ihre Eisenversorgung achten.
- Eisen aus tierischen Lebensmitteln (Häm-Eisen) wird deutlich besser aufgenommen als pflanzliches Eisen (Nicht-Häm-Eisen).
- Vitamin C verbessert die Eisenaufnahme, Calcium hemmt sie.

Achtung bei Eisenüberladung!

- Männer sind häufiger betroffen. Ihnen fehlt der natürliche Eisenverlust wie bei Frauen durch die Monatsblutung.
- Eine chronische Eisenüberladung kann zu einer Hämochromatose führen. Diese kann entstehen:
  - primär durch eine genetische Veränderung (z. B. HFE-Mutation, juvenile Hämochromatose)
  - sekundär durch andere Ursachen wie vermehrten Abbau roter Blutkörperchen

Was kann man tun?

- Ein Gentest auf HFE-Mutationen kann helfen, ein erhöhtes Risiko früh zu erkennen.
- Keine Eisensupplemente ohne ärztliche Rücksprache! Die Zufuhr sollte individuell angepasst werden.
- Bei nachgewiesener Eisenüberladung helfen:
  - Aderlässe zur Reduktion der Eisenmenge
  - Chelatbildner – sie binden überschüssiges Eisen und fördern die Ausscheidung

Eine massive Eisenüberladung kann Organe dauerhaft schädigen. Wer rechtzeitig gegensteuert, schützt sich vor ernsten Folgen.

Die Literaturstelle zu diesem Kapitel finden Sie in der Literaturliste unter der Nummer: 234.

Nahrungsmittelunverträglichkeiten verstehen

Nahrungsmittelunverträglichkeiten sind auf dem Vormarsch. Erfahren Sie, welche genetischen Ursachen sie haben können.

Unter einer Nahrungsmittelunverträglichkeit versteht man eine negative Reaktion auf ein Nahrungsmittel oder eines seiner Bestandteile, die keine Reaktion des Immunsystems erfordert. Ungefähr 20–25 % der Bevölkerung zeigen solche Nahrungsmittelunverträglichkeiten, etwa gegen Gluten, Fructose, Laktose und Histamin.

Zöliakie – wenn Gluten krank macht

Zöliakie ist eine Autoimmunerkrankung, bei der der Körper auf Gluten reagiert – ein Eiweiß, das in Weizen, Gerste und Roggen enthalten ist. Etwa ein Prozent der Bevölkerung ist betroffen. Ausgelöst wird die Krankheit nur bei Menschen, die eine bestimmte genetische Veranlagung mitbringen.

Hauptverursacher sind sogenannte Gliadine, das sind Bestandteile des Glutens mit hohem Prolin- und Glutamingehalt. Sie können bei genetisch anfälligen Personen eine Entzündungsreaktion in der Darmschleimhaut auslösen. In der Folge bildet sich die Oberfläche des Dünndarms zurück (Zottenatrophie), und es kommt zu einer verstärkten Ansammlung von Abwehrzellen (Lymphozyten).

Zöliakie kann in jedem Lebensalter auftreten – mit ganz unterschiedlichen Beschwerden im Magen-Darm-Bereich oder auch außerhalb davon. Manche Betroffene bleiben sogar völlig symptomfrei. Deshalb gilt Zöliakie als »Chamäleon der Gastroenterologie«.

Symptome der Zöliakie

Typische Beschwerden

bei Zöliakie sind Durchfall, Bauchschmerzen, Gewichtsverlust und eine schlechte Aufnahme von Nährstoffen (Malabsorption). Doch nicht alle Betroffenen zeigen Symptome. Das macht die Diagnose oft schwierig.

Laut Leitlinien erfolgt der erste Schritt über Bluttests auf sogenannte Zöliakie-spezifische Antikörper. Dabei werden insbesondere Antikörper gegen das Enzym Gewebstransglutaminase (tTG-IgA) sowie gegen Endomysium (EMA) bestimmt. Wenn diese Werte unauffällig sind, aber dennoch ein Verdacht besteht – etwa bei bereits festgestellter Darmschädigung (Zottenatrophie) oder anhaltenden Beschwerden trotz glutenfreier Ernährung – kann ein Gen-Test helfen: Das Fehlen der Risikomerkmale HLA-DQ2 und HLA-DQ8 schließt eine Zöliakie mit hoher Sicherheit aus. Wer diese Merkmale hingegen trägt, hat eine genetische Veranlagung. Das bedeutet aber nicht automatisch, dass die Krankheit auch ausbricht.

Eine genetische Testung zum Ausschluss einer Zöliakie sollte vor allem durchgeführt werden bei:

- Geschwisterkindern und Kindern von Zöliakie-Betroffenen oder Kinder mit erhöhten genetischen Risiken (Down-Syndrom, Ullrich-Turner-Syndrom, Williams-Beuren-Syndrom)
- Patienten mit Zöliakie-verdächtigen Schleimhautläsionen (Marsh1 bis Marsh3), die unter glutenhaltiger Ernährung keine Zöliakie-spezifischen Antikörper haben
- Patienten, die ohne sichere Zöliakie-Diagnose (Serologie; Histopathologie) wegen Beschwerden vor Monaten eine glutenfreie Diät begonnen haben

Die wichtigsten Gene, die das Risiko für eine Zöliakie-Erkrankung erhöhen, sind die HLA-DQ2- und HLA-DQ8-Moleküle. HLA-DQ2 wird codiert durch die Allele HLA-DQA1*05 und HLA-DQB1*02, und HLA-DQ8 wird codiert durch die Allele HLA-DQA1*03 und HLA-DQB1*03:02. Bei den meisten Zöliakie-Patienten ist HLA-DQ2 (90%) aktiv, bei etwa 5% HLA-DQ8, und fast 5% der verbleibenden Personen tragen mindestens eines der beiden Gene. Zöliakie ist zu 75% vererbbar. Mit einem Gentest lässt sich Zöliakie in vielen Fällen zuverlässig ausschließen – vorausgesetzt, weder HLA-DQ2 noch HLA-DQ8 werden nachgewiesen. Das gilt auch, wenn sonst keine typischen Anzeichen vorliegen.

Die Literaturstellen zu diesem Kapitel finden Sie in der Literaturliste unter den Nummern: 235–243.

Laktose

Kennen Sie das auch? Nach dem Genuss von Milch oder Milchprodukten fühlen Sie sich unwohl, Bauchschmerzen, Blähungen oder Durchfall plagen Sie oder Ihnen ist übel. Damit befinden Sie sich in guter Gesellschaft, denn ca. 5–15% der Menschen in Europa vertragen keinen Milchzucker (Laktose), in Afrika oder Ostasien sogar 65–90% der Erwachsenen.

Grundsätzlich muss man drei Formen von Laktoseintoleranz oder Laktoseunverträglichkeit unterscheiden:

- Primäre Laktoseintoleranz: Unter dieser Form leiden die meisten Erwachsenen. Das ist auch ganz normal und von Mutter Natur so vorgesehen: Die Aktivität der Laktase (LPH), eines milchzuckerspaltenden Enzyms im Dünndarm, nimmt nämlich natürlicherweise mit zunehmendem Alter ab.
- Sekundäre Laktoseintoleranz: Hier hat der Laktasemangel keine genetische Ursache, sondern wird aufgrund einer Schädigung der Dünndarmschleimhaut, z. B. durch Zöliakie, Morbus Crohn oder Colitis ulcerosa, Magen-Darm-Infekte, aber auch durch Strahlen- und Chemotherapie verursacht.

- Kongenitale Laktoseintoleranz (auch Alaktasie): Sie wird durch einen angeborenen Enzymdefekt verursacht, der auf einer Mutation des Laktase-Gens *LPH* (oder englisch *LCT*) beruht.

Generell wird Laktase beim Menschen vom Laktase-Gen (Laktase-Phlorizin-Hydrolase-Gen, *LPH*) codiert.

Laktase-Persistenz, Laktase-Nichtpersistenz und Auswirkungen auf den Darm

Ob ein Mensch Milchzucker (Laktose) gut verdauen kann, hängt davon ab, ob sein Körper im Erwachsenenalter ausreichend Laktase produziert – das Enzym, das Laktose im Dünndarm spaltet. Diese Fähigkeit nennt man Laktase-Persistenz. Menschen mit Laktase-Persistenz können auch als Erwachsene Milch und laktosehaltige Produkte gut vertragen.

Es gibt zwei Formen:

- Laktase-Persistenz: Das Enzym bleibt dauerhaft aktiv, und der Milchzucker wird gut verdaut.
- Laktase-Nichtpersistenz: Die Laktase-Aktivität nimmt nach dem Kindesalter ab, was oft zu unangenehmen Symptomen führt, weil Laktose nicht ausreichend abgebaut wird.

Die genetische Grundlage für diese Fähigkeit liegt nicht direkt im Laktase-Gen (*LCT*), sondern in regulatorischen Bereichen eines benachbarten Gens namens *MCM6*.

Dort befinden sich zwei wichtige Polymorphismen:

- LCT-13910 C>T im Intron 13 des *MCM6*-Gens
- LCT-22018 G>A im Intron 9 des *MCM6*-Gens

Diese Varianten regulieren, wie aktiv das Laktase-Gen im Erwachsenenalter bleibt, also wie viel Laktase gebildet wird. Wer mindestens eine der persistenten Varianten trägt (T bei LCT-13910 oder A bei LCT-22018), hat meist eine ausreichende Laktase-Aktivität und verträgt Milchprodukte gut. Dieser Zustand wird dominant vererbt – eine einzelne persistente Variante reicht aus.

Wer dagegen von beiden Elternteilen jeweils eine nichtpersistente Variante geerbt hat (C/C oder G/G), weist oft eine stark reduzierte Laktase-Aktivität auf, was das Risiko für Laktoseintoleranz erhöht. Diese Form wird rezessiv vererbt.

Die beiden Varianten treten häufig zusammen auf (man spricht von Kopplungsungleichgewicht) und werden somit meist gemeinsam vererbt.

Was passiert, wenn nicht genug Laktase gebildet wird?

Unverdaute Laktose gelangt in den Dickdarm, wo sie von der dortigen Darmflora (Mikrobiom) fermentiert wird. Dabei entstehen kurzkettige Fettsäuren (wie Acetat, Propionat, Butyrat, Laktat und Format) sowie Gase (Wasserstoff, Methan, Kohlendioxid). Diese Stoffwechselprodukte können Symptome wie Durchfall, Blähungen, Bauchschmerzen, Krämpfe, manchmal Übelkeit und Erbrechen verursachen. Außerdem führt die unverdaute Laktose im Darm zu einem erhöhten osmotischen Druck, der Wasser in den Darm zieht und so Durchfall begünstigen kann.

Interessanterweise haben frühere Studien gezeigt, dass sich das Darm-Mikrobiom von Personen mit Laktase-Nichtpersistenz teilweise an die Aufnahme von Laktose anpassen kann, was die Beschwerden mildern kann.

Evolution im Glas: Warum viele Europäer Milch trinken können

In Europa hängt die Laktase-Persistenz meist mit einer bestimmten Veränderung in der DNA zusammen, nämlich dem SNP LCT-13910 C>T (rs4988235). Diese Veränderung liegt vor dem Laktase-Gen (*LCT*) in einem Bereich, der die Aktivität des Gens steuert (Promotorregion). Das Allel dieser Variante ist das bekannteste Genmerkmal für Laktase-Persistenz in europäischen Bevölkerungen.

Das –13910*T-Allel ist in der europäischen Bevölkerung weit verbreitet. Die Allelfrequenzen (oder -häufigkeit) variieren von 8,9 % in der Toskana (Italien) bis zu 72,0 % bei den Briten (England und Schottland), mit einem Durchschnitt von 50,8 % in Europa. Bisher sind 23 SNPs bekannt, die mit der Laktase-Persistenz assoziiert sind. Der bekannteste und häufigste SNP ist – wie bereits erwähnt – rs4988235.

Diese genetische Veränderung war evolutionär vorteilhaft für Bevölkerungen, die mit Milchviehhaltung lebten. Sie konnten frische Milch als zusätzliche Energiequelle nutzen, weil sie reich an Fett, Eiweiß und Zucker ist, vor allem in Zeiten, in denen andere Nahrungsmittel knapp waren. Das stärkte Überlebens- und Fortpflanzungschancen. In vielen Regionen Südeuropas – wie eben auch in der Toskana – spielte frische Milch historisch eine geringere Rolle, weil klimatisch bedingt Milch und Milchprodukte schneller verderben. Es musste also eine andere Lösung her: fermentierte Milchprodukte wie Käse, z. B. Pecorino oder Parmesan. Diese enthalten deutlich weniger Laktose, sodass keine genetische Laktase-Persistenz nötig war.

Die Mutation verbreitete sich daher besonders stark in Nord- und Mitteleuropa, wo Tierhaltung (v. a. Rinder) früh eine wichtige Rolle spielte. In südlichen Regionen wie Italien, wo Milchtraditionen schwächer oder anders (z. B. fermentierte Produkte) ausgeprägt waren, blieb die Mutation seltener. Es handelt sich also um ein klassisches Beispiel für positive Selektion in der jüngeren Menschheitsgeschichte: Eine vorteilhafte Mutation verbreitet sich rasch in einer Population.

Die Literaturstellen zu diesem Kapitel finden Sie in der Literaturliste unter den Nummern: 244–258.

Fructose

Fructose ist ein Einfachzucker, der in Honig, Früchten und vielen Gemüsen vorkommt. Ungefähr 30–40 % der Bevölkerung haben aber genau damit ein Problem, in Form einer Fructosemalabsorption, einer Aufnahmestörung im Dünndarm, die von Blähungen, Bauchschmerzen, Durchfall, v. a. bei größeren Fructosemengen, begleitet ist.

Nicht zu verwechseln ist die häufige Fructoseunverträglichkeit mit der hereditären Fructoseintoleranz (HFI), einer seltenen, vererbten Stoffwechselstörung. Sie tritt bei etwa 1 von 20 000–60 000 Menschen auf und entsteht durch einen angeborenen

Mangel an Aldolase B, einem Enzym, das Fructose in der Leber abbaut.

Hereditäre Fructoseintoleranz (HFI) ist eine seltene, genetisch bedingte Stoffwechselstörung. Sie wird autosomal-rezessiv vererbt, d. h.: Beide Elternteile müssen eine Genveränderung im *Aldolase-B*-Gen vererben, damit die Krankheit ausbricht. Diese Mutation führt zu einem Enzym mit stark verminderter Aktivität. Über 50 verschiedene krankheitsauslösende Varianten sind bekannt. In Europa kommen vor allem die Mutationen A149P, A174D, N334K und Δ4-E4 vor. Sie machen rund 85 % der Fälle aus.

HFI zeigt sich meist ab dem sechsten Lebensmonat, wenn Babys erstmals Frucht- oder Haushaltszucker über Beikost aufnehmen. Typische Symptome nach dem Verzehr fructose- oder saccharosehaltiger Lebensmittel sind Bauchschmerzen, Übelkeit, Erbrechen und Unterzuckerungen (Hypoglykämien).

Ein molekulargenetischer Test kann die Diagnose sichern: Wenn zwei krankheitsrelevante Mutationen gefunden werden, gilt HFI als bestätigt. Die einzige Therapie besteht im dauerhaften Verzicht auf Fructose und Saccharose.

Die Literaturstellen zu diesem Kapitel finden Sie in der Literaturliste unter den Nummern: 259–261.

Histamin

Histamin ist ein körpereigener Botenstoff, der an vielen Prozessen beteiligt ist: Es unterstützt die Immunabwehr, wirkt bei allergischen Reaktionen mit, reguliert die Magensäureproduktion und beeinflusst den Schlaf-wach-Rhythmus. Histamin gilt als Wachmacher. Sinkt der Histaminspiegel, werden wir müde. So wirken auch Antihistaminika.

Bei einer Histaminintoleranz wird im Körper mehr Histamin angesammelt, als er ausscheiden kann. Dies kann prinzipiell durch eine erhöhte Produktion oder Zufuhr von Histamin der Fall sein oder durch einen verminderten Abbau.

Zusätzlich zum endogen (im Körper) freigesetzten Histamin nehmen wir Histamin auch über die Nahrung auf. Eine erhöhte Zufuhr entsteht, wenn bakterielle Enzyme das in Lebensmitteln enthaltene Histidin durch Decarboxylierung in Histamin umwandeln, wie z. B. bei längerer oder unsachgemäßer Lagerung. Etwa 80 % der Betroffenen sind Frauen, meist um das 40. Lebensjahr.

Eine Histaminintoleranz kann eine Reihe von Symptomen verursachen:

- Magen-Darm-Beschwerden
- Blähungen
- Bauchschmerzen
- Durchfall oder Verstopfung
- Kopfschmerzen
- Hitzewallungen
- Schnupfen
- Asthma
- Herz-Kreislauf-Symptome
- Pruritus
- Urtikaria

Zu den externen Histaminquellen gehören:

- fermentierte Lebensmittel (z. B. Sauerkraut)
- Alkohol (kann Migräne verursachen)
- verpacktes Fleisch, wenn zu lange gelagert, nicht ausreichend gekühlt oder nicht

hygienisch verarbeitet (Achtung: Grillen erhöht Histaminlevel)
- gereifter Käse (Wärme beeinflusst Histamingehalt)
- Gemüse (kann Asthma verursachen),
- Zitrusfrüchte (sie enthalten wenig Histidin, können aber die Histaminfreisetzung bei manchen Menschen anregen)

Prinzipiell müssen wir zwischen einer primären und einer sekundären Histaminintoleranz unterscheiden.

Primäre Histaminintoleranz

Ein Mangel an Diaminoxidase (DAO), einem Enzym, das aus der Nahrung aufgenommenes Histamin abbaut, ist die Hauptursache für die primäre Histaminintoleranz. DAO wird vom *AOC1*-Gen gebildet. Genetische Varianten in diesem Gen können dazu führen, dass das Enzym weniger effizient arbeitet. In diesen Fällen wird Histamin langsamer abgebaut, was zu Symptomen führen kann, obwohl die aufgenommene Menge eigentlich unproblematisch wäre.

Das zweite Histamin abbauende Enzym heißt Histamin-N-Methyltransferase (HNMT). Es baut nur intrazelluläres Histamin (hauptsächlich in Leber, Niere, Bronchialschleimhaut und im Zentralnervensystem) ab.

Es sind über 50 Einzelnukleotid-Polymorphismen im *AOC1*-Gen bekannt. Etwa 80 % der Betroffenen mit typischen Symptomen tragen mindestens einen von vier häufigen Genvarianten (SNPs), die mit einer reduzierten DAO-Aktivität in Verbindung stehen:

Übersicht angeborene und erworbene Histaminintoleranz

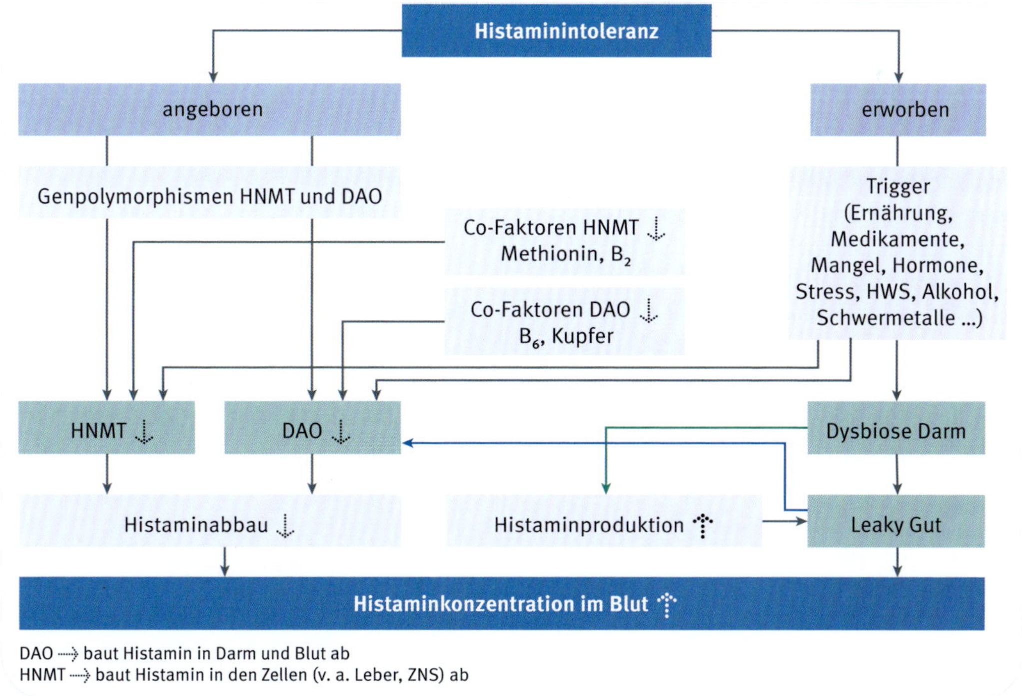

rs10156191, rs1049742, rs2052129 und rs1049793.

Vor allem rs2052129 ist gut untersucht. Dieser SNP kann zu einer geringeren Bildung des DAO-Enzyms führen. Weitere relevante Varianten sind rs2268999, rs45558339 (häufiger in Asien) und rs35070995 (häufiger in Afrika). Diese SNPs können bei einem Gentest Hinweise darauf geben, ob eine genetisch bedingte DAO-Schwäche vorliegt. Eine genetische Untersuchung ist dann sinnvoll, wenn zwischen einer primären, genetisch bedingten und einer sekundären Histaminintoleranz unterschieden werden soll.

Sekundäre Histaminintoleranz

Da die DAO kontinuierlich auch ins Blut abgegeben wird, ist die Bestimmung der DAO-Aktivität im Serum ein geeigneter Marker für die Diagnostik der Histaminintoleranz. Zur sekundären Histaminintoleranz trägt wie schon erwähnt eine erhöhte Zufuhr von Histamin oder ein verminderter Abbau durch Reduzierung der DAO-Aktivität bei.

Entzündliche oder degenerative Darmerkrankungen sind eine häufige Ursache für einen sekundären DAO-Mangel. Daneben kann auch ein Mangel an Nährstoffen die DAO-Aktivität dämpfen. Besonders Kupfer spielt eine zentrale Rolle, weil es als Zentralatom der DAO essenziell für dessen Funktion ist. Die DAO benötigt außerdem Vitamin C, Vitamin B_6 und Zink, um richtig zu funktionieren.

Etwa 20 % der europäischen Bevölkerung nehmen Medikamente ein, die die DAO-Aktivität verringern können, und erhöhen dadurch das Risiko einer Histaminintoleranz, z. B. Acetylcystein, Alprenolol, Ambroxol, Amilorid, Aminophyllin, Amitriptylin, Cyclophosphamid, Dihydralazin, Metronidazol, Morphin und Verapamil.

Die Literaturstellen zu diesem Kapitel finden Sie in der Literaturliste unter den Nummern: 262–270.

Alkohol und Gene: eine Frage der Veranlagung

Zwillings-, Familien- und Adoptionsstudien haben wiederholt gezeigt, dass genetische Faktoren eine Rolle bei der Entwicklung einer Alkoholabhängigkeit spielen können. So wird die Vererbbarkeit einer Alkoholabhängigkeit auf etwa 50–65 % geschätzt.

Die Alkoholaufnahme wird durch eine Durchblutungssteigerung, etwa durch warme alkoholische Getränke, erhöht, durch Fett jedoch verzögert. Übrigens: In einem typischen Glas Bier, Wein oder Schnaps stecken etwa acht bis zwölf Gramm reiner Alkohol – je nach Getränk. Deshalb sind die Glasgrößen unterschiedlich: Ein kleines Schnapsglas enthält genauso viel Alkohol wie ein großes Bierglas. Zwanzig Gramm bei Frauen und 40 Gramm bei Männern ist die Menge Alkohol, die zu einer schweren Leberschädigung führen kann. Aber auch niedrigere Mengen sind gesundheitsschädlich. Wichtig ist auch, dass Alkohol Kalorien enthält, nämlich 7 kcal pro Gramm oder umgerechnet 60–90 kcal pro Glas (z. B. in 100 ml Wein).

Alkohol wird schnell resorbiert, da es sich um ein kleines wasserlösliches Molekül handelt, und danach schnell durch den Blutstrom im Gewebe verteilt. Er wird bereits in der Mundhöhle direkt ins Blut aufgenommen. Etwa 20 % werden im Magen und die restlichen 80 % im Dünndarm resorbiert. Von dort aus gelangt der Alkohol in den Blutkreislauf und weiter ins Gehirn. Maximale Alkoholspiegel werden meist nach 30–90 Minuten erreicht.

Verstoffwechslung von Alkohol

Bereits im Magen erfolgt die Verstoffwechslung eines kleinen Teils (ca. 5 %) durch eine besondere Form des Enzyms Alkoholhydrogenase (ADH7). Diese Enzymform hat eine bis zu 200-fach höhere Aktivität als die in der Leber lokalisierten.

In der Leber werden ca. 90 % des Alkohols abgebaut, und zwar in zwei Schritten: Zuerst wird Alkohol von verschiedenen Enzymen, darunter Alkoholdehydrogenase,

Alkohol und Stillen

Eine Ausscheidung kann auch über die Muttermilch erfolgen. Aufgrund des höheren Wassergehaltes von Muttermilch im Vergleich zu Blut liegt die Alkoholkonzentration 10 % höher als im Blut.

Katalase und das Cytochrom-P450–2E1-System (CYP2E1) – auch als MEOS (mikrosomales ethanoloxidierendes System) bezeichnet – in Acetaldehyd umgewandelt. CYP2E1 ist ein Enzym, das vor allem beim Abbau größerer Alkoholmengen eine wichtige Rolle spielt und bei regelmäßigem oder hohem Alkoholkonsum (ab etwa 50 g Alkohol pro Tag) verstärkt aktiv wird. Acetaldehyd ist eine toxische Substanz, die für viele typische

Abbau von Alkohol im Körper

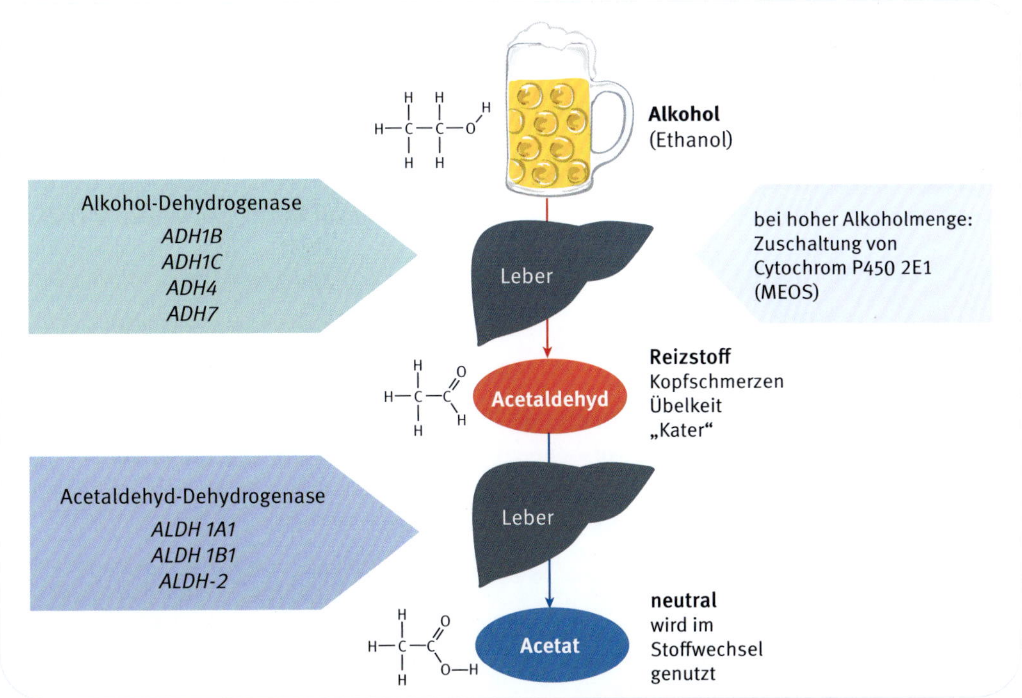

Symptome wie Kopfschmerzen oder Übelkeit mitverantwortlich ist.

Im zweiten Schritt wird der Acetaldehyd zu harmloser Essigsäure abgebaut, die der Körper zur Energiegewinnung nutzen kann. Die restlichen bis zu 5% werden unverändert über Lunge, Haut (Schweiß) und Niere ausgeschieden. Auch in der Lunge trägt CYP2E1 zur Verstoffwechslung bei. Der Abbau des Acetaldehyds wird übrigens durch Zucker gehemmt, weshalb der Kater bei süßen alkoholischen Getränken (Likör, Bowle) stärker ausfällt.

Die Essigsäure wird über den Zitrat-Zyklus und die Atmungskette in allen Zellen des Körpers unter Energiegewinnung zu Kohlenstoffdioxid veratmet. Auf diesem Weg ist ein Abbau von 0,1 bis 0,15 Promille pro Stunde möglich.

Wie schnell Alkohol im Körper abgebaut wird, ist von Mensch zu Mensch unterschiedlich – u.a. wegen der Gene. Zwei Enzyme spielen dabei eine zentrale Rolle: Alkoholdehydrogenase (ADH) und Aldehyddehydrogenase (ALDH). Von diesen Enzymen gibt es mehrere Varianten, z.B. ADH1, ADH2 oder ALDH2.

ADH – der erste Schritt beim Alkoholabbau

Im Laufe der Evolution haben sich die Gene für das alkoholabbauende Enzym ADH mehrfach verdoppelt, deshalb gibt es heute mehrere Varianten davon. Das hatte Vorteile: Der Körper konnte sich besser an verschiedene Nahrungsstoffe und Umweltgifte anpassen – z.B. an natürlich entstehenden Alkohol in reifem oder vergorenem Obst.

Viele davon werden oft gemeinsam vererbt. Da ein verstärkter Alkoholkonsum vor allem in Mitteleuropa ein erhebliches gesellschaftliches Problem darstellt, möchte ich Ihnen die folgenden Gene ausführlicher vorstellen.

Die Gene *ADH1A*, *ADH1B* und *ADH1C* gehören zur sogenannten Klasse I der Alkoholdehydrogenasen. Sie sind sich sehr ähnlich, unterscheiden sich aber in kleinen Details, die spürbare Auswirkungen haben können, z.B. auf die Geschwindigkeit des Alkoholabbaus durch die gleichnamigen Enzyme.

ADH1A

ADH1A ist in der Leber nur gering vorhanden und könnte lediglich in der fetalen Entwicklung eine Rolle spielen. Diese Isoform hat keinen Einfluss auf den Alkoholkonsum.

ADH1B

ADH1B hat wahrscheinlich die größte Bedeutung für das Alkoholtrinkverhalten und das Risiko einer Alkoholabhängigkeit und ist vor allem in der Leber, im Fettgewebe und in der Brust aktiv.

Es gibt drei Formen von *ADH1B*, die relativ häufig vorkommen: *1, *2, und *3. ADH1B*1 ist weltweit am häufigsten, außer in Ostasien.

ADH1B*1 Menschen mit diesem Allel vertragen Alkohol viel besser als die mit den anderen beiden Allelen ADH1B*2 und ADH1B*3. Durch die gute »Verträglichkeit« haben Patienten mit dieser Variante ein höheres Risiko für die Entwicklung einer Alkoholabhängigkeit. Wird dazu Acetaldehyd langsamer abgebaut, besteht auch ein erhöhtes Risiko eines Karzinoms des Verdauungstraktes (Speiseröhre, Magen, Darm, Bauchspeicheldrüse). Menschen mit diesem Allel sollten sich häufiger einer Magenspie-

Genvarianten des alkoholabbauenden Enzyms ADH

SNP	Allel	Variante	Wirkung auf den Alkoholabbau
rs1229984	ADH1B*2	T (His48)	führt zu schnellerem Abbau von Ethanol zu Acetaldehyd → kann zu einer stärkeren Reaktion auf Alkohol führen (Flush, Unwohlsein), v. a. bei Menschen ostasiatischer Abstammung
rs2066702	ADH1B*3	A (Cys370)	ebenfalls schnellerer Abbau, v. a. bei Menschen afrikanischer Herkunft häufig
rs1693482	ADH1C*1	C (Arg272)	Einfluss auf Enzymaktivität, aber weniger stark als ADH1B-Varianten
rs671	ALDH2*2	A (Lys50)	führt zu stark verminderter Aktivität des ALDH2-Enzyms → Acetaldehyd bleibt länger im Körper → typische Flush-Reaktion, Übelkeit, erhöhtes Krebsrisiko bei regelmäßigem Alkoholkonsum

gelung unterziehen, insbesondere, wenn sie zusätzlich rauchen.

ADH1B*2 rs1229984 ADH1B*2 ist eine Genvariante, die dazu führt, dass das Enzym ADH besonders aktiv ist. Deshalb wird sie auch als »atypische« ADH bezeichnet. Diese Variante ist in Ostasien sehr verbreitet: Etwa 85–90% der Menschen in China und Japan tragen sie, in Europa nur etwa 5–10%, in Afrika kaum jemand.

Schon ein einziges Allel dieser Variante kann das Risiko für Alkoholmissbrauch senken, bei zwei Allelen ist der Schutz noch stärker. Der Grund: Das Enzym baut Alkohol sehr schnell in Acetaldehyd (Ethanal) um – eine Substanz, die giftiger ist als Alkohol selbst.

Das führt dazu, dass sich Acetaldehyd im Körper anreichert. Die Folge sind unangenehme Reaktionen wie Gesichtsrötung (Flush), schneller Herzschlag, Kopfschmerzen, Übelkeit oder Erbrechen. Viele Menschen mit dieser Variante vertragen deshalb schon kleine Mengen Alkohol schlecht – und meiden ihn eher.

Das schützende Allel rs1229984 wurde in Studien auch mit einem besseren allgemeinen Gesundheitszustand in Verbindung gebracht, etwa mit weniger Depressionen, PTBS oder bipolaren Störungen.

Aber selbst so ein »starkes« Allel kann durch Umwelteinflüsse überstimmt werden und das Trinkverhalten langfristig beeinflussen, wie z. B. ein sehr früher erster Kontakt mit Alkohol.

ADH1B*3 rs2066702 ADH1B*3 ist häufiger bei Afrikanern, hat eine höhere Aktivität als das ADH1B1*1-Allel und somit eine schützende Wirkung vor Alkoholismus.

ADH1C*1 rs698-T Die Genvariante ADH1C*1 rs698-T führt zur Bildung einer Enzymform mit höherer Aktivität. ADH1C wird vor allem in der Leber, aber auch im Magen produziert. Es gibt zwei Formen, ADH1C*1 und ADH1C*2, wobei ADH1C*1 eine höhere Aktivität hat, die besser erforscht ist, aber der Einfluss auf das Trinkverhalten ist nicht so eindeutig belegt wie bei ADH1B*2. Der Zusammenhang zwischen Alkoholmissbrauch und Genetik ist weniger deutlich als bei ADH1B*2, allerdings scheint auch ADH1C*1 vor Alkoholmissbrauch zu schützen.

ADH4 Das Klasse-II-Enzym ADH4 wird vor allem in der Leber gebildet. Es spielt vermutlich dann eine größere Rolle, wenn besonders viel Alkohol im Körper abgebaut werden muss.

ADH7 ADH7 ist eine spezielle Form der Alkoholdehydrogenase, die nicht in der Leber, sondern im Mund, im Rachen, in der Speiseröhre und im Magen gebildet wird. Sie hilft dabei, hohe Alkoholmengen abzubauen – auch wenn sie nur 5–10 % des Alkohols verstoffwechselt.

Weil ADH7 dabei sehr aktiv ist, entsteht viel Acetaldehyd, ein giftiges Zwischenprodukt. Das könnte erklären, warum Alkohol das Risiko für Krebs in Speiseröhre und Magen erhöht.

Einige genetische Varianten im *ADH7*-Gen wurden mit einem veränderten Risiko für bestimmte Krebsarten im Kopf-Hals-Bereich (rs1573496), mit Alkoholabhängigkeit (rs284786) oder mit Trinkverhalten (rs2584448) in Verbindung gebracht.

CYP2E1 (MEOS)

Ich habe schon erwähnt, dass CYP2E1 vor allem dann aktiv wird, wenn größere Mengen Alkohol konsumiert werden, vor allem bei chronischem Konsum. Dann wird das Enzym vier- bis zehnfach exprimiert. Damit kann eine höhere Alkoholtoleranz (Gewöhnung) erklärt werden.

CYP2E1 ist auch wichtig für den Stoffwechsel von Toxinen und Prokarzinogenen. Wenn das Enzym verstärkt aktiv ist, z. B. durch chronischen Alkoholkonsum, wird der Abbau bestimmter Substanzen, darunter Umweltgifte wie Tetrachlorkohlenstoff, Benzol oder Nitrosamine, beschleunigt. Dabei entstehen vermehrt reaktive und toxische Zwischenprodukte, die zu einer erhöhten Schadstoffbelastung und damit zu einer gesteigerten Toxizität dieser Stoffe führen können.

Achtung

Wer Paracetamol nach einer Alkoholvergiftung einnimmt, kann toxische Leberschäden verursachen.

Was ist gefährlich an CYP2E1?
Beim Abbau von Alkohol durch CYP2E1 entstehen sogenannte reaktive Sauerstoffspezies – also freie Radikale, die Zellen und Gewebe schädigen können. Dieses Enzymsystem gilt als Hauptursache für alkoholbedingte Schäden an Leber und anderen Organen. Auch bei der Entstehung des fetalen Alkoholsyndroms könnten diese schädlichen Stoffe eine Rolle spielen.

Einige Studien zeigen, dass Antioxidantien wie Vitamin C vor diesen Wirkungen zumindest teilweise schützen können.

Zur Genetik von CYP2E1 gibt es bisher nur wenige gesicherte Erkenntnisse:

- Das CYP2E1*c2-Allel wurde mit einem erhöhten Risiko für Leberzirrhose in Verbindung gebracht – vermutlich durch eine stärkere Bildung freier Radikale.
- Die Variante rs3813867 könnte ebenfalls mehr reaktive Sauerstoffspezies freisetzen und dadurch zur Entwicklung von

Bluthochdruck (essenzielle Hypertonie) beitragen.

- Für rs2031920 gibt es Hinweise, dass Menschen mit dem TT-Genotyp (also zwei T-Varianten) ein erhöhtes Risiko für Alkoholabhängigkeit haben könnten.

ALDH2*2 – warum Alkohol dann schlechter vertragen wird
Die Genvariante ALDH2*2 (rs671-A) betrifft das Enzym Aldehyddehydrogenase 2 (ALDH2), das in der Leber sowie in Herz, Nieren und Brustgewebe vorkommt. Dieses Enzym ist für den zweiten Schritt im Alkoholabbau zuständig, bei dem das toxische und krebserregende Zwischenprodukt Acetaldehyd in die ungiftige Essigsäure umgewandelt wird.

Bei der Genvariante ALDH2*2 (rs671-A) handelt es sich um eine Veränderung, durch die die Aktivität des Enzyms stark reduziert ist. Das führt dazu, dass Acetaldehyd langsamer oder unvollständig abgebaut wird und sich im Körper anreichern kann. Diese Variante tritt vor allem bei Menschen ostasiatischer Abstammung auf – etwa 30 bis 50 % der Bevölkerung in Ostasien tragen mindestens eine Kopie dieses Gens. Durch die verlangsamte Acetaldehyd-Beseitigung verbleibt diese toxische Substanz länger im Körper.

Deshalb können schon kleine Mengen Alkohol bei Betroffenen zu unangenehmen Symptomen führen wie:

- Gesichtsrötung (»Flush-Reaktion«)
- Herzrasen
- Übelkeit
- Schwindel

Da der Alkoholkonsum bei Betroffenen zu sofort spürbarem Unwohlsein führt, trinken sie meist deutlich weniger. Die Genvariante gilt daher als Schutzfaktor gegen Alkoholabhängigkeit, und Alkoholismus ist in dieser Bevölkerungsgruppe selten.

Zusammenhang mit anderen Genen
Häufig tritt ALDH2*2 gemeinsam mit ADH1B*2 (rs1229984) auf, einer Variante, bei der der Alkohol besonders schnell in Acetaldehyd umgewandelt wird. Wird der zweite Schritt im Abbau – eben die Umwandlung von Acetaldehyd in ungiftige Essigsäure – durch ALDH2*2 verlangsamt, reichert sich Acetaldehyd im Körper in hoher Konzentration an.

Die Folge sind starke körperliche Reaktionen wie Gesichtsrötung (»Flush«), schneller Herzschlag, Übelkeit und Erbrechen. Viele Betroffene empfinden das als so unangenehm, dass sie automatisch weniger trinken oder Alkohol ganz meiden. Ungünstig ist diese Variante dann, wenn Asiaten trotzdem Alkohol trinken, denn dadurch erhöht sich das Risiko, an Speiseröhren- und Magenkrebs zu erkranken.

Die »relativ schnelle« ADH-Variante, die bei Europäern häufiger vorkommt, gilt als vor Krebs schützend – weil Alkohol rasch in Acetaldehyd umgewandelt wird. Gleichzeitig fehlt bei dieser Variante oft die körperliche Unverträglichkeit. Dadurch steigt bei regelmäßigem Konsum das Risiko für Alkoholabhängigkeit: Es gibt keine warnenden Symptome wie Flush, Übelkeit oder Herzrasen. Gerade deshalb ist es umso wichtiger, wenig oder gar keinen Alkohol zu trinken, auch wenn er scheinbar gut vertragen wird.

Mangelerscheinungen durch Alkohol

Ethanol ist in Fetten und Ölen eingeschränkt löslich, kann jedoch wie Wasser biologische Membranen durchdringen und verteilt sich so in allen Geweben entsprechend ihrem

Unterschiede in der ADH-Genetik bei Asiaten und Europäern

ADH1B*2 (rs1229984-A)

- »schnelle« ADH-Variante
- Ethanol wird sehr schnell in Acetaldehyd umgewandelt
- häufig in Ostasien
- führt zu starkem »Flush« und Unverträglichkeit
- schützt vor Alkoholabhängigkeit, aber erhöht lokal Acetaldehyd-Konzentration
- wird mit geringerem Krebsrisiko assoziiert, wenn gleichzeitig ALDH2*2 fehlt

ADH1B*1 (rs1229984-G)

- »langsame« Variante
- häufig in Europa
- Ethanol wird langsamer in Azetaldehyd umgewandelt.
- weniger körperliche Reaktionen
- höheres Risiko für Alkoholabhängigkeit bei regelmäßigem Konsum

Wassergehalt. Bei Frauen ist das Verteilungsvolumen von Alkohol wegen des höheren Körperfettanteils geringer als bei Männern. Deshalb ist der Alkoholspiegel bei Frauen bei gleicher Dosis (pro kg Körpergewicht) höher.

Regelmäßiger Alkoholkonsum kann auch zu Mangelerscheinungen verschiedener Vitamine und Spurenelemente führen. Besonders sind dabei wasserlösliche Vitamine betroffen, vor allem die Vitamin B_1 (Thiamin), B_6 (Pyridoxin), B_9 (Folat) und Vitamin C. Folsäuremangel führt bei Alkoholkranken zu Symptomen wie Blutbildungs- und neuronalen Störungen (Vergesslichkeit und Schlafstörungen) sowie Fötusmissbildungen bei Schwangeren.

Auch fettlösliche Vitamine können betroffen sein. Personen mit einem hohen Alkoholkonsum haben oft eine gestörte Vitamin-D-Synthese und halten sich meist wenig im Sonnenlicht auf. Das führt zu einer Verstärkung des Vitamin-D-Mangels, es treten vermehrt Osteoporose und Frakturen auf. Aufgrund von Stoffwechselveränderungen kommt es ebenfalls zu Vitamin-E-Mangelsymptomen. Exzessiver Alkoholkonsum kann zusätzlich einen Mangel an wichtigen Elektrolyten und Spurenelementen (z. B. Zink, Magnesium und Selen) verursachen. Das Enzym Alkoholdehydrogenase ist abhängig von Zink, deshalb verstärkt ein Zinkmangel die Toxizität des Alkohols.

Gene, die das Suchtverhalten für Alkohol verändern

GABRA2 rs279871

Eine Alkoholabhängigkeit kann aus vielerlei Gründen entstehen, darunter auch genetische und Umweltfaktoren. Die genetische Anfälligkeit für Alkoholismus ist auf zahlreiche Gene zurückzuführen, die auf viele Neurotransmittersysteme und Signalübertragungswege Auswirkungen haben.

GABA (Gamma-Aminobuttersäure) ist der wichtigste hemmende Neurotransmitter im zentralen Nervensystem und entfaltet seine Wirkung durch Bindung an GABA-Rezeptoren. Es ist ein beruhigender Botenstoff, der Angst reduziert und entspannend wirkt. Deshalb fühlen sich viele Menschen nach Alkoholgenuss ruhiger oder schläfriger. Auch

Entzugserscheinungen lassen sich zum Teil mit diesem System erklären.

Veränderungen im *GABRA2*-Gen, das für einen GABA-Rezeptor codiert, können das Risiko für Alkoholabhängigkeit erhöhen. Besonders gut untersucht sind die SNPs rs279871 und rs279858. Studien zeigen: Jugendliche mit einer dieser Varianten beginnen oft früher mit dem Trinken und entwickeln häufiger eine Abhängigkeit.

Der Zusammenhang ist besonders deutlich bei Menschen, die homozygot das A-Allel des SNPs rs279871 tragen – vor allem, wenn es Teil eines bestimmten Haplotyps ist: rs279871 (A), rs279845 (T) und rs279836 (A). Auch größere genetische Untersuchungen bestätigen diesen Befund.

Ein weiterer Risikofaktor ist die Variante rs279858. Personen mit zwei Kopien des C-Allels (CC) trinken häufiger mehr, erleben stärkere Rauschzustände und empfinden die anregende Wirkung des Alkohols besonders deutlich – was den Wunsch nach erneutem Konsum verstärken kann. Menschen mit Alkoholabhängigkeit, die hingegen zweimal das T-Allel tragen (TT), reagierten in Studien bereits auf geringe Mengen Alkohol besonders stark – was ebenfalls zu einem erhöhten Konsum beitragen kann. Insgesamt gilt: Menschen mit CC trinken tendenziell mehr, aber nicht alle entwickeln eine Abhängigkeit.

Klinisch ist das ebenfalls bedeutsam: Medikamente, die an GABA-Rezeptoren angreifen, können helfen, die Symptome eines akuten Alkoholentzugs zu lindern.

rs279858 – Risiko für Alkoholabhängigkeit (*GABRA2*-Gen)

- TT: kein erhöhtes Risiko
- CT: kein erhöhtes Risiko
- CC: leicht erhöhtes Risiko

Die Literaturstellen zu diesem Kapitel finden Sie in der Literaturliste unter den Nummern: 271–294.

Endogene Opioide und Opioid-Rezeptoren

OPRM1-Gen rs1799971

Es wird angenommen, dass das körpereigene Opioidsystem eine wichtige Rolle dabei spielt, wie Alkohol und Drogen auf uns wirken. Es beeinflusst, wie stark wir den Konsum als belohnend empfinden – und kann damit zur Entwicklung einer Abhängigkeit beitragen.

Wie bereits beschrieben, sind Gene, die mit der Neurotransmitterübertragung zusammenhängen, auch mit Alkoholabhängigkeit assoziiert. Ein weiteres solches Gen ist das Mu-Opioid-Rezeptor-Gen (*OPRM1*). Es codiert für den Mu-Opioid-Rezeptor, an den Endorphine andocken. Ein Polymorphismus in diesem Gen beeinflusst die Endorphin-Andockung so, dass das seltene G-Allel Endorphin dreimal stärker bindet als das häufigere A-Allel. Man spricht hier auch vom G-Allel als einer Risikovariante. Menschen mit einer Kopie des G-Allels verspüren nach dem ersten Schluck Alkohol oft den Drang, noch mehr zu trinken. Das könnte ihr Risiko für die Entwicklung einer Abhängigkeit erhöhen. Während rs1799971 bei Opioidabhängigkeit klar mit einem erhöhten Risiko verbunden ist, sind die Studien zur Alkoholabhängigkeit bislang widersprüchlich – einige zeigen einen Zusammenhang, andere nicht.

DRD2-Gen rs1800497
Dopamin ist als Neurotransmitter Teil des Belohnungssystems. Das *DRD2*-Gen enthält den Bauplan für Dopamin-Rezeptoren.

Diese Rezeptoren spielen eine Schlüsselrolle bei:

- Motivation
- Belohnungsverarbeitung
- Impulskontrolle
- Suchtverhalten
- Stimmung und emotionaler Regulation

Ein häufig untersuchter Polymorphismus in diesem Gen ist der Taq1A-Polymorphismus (auch bekannt als rs1800497). Veränderungen – oder Polymorphismen – in diesem Bereich des *DRD2*-Gens beeinflussen, wie stark jemand auf Belohnung anspricht. Vor allem Menschen mit der AA-Variante (auch bei rs1800497 als TT bezeichnet) haben oft ein stärkeres Verlangen nach Alkohol. Eine Metaanalyse von 62 Einzelstudien hat bestätigt, dass es eine signifikante Verbindung zwischen dieser Genvariante und Alkoholsucht gibt.

PNPLA3-Gen rs738409

Die Entdeckung des Gens *PNPLA3* (Patatin-like phospholipase domain-containing 3) hat das Verständnis alkoholbedingter Lebererkrankungen wesentlich erweitert. Der SNP rs738409 gilt heute als einer der wichtigsten genetischen Risikofaktoren für Lebererkrankungen. Menschen mit dieser Variante entwickeln häufiger eine Fettleber – insbesondere, wenn weitere Belastungen wie Alkoholkonsum, Übergewicht oder Typ-2-Diabetes hinzukommen.

Der moderne Begriff für Fettlebererkrankungen lautet Steatotic Liver Disease (SLD). Er umfasst sowohl erbliche Risikofaktoren wie *PNPLA3* als auch Einflüsse aus Lebensstil und Umwelt. Wenn Alkohol und Stoffwechselstörungen gemeinsam auftreten, spricht man von MetALD, einer Mischform, bei der mehrere Risikofaktoren die Leber gleichzeitig schädigen.

Da fast alle Menschen mit hohem Alkoholkonsum auch an metabolischen Begleiterkrankungen leiden – etwa Adipositas, Insulinresistenz, Bluthochdruck oder Typ-2-Diabetes –, wird eine Testung auf *PNPLA3* rs738409 bei entsprechenden Leberbefunden zunehmend empfohlen. Aktuell befinden sich auch mehrere Medikamente in Entwicklung, die gezielt auf *PNPLA3* wirken.

Das Gen ist in allen Teilen der Welt verbreitet, aber die Häufigkeit des Risikoallels (G) variiert weltweit stark, wobei sie in Afrika südlich der Sahara (12 %) am niedrigsten ist, gefolgt von Europa (23 %), Südasien (24–30 %), Ostasien (35–45 %) und am höchsten in Mittel- und Südamerika (bis 60 %). Da das Gen so oft vorkommt und es so eine große Wirkung ausübt, wird diskutiert, ob genetische Tests als Teil der Präzisionsmedizin von Lebererkrankungen durchgeführt werden sollten. Personen mit *PNPLA3* GG haben ein höheres Sterberisiko und weisen höhere Leberschäden auf. Das Risiko kann durch gesunde Ernährung (z. B. einfach ungesättigte Fette und Kaffee) gesenkt, aber durch Alkohol, Rauchen und Übergewicht verstärkt werden.

Epigenetik und Alkohol

Wie Sie wissen, spielen in allen Bereichen nicht nur genetische, sondern auch epigenetische Veränderungen, vor allem der Methylierungsstatus, eine Rolle. Bei einer Untersuchung fand man heraus, dass die Methylierung der Gene *POLR3GL, SLC7A11, SRPK2, PSAT1, IL12RB1, SLC43A1* und *LOC100132354* mit Alkoholkonsum zusammenhängt. Besonders auffällig war das Gen *SRPK2*, das den Fettaufbau in der Leber beeinflussen kann – vor allem bei Menschen mit alkoholbedingter Lebererkrankung. Weitere Untersuchungen sind erforderlich, um diese Ergebnisse zu bestätigen und um zu verstehen, wie Alkohol epigenetisch krank macht. Ein epigenetischer Score für Alkoholkonsum könnte dabei helfen.

Auf einen Blick
Alkohol

- Alkoholabbau: ADH wandelt Alkohol in Acetaldehyd um, ALDH baut es ab.
- schnelle ADH + langsame ALDH2 (v. a. bei Ostasiaten): starke Unverträglichkeit, geringeres Abhängigkeitsrisiko, aber erhöhtes Krebsrisiko bei Konsum
- langsame ADH: Alkohol wird langsamer abgebaut → erhöhtes Risiko für übermäßigen Konsum
- *GABRA2*-Gen (rs279871, rs279858):
  - Bestimmte Varianten erhöhen das Risiko für frühen Einstieg und Abhängigkeit.
  - CC (rs279858): stärkere Rauschwirkung, mehr Konsum
  - TT (rs279858): bei Abhängigen stärkere Reaktion auf kleine Mengen
- *PNPLA3* (rs738409): erhöht Risiko für alkoholbedingte Lebererkrankungen – besonders bei Stoffwechselproblemen
- GABA-wirksame Medikamente können Entzugssymptome lindern.

Die Literaturstellen zu diesem Kapitel finden Sie in der Literaturliste unter den Nummern: 295–304.

Koffein – warum verträgt der eine es, der andere nicht?

Achtzig Prozent der Erwachsenen konsumieren Koffein. Sie brauchen morgens erstmal eine Tasse Kaffee, um überhaupt zu funktionieren. Das erledigt die stimulierende Wirkung von Koffein. Andere wiederum vertragen Kaffee überhaupt nicht und haben schon nach einer Tasse Kaffee unangenehme Reaktionen wie Herzrasen und geweitete Pupillen, der Blutdruck steigt und sie bekommen Durchfall. Sie können sich schon denken, dass das Ausmaß der Reaktionen stark von der Genetik abhängt. Am Abend kann die stimulierende Wirkung von Kaffee generell ganz und gar nicht gewünscht sein. Bei genetischen Veränderungen kann Schlaflosigkeit durch Koffeinunverträglichkeit noch mal eine völlig andere Dimension annehmen.

Es gibt aber noch eine Reihe anderer Nebenwirkungen:

- Kopfschmerzen
- Unruhe
- Schwitzen
- Magen-Darm-Beschwerden
- Nervosität
- Schlafstörungen/Schlaflosigkeit
- Zittern
- Bluthochdruck
- Beschleunigung des Herzschlags
- Herzrhythmusstörungen
- Übelkeit

Um die in der Überschrift gestellte Frage zu beantworten, muss geklärt werden, was Koffein als Substanz darstellt, in welchen Lebensmitteln Koffein enthalten ist, wie es wirkt und wie es aufgrund verschiedener pharmakogenetischer Voraussetzungen unterschiedlich verstoffwechselt wird.

Koffein als chemische Substanz

Koffein gehört zu der Gruppe der Purine, das sind Stoffe, die chemisch mit den Bausteinen unserer DNA und RNA verwandt sind, und ist die weltweit am häufigsten konsumierte pflanzlich aktive Verbindung. Koffein wirkt anregend, weil es im Gehirn die Wirkung von Adenosin blockiert, einem Stoff, der normalerweise für Entspannung sorgt. Dadurch wird mehr Acetylcholin freigesetzt, ein Botenstoff, der Aufmerksamkeit und Wachheit erhöht.

Die Substanz ist fast vollständig bioverfügbar, d. h., sie wird nahezu komplett in den Blutkreislauf aufgenommen. Metabolisiert wird Koffein über die Leber. Da Koffein nicht nur wasser-, sondern auch fettlöslich ist, kann es die Blut-Hirn-Schranke passieren. Ein kleiner Teil (0,5–4,0 %) des aufgenommenen Koffeins wird unverändert über Urin und Galle sowie über Speichel, Sperma und Muttermilch ausgeschieden.

Koffeingehalt verschiedener Getränke

Getränk	Menge	Koffeinmenge
Filterkaffee	100 ml	40 mg
	1 Tasse (250 ml)	100 mg
schwarzer Tee	100 ml	20 mg
	1 Tasse (250 ml)	50 mg
	› 5 min Ziehzeit	75 mg (bei 250 ml)
Energy-Drink	100 ml	31 mg
	1 Dose (330 ml)	102 mg
Fritz-Kola/Afri-Cola	100 ml	25 mg
	1 Dose (330 ml)	82,5 mg
Coca-Cola/Pepsi	100 ml	8 mg
	1 Dose (330 ml)	26,4 mg
Club-Mate	100 ml	20 mg
	1 Dose (330 ml)	66 mg
entkoffeinierter Kaffee	1 Tasse (250 ml)	2–15 mg

Achtung! Koffeinpulver (pur): 1 Teelöffel enthält 3200 mg = ca. 28 Tassen Kaffee

In welchen Lebensmitteln ist Koffein enthalten?

Koffein kommt in Kaffee- und Kakaobohnen (Schokolade), in Teeblättern, in Guarana-Beeren, Kolanüssen und Mate vor. Seinen Namen verdankt es dem Vorkommen im Kaffeestrauch (Coffea arabica). Die Tabelle (S. 94) gibt Ihnen eine Vorstellung davon, in welchen Getränken wie viel Koffein enthalten ist.

Positive Wirkungen von Koffein?

Wenn Sie sich fragen, wie schnell oder langsam jemand Koffein aufgrund seiner genetischen Veranlagung abbaut, sollten Sie folgende Effekte und Anwendungsgebiete kennen.

Anregung des Nervensystems

Besonders interessant erscheint die Tatsache, dass gesunde Personen versuchen, ihre geistige Leistungsfähigkeit (Wachheit, Aufmerksamkeit, Konzentration, Gedächtnis und Motivation) durch Einnahme psychoaktiver Substanzen zu steigern. Dies bezeichnet man als »Neuroenhancement«. Koffein schein dafür ideal geeignet zu sein, da es weltweit leicht verfügbar und gesellschaftlich akzeptiert ist. Die Wirkung der Stimulantien hängt allerdings davon ab, wie wach oder leistungsfähig jemand vorher war: Je müder oder unkonzentrierter man ist, desto deutlicher fällt der Effekt aus. Aber Achtung: Bei sehr guter Verfassung kann es sogar stören. Neben der Leistungssteigerung versucht man damit auch, die emotionalen Funktionen und damit das psychische Wohlbefinden zu steigern (»Mood Enhancement«).

Kognitive Effekte (Demenz, Alzheimer-Krankheit)

Es konnte gezeigt werden, dass Koffein die Entstehung neurodegenerativer Erkrankungen positiv beeinflusst. Dieser Effekt könnte jedoch geschlechtsabhängig sein. Zu den beeinflussbaren neurodegenerativen Erkrankungen zählen nicht nur die Alzheimer-Krankheit und die Parkinson-Krankheit, sondern auch sehr seltene Erkrankungen. Koffein wirkt in Dosierungen von 3–5 mg/kg KG (das entspricht 2–3 Tassen Kaffee am Tag) schützend gegenüber diesen Erkrankungen. Große Studien ergaben, dass sich die kognitiven Leistungen durch diesen Koffeinkonsum weniger stark verschlechterten. Koffein hat das Potenzial, die Entwicklung der Alzheimer-Erkrankung zu verzögern, indem es entzündliche Prozesse im Gehirn, oxidativen Stress und das Absterben von Neuronen (Nervenzellen im Gehirn) reduziert.

Schlafstörungen

Koffein steigert die Wachsamkeit und Aufmerksamkeitsleistung, es macht wacher. Gleichzeitig wird aber auch das Einschlafen verlängert und die Schlafqualität verschlechtert. Interessant ist, dass Koffein die Lösung komplizierter Aufgaben nach Schlafentzug deutlich verbessert.

Auswirkungen auf das Empfinden von Angst

Angst und Erregung sind eng miteinander verknüpft, beide verhindern einen ruhigen und entspannten Schlaf. Insbesondere die ADORA2A-Einzelnukleotidvariante rs5751876 (TT) zeigte im Zusammenhang mit Koffeinkonsum eine Assoziation mit erhöhter Angst. Bei manchen Menschen können schon geringe Mengen von Koffein zu Unruhezuständen und Angst führen.

Leistungssteigernder (ergogener) Effekt

Die International Society of Sports Nutrition (ISSN) stellt in ihrem Positionspapier zur Sporternährung mit Energydrinks und

Energyshots fest, dass der leistungsfördernde Wert von Koffein auf die geistige und körperliche Leistungsfähigkeit gut belegt ist. Koffein wirkt bei den meisten Menschen leistungssteigernd. Auch im Leistungssport wird Koffein häufig eingesetzt. Dopinganalysen zeigen, dass bei Wettkämpfen bei ¾ der Spitzensportler Koffein im Urin nachweisbar war.

Nach neuen Erkenntnissen passen die aktuellen Empfehlungen zu Koffein im Sport nicht für alle gleich gut. Manche Menschen verarbeiten aufgrund von Polymorphismen Koffein ganz anders. Deshalb wirken dieselben Mengen bei verschiedenen Sportler*innen unterschiedlich – für manche zu stark, für andere kaum. Koffein kann die aerobe Leistungsfähigkeit verbessern, bei der der Körper Energie mithilfe von Sauerstoff bereitstellt, wie mehrere Studien belegen, auch im Hinblick auf Kraft. Auch bei kurzzeitigen, intensiven Belastungen, die ohne Sauerstoff ablaufen (sogenannte anaerobe Leistungen), ist ein Effekt nachweisbar. Interessant ist, dass bei Einnahme von Koffein und konstanter Belastung die Anstrengung weniger wahrgenommen wird.

Neben einer Wirkung auf die Muskelkraft kann die Koffeinaufnahme auch die Muskelausdauer verbessern. Die Einnahme von Koffein vor dem Sport kann die Fettverbrennung ankurbeln, insbesondere bei Personen mit geringer körperlicher Fitness. Das zeigte sich in Studien u. a. daran, dass der Körper weniger Sauerstoff verbrauchte und vermehrt Fett statt Kohlenhydrate zur Energiegewinnung nutzte.

Herz-Kreislauf-Erkrankungen

Eine aktuelle Übersichtsarbeit kommt zu dem Ergebnis, dass die Auswirkungen von Koffein auf Blutdruck, Herzrhythmusstörungen, akutes Koronarsyndrom, Angina pectoris und Herzversagen in der Forschung unterschiedlich beurteilt werden.

Während manche Untersuchungen Risiken wie Blutdruckanstieg oder Herzrhythmusstörungen vermuten, zeigen andere einen möglichen Schutzeffekt – etwa bei regelmäßigem Kaffee- oder Teekonsum im Hinblick auf Typ-2-Diabetes und Herz-Kreislauf-Erkrankungen.

Auswirkungen auf den Magen-Darm-Trakt

Koffein hat vielfältige Auswirkungen auf den Verdauungstrakt, viele davon wurden inzwischen gut erforscht. So regt es die Produktion von Magensäure, Gallensaft und Pankreasenzymen an. Interessanterweise kann dies das Risiko für Gallensteine senken. Auch die Leber profitiert möglicherweise: Koffein scheint die Fettverteilung günstig zu beeinflussen, oxidativen Stress zu reduzieren und damit einer Fettleber oder Fibrose entgegenzuwirken. Zusätzlich fördert es die Darmbewegung und verändert die Zusammensetzung des Mikrobioms – was sich wiederum positiv auf die Leber auswirken kann. Zwar fand eine Metaanalyse zunächst keinen Zusammenhang zwischen Koffein und Reflux, neuere Studien deuten aber doch auf einen möglichen Einfluss hin.

Verbesserte Wirksamkeit von Schmerzmitteln

Die Zugabe von Koffein (100–130 mg) zu häufig verschriebenen Schmerzmitteln wie Paracetamol oder Ibuprofen verbessert bei einigen Menschen die Schmerzlinderung.

Krebsrisiko

Zahlreiche Studien deuten darauf hin, dass Kaffeekonsum das Krebsrisiko senkt, z. B. für

Leberkrebs sowie Gebärmutter- und Brustkrebs bei postmenopausalen Frauen. Fünf oder mehr Tassen Kaffee pro Tag scheinen eine schützende Wirkung gegen Darmkrebs zu haben.

Wirkung auf Entzündungen
Koffein übt eine entzündungshemmende Wirkung aus, indem es entzündungsfördernde Marker senkt und entzündungshemmende erhöht.

Koffein und Nieren
Eine Metaanalyse von zwölf Studien zeigte einen Schutz durch Koffein vor chronischen Nierenerkrankungen, bei schwerer Nierenschwäche und bei Eiweiß im Urin.

BMI-Veränderung
Auch wenn Koffein selbst nicht zu einer Gewichtsabnahme führen dürfte, erhöht es jedoch die Trainingsintensität und den Energieverbrauch und könnte so zu einer Kontrolle des Body-Mass-Index beitragen. So wurde ein positiver Effekt bei der Gewichtskontrolle bei Jugendlichen beobachtet.

Hoher Koffeinkonsum kann bei Frauen den Fettabbau durch eine stärkere Wärmebildung und mehr Fettverbrennung fördern. Außerdem kann er das Hungergefühl verringern, indem er Leptin unterdrückt, ein Hormon, das den Appetit reguliert. 2019 wurde eine große Studie veröffentlicht, die zeigte: Koffein kann beim Abnehmen helfen – je mehr, desto stärker der Effekt.

Haarausfall
Es gibt mehrere Studien, die belegen, dass Koffein den durch männliche Hormone bedingten Haarausfall reduzieren kann. Daneben könnte Koffein stressbedingten Haarschäden entgegenwirken.

Verminderte Sterblichkeit
Sicher haben Sie schon mal von »Longevity«, der Langlebigkeit, gehört. Kaffee kann auch hierzu beitragen. Es wurde in über 50 Studien belegt, dass der regelmäßige Konsum von zwei bis fünf Tassen Kaffee am Tag zu einer verminderten Sterblichkeit und verbesserten Gesundheit im Alter führt. Doch Achtung: Bei mehr als fünf Tassen Kaffee pro Tag verschwand dieser Effekt!

Wie stark Kaffee wirkt, hängt auch von Ihren Genen ab

Große Studien zeigen: Bestimmte Gene beeinflussen, wie schnell Koffein im Körper abgebaut wird, wie es auf den Kreislauf wirkt und ob es z. B. wach oder eher nervös macht.

Auch der Kaffeekonsum selbst scheint teils vererbt zu sein. Manche Menschen greifen häufiger zur Tasse, andere spüren schon nach wenig Koffein starke Effekte. Hier könnte eine genetische Untersuchung Sinn ergeben, um möglicherweise Risikogruppen früh erkennen und gezielt beraten zu können. So oder so: Bis zu 400 mg pro Tag sind laut Experten unbedenklich und sogar gesundheitsfördernd. Und auch neuere Studien bestätigen, dass auch bei erhöhtem Kaffeekonsum das Sterberisiko nicht steigt.

Um die positiven Wirkungen des Koffeins für sich zu nutzen, muss man wissen, welche Koffeindosis in welchen Nahrungsmitteln enthalten ist und welche genetischen Merkmale vorliegen. Koffein ist nicht nur in Drinks enthalten, sondern auch in zahlreichen Medikamenten und Medikamentenkombinationen (teilweise nicht verschreibungspflichtig).

Welche Dosen führen zu welchen Wirkungen?

Ab 400 mg Koffein am Tag kann es schnell brenzlig werden.

- 1200 mg: schnell konsumiert, kann es zu (Krampf)-Anfällen führen
- 10 000–14 000 mg: lebensbedrohlich

Vorsicht: Bei bestimmten Menschen (z. B. Kindern) können auch geringere Dosen lebensbedrohlich sein.

Koffein sollte in folgenden Fällen gemieden oder nur mit großer Vorsicht konsumiert werden:

- bei Schwangerschaft und während der Stillzeit
- bei Bluthochdruck
- bei Angstzuständen
- bei Schilddrüsenüberfunktion
- bei Herzrhythmusstörungen

Koffeinstoffwechsel – einfach erklärt

Nach dem Genuss von Kaffee, Tee oder Cola wird Koffein rasch im Körper verteilt. Der Abbau erfolgt überwiegend über die Leber. Und hier spielt vor allem ein Enzym eine zentrale Rolle: CYP1A2. Dieses Enzym baut über 90 % des aufgenommenen Koffeins ab.

Es wandelt Koffein in drei Hauptabbauprodukte um:

- Paraxanthin (ca. 84 %)
- Theobromin (ca. 12 %)
- Theophyllin (ca. 4 %)

Diese Substanzen wirken weiterhin im Körper, etwa auf das zentrale Nervensystem, das Herz-Kreislauf-System oder die Bronchien.

Die entstandenen Abbauprodukte werden durch andere Enzyme weiterverarbeitet, z. B.:

- CYP2E1
- NAT2
- XDH (Xanthinoxidase)

Neben dem enzymatischen Abbau beeinflusst auch ein bestimmter Rezeptor, wie Koffein im Körper wirkt: ADORA2A (Adenosin-A2A-Rezeptor). Koffein blockiert diesen Rezeptor, was zu einer erhöhten Wachheit und Aufmerksamkeit führt. Genetische Varianten in ADORA2A entscheiden mit, wie empfindlich eine Person auf Koffein reagiert – etwa mit Schlaflosigkeit, innerer Unruhe oder Angstgefühlen.

Zeitlicher Verlauf nach dem Kaffeegenuss:

- nach 45 Minuten: Koffein ist vollständig aufgenommen
- nach < 2 Stunden: maximale Koffein-Konzentration im Blut
- nach 4–6 Stunden: die Hälfte ist abgebaut (Halbwertszeit).

Wie lange Koffein im Körper wirkt, hängt von vielen Faktoren ab, nebenAlter, Hormonen oder Medikamenten vor allem von der genetischen Variante von *CYP1A2*.

CYP1A2: Wer baut Koffein wie schnell ab?

Wer bestimmte genetische Varianten im *CYP1A2*-Gen trägt, baut Koffein schneller oder langsamer ab. Das beeinflusst, wie stark und wie lange Koffein im Körper wirkt. Auch Varianten im Gen *ADORA2A*, dem Gen, das den Bauplan für den Adenosin-A2A-Rezeptor enthält, entscheiden darüber, wie gut Koffein vertragen wird. Man unterscheidet zwischen normalen, schnellen und langsamen Verstoffwechslern.

Normale Metabolisierer z. B. CYP1A21A/1A oder CYP1A21C/1F
durchschnittlicher Koffeinabbau

Schnelle Metabolisierer z. B. CYP1A2*1A/*1F oder CYP1A2*1F/*1F

- Koffein wird schneller abgebaut, die Wirkung lässt rascher nach.
- seltener Nebenwirkungen am Herzen, evtl. sogar positiver Effekt bei moderatem Kaffeekonsum (z. B. geringeres Risiko für Typ-2-Diabetes oder Parkinson)

Langsame Metabolisierer z. B. CYP1A2*1C oder CYP1A2*1K

- Koffein bleibt länger im Blut, was das Risiko für Nebenwirkungen erhöht
- häufiger Schlafprobleme, Nervosität, Herzrhythmusstörungen oder Bluthochdruck
- Empfehlung: nur geringe Mengen Koffein

Ein genetischer Test kann helfen, die eigene Stoffwechselgeschwindigkeit zu bestimmen und den Konsum entsprechend anzupassen – für mehr Wohlbefinden und geringere Risiken im Alltag.

Auf einen Blick – Koffein

- Wirkung: Koffein kann konzentrationsfördernd, wachmachend und leistungssteigernd wirken – aber nicht bei allen gleich stark.
- Abbau: 84 % des Koffeins werden über das Leberenzym CYP1A2 abgebaut.
- Genetik:
  - CYP1A2-Haplotypen bestimmen, ob jemand Koffein schnell, normal oder langsam verstoffwechselt.
  - Schnellverstoffwechsler vertragen es besser, profitieren häufiger von positiven Effekten (z. B. geringeres Risiko für Typ-2-Diabetes).
  - Langsamverstoffwechsler haben länger erhöhte Blutspiegel – das steigert das Risiko für Schlafstörungen, Bluthochdruck etc.
- Wirkung auf den Körper:
  - steigert Magensäure, Galle und Darmbewegung
  - kann das Risiko für Gallensteine, Fettleber und Fibrose senken
- Vorsicht in Schwangerschaft, Stillzeit, bei Bluthochdruck, Angststörungen, Schilddrüsenüberfunktion, Herzrhythmusstörungen
- Koffeingehalt: große Unterschiede je nach Getränk. Reines Koffeinpulver ist extrem hochdosiert und gefährlich (1 TL ≈ 3200 mg = 28 Tassen Kaffee).
- *ADORA2A* beeinflusst, wie empfindlich man auf Koffein reagiert.

Die Literaturstellen zu diesem Kapitel finden Sie in der Literaturliste unter den Nummern: 305–381.

Cholesterin und wie es verstoffwechselt wird

Cholesterin hat sehr wichtige Funktionen im Körper:

- Es ist ein wesentlicher Bestandteil der Zellmembranen und sorgt für deren Stabilität und Flexibilität.
- Cholesterin dient als Ausgangsstoff für die Bildung wichtiger Hormone, darunter Steroidhormone wie Cortisol, Östrogen, Testosteron.
- Es ist notwendig für die Herstellung von Gallensäuren, die für die Fettverdauung benötigt werden.
- Außerdem wird Cholesterin zur Bildung von Vitamin D verwendet.

Problematisch wird Cholesterin dann, wenn es zu hoch ist. Das *APOE*-Gen, das auch eine Rolle bei Herz-Kreislauf-Erkrankungen spielt und vor allem dafür bekannt ist, das Risiko für Alzheimer zu erhöhen (mehr dazu in einem eigenen Kapitel, S. 191), beeinflusst, wie Fette im Körper verarbeitet werden, darunter auch Cholesterin.

Es gibt drei Hauptvarianten dieses Gens: APOE2, APOE3 und APOE4. Da jeder Mensch zwei Kopien des Gens hat – eine von jedem Elternteil –, ergeben sich sechs mögliche Kombinationen. Die häufigste ist APOE3/E3. Je nach Variante kann APOE den Fettstoffwechsel unterschiedlich stark beeinflussen, was Auswirkungen auf den Cholesterinspiegel und das Risiko für Herzkrankheiten hat.

APOE4 ist nicht nur mit einem höheren Alzheimer-Risiko verbunden, sondern auch mit erhöhten Cholesterinwerten und einem höheren Risiko für Herz-Kreislauf-Erkrankungen wie Herzkrankheiten, Schlaganfälle oder koronare Herzkrankheit. Träger*innen dieser Genvariante haben oft mehr LDL-Cholesterin (das »schlechte« Cholesterin) im Blut, und gleichzeitig weniger HDL (»gutes« Cholesterin). Auch APOE2 kann das Risiko erhöhen: Diese Variante kann zu einer seltenen Fettstoffwechselstörung führen, vor allem wenn weitere Erkrankungen dazukommen.

Der Einfluss der einzelnen APOE-Varianten kann übrigens je nach Herkunft unterschiedlich sein: Bei Menschen europäischer Abstammung scheint APOE2 eher zu schützen, während es bei Asiaten mit einem höheren Risiko für Herzkrankheiten verbunden sein kann.

APOE2 bindet schlechter an LDL-Rezeptoren – das kann in seltenen Fällen zu Fettstoffwechselstörungen führen, vor allem wenn weitere Belastungen vorliegen.

Für alle gilt: Wer APOE4 oder APOE2 trägt, sollte besonders auf seine Cholesterinwerte achten. Im Folgenden lernen Sie einige Strategien dafür kennen:

Mit Ernährung gegen ungünstige Cholesterinwerte

APOE4-Träger, die sich fettreich ernähren – mit vielen gesättigten Fettsäuren, Gesamtfett und Cholesterin –, haben die ungünstigsten Blutfettwerte. Studien zeigen: Eine solche Ernährung kann das Risiko für Alzheimer deutlich steigern, um das Siebenfache im Vergleich zu Menschen ohne diese Genvariante. Gerade diese Gruppe profitiert am meisten davon, wenn sie ihre Ernährung entsprechend anpasst und die Aufnahme dieser Stoffe reduziert. Besonders Omega-3-Fettsäuren, insbesondere EPA und DHA, wie sie in fettem Seefisch (z. B. Lachs, Makrele, Hering) oder – für Veganer – auch Algen vorkommen, und körperliche Aktivität können den Einfluss von APOE4 auf das Risiko für Alzheimer-Krankheit und Herz-Kreislauf-Erkrankungen deutlich abschwächen.

Auch die Mittelmeerdiät, die reich an Gemüse, Olivenöl und Fisch ist, zeigt positive Effekte. Besonders stark profitieren davon Menschen ohne APOE4, doch auch für APOE4-Träger*innen ist sie empfehlenswert.

Die Ernährung ist einer der wichtigsten Stellschrauben, und das Wissen um das eigene *APOE*-Profil hilft, sie richtig zu nutzen.

Mehr Bewegung – bessere Blutfette

Regelmäßige körperliche Aktivität kann helfen, das LDL-Cholesterin zu senken und das HDL-Cholesterin zu erhöhen. Außerdem senkt sie auch das Sterberisiko, nicht nur bei APOE4-Träger*innen, sondern auch bei anderen Genvarianten wie APOE2 oder APOE3.

Dabei zeigte sich: In der APOE4-Gruppe veränderten sich Gewicht und Cholesterinwerte besonders deutlich. Das LDL-Cholesterin und die Triglyzeride sanken, während das HDL-Cholesterin anstieg. Dieser Effekt war auch bei den anderen Gruppen nachweisbar.

Wie Gene die Statin-Therapie beeinflussen

In einigen Fällen können Medikamente wie Statine verschrieben werden, um die Cholesterinwerte zu regulieren. Ob und wie gut sie wirken, hängt jedoch auch vom individuellen Gesundheitszustand und dem genetischen Profil ab – z. B. vom *APOE*-Gen.

Statine werden zur Regulierung des Fettstoffwechsels eingesetzt, da sie den Cholesterinspiegel senken und die Häufigkeit akuter kardiovaskulärer und zerebrovaskulärer Nebenwirkungen verringern. Bei APOE4-Träger*innen konnte gezeigt werden, dass Statine das Risiko für Alzheimer verringern können, vor allem ab einem Alter von 65 Jahren. Allerdings sprechen sie oft weniger stark auf die Behandlung an: Der Rückgang des LDL-Cholesterins und der Anstieg des HDL war bei ihnen geringer als bei Menschen mit anderen Genvarianten. Deshalb ist es für APOE4-Träger*innen besonders wichtig, zusätzlich auf Ernährung, Bewegung und Omega-3-Fettsäuren zu achten.

Auf einen Blick – Cholesterin

- Cholesterin wird für die Zellstruktur, Hormonproduktion, Fettverdauung und Gesunderhaltung der Knochen benötigt.
- *APOE*-Gen: steuert, wie Fette und Cholesterin im Körper verarbeitet werden.
- APOE4: Erhöht das Risiko für Alzheimer und Herz-Kreislauf-Erkrankungen.
- empfohlene Maßnahmen für APOE4-Träger*innen:
  - fettbewusste Ernährung (z. B. Mittelmeerdiät)
  - Omega-3-Fettsäuren aus Fisch oder Algenöl
  - regelmäßige körperliche Aktivität
- Medikamente: Statine wirken bei APOE4-Träger*innen oft etwas schwächer, sind aber insbesondere im höheren Alter oft sinnvoll.

Adipositas – eine wachsende Herausforderung

Immer mehr Menschen weltweit – auch schon Kinder – sind betroffen: Adipositas, oder Fettleibigkeit, ist eine der größten gesundheitlichen Herausforderungen unserer Zeit. Die chronische Erkrankung ist definiert als übermäßige Ansammlung von Körperfett, die die Gesundheit beeinträchtigen kann.

In Deutschland sind über die Hälfte der Erwachsenen übergewichtig, genauer gesagt 53,5 % (60,5 % der Männer und 46,6 % der Frauen). Eine Adipositas liegt bei 19 % der Erwachsenen vor. Männer sind deutlich häufiger übergewichtig, doch bei der Häufigkeit von Adipositas gibt es keine wesentlichen Unterschiede zwischen den Geschlechtern.

Bei Erwachsenen wird zwischen Normalgewicht, Übergewicht und Adipositas anhand des Body-Mass-Index (BMI), der einen Quotienten aus Gewicht und Körpergröße zum Quadrat (kg/m^2) darstellt, unterschieden (< 25 / 25–29,9 / ≥ 30 kg/m^2). Mir ist bewusst, dass der BMI zunehmend kritisch betrachtet wird, da er individuelle Unterschiede wie Muskelmasse, Fettverteilung, Geschlecht oder Alter nicht ausreichend berücksichtigt. Trotzdem soll er in diesem Buch Erwähnung finden, weil zahlreiche Arbeiten zur Ernährung sich auf diesen Index stützen.

Wissenschaft und Medizin arbeiten an alternativen oder ergänzenden Methoden, um den Gesundheitszustand einer Person genauer zu erfassen. Eine vielversprechende Alternative ist der Körperfettanteil, der mithilfe moderner Messmethoden wie Bioimpedanz-Analyse oder DEXA direkt zwischen Fett- und Muskelmasse unterscheidet und damit eine genauere Einschätzung des Gesundheitsrisikos ermöglicht.

Ebenfalls zunehmend an Bedeutung gewinnt das Verhältnis von Taillenumfang zu Körpergröße, die sogenannte Waist-to-Height Ratio (WHtR). Studien zeigen, dass sie das Risiko für Herz-Kreislauf-Erkrankungen besser vorhersagen kann als der klassische BMI.

Eine weitere moderne Kennzahl ist der A Body Shape Index (ABSI), der Taillenumfang, Körpergröße und BMI kombiniert, um das Bauchfett – also die zentrale Adipositas – genauer zu erfassen.

Adipositas ist mit vielen Folgeerkrankungen verbunden, darunter Diabetes, Bluthochdruck, Herzkrankheiten und bestimmte Krebsarten. Schätzungen zufolge könnte eine Krebserkrankung damit in Zusammenhang stehen. Außerdem ist sie mit einem vorzeitigen Sterberisiko verbunden. Die Adipositas ist eben keine Variante der Norm, sondern eine Krankheit.

Wie Sie in vielen Artikeln verschiedener Zeitschriften (Ernährung, Fitness etc.) immer wieder lesen können, wird Übergewicht meist mit dem einfachen Rezept »Weniger essen, mehr bewegen« bekämpft. Da diese allgemeinen Ratschläge meist nicht zum Erfolg führen, wird auch medizinisch nachgeholfen, wie die Ozempic-Euphorie der letzten Monate zeigt. Wenn alle derartigen Interventionen scheitern, bleibt bei schwerer Adipositas oft nur noch ein endoskopischer oder operativer Eingriff (bariatrische Chirurgie) als letzte Option. Allerdings kommt dieser nur für einen kleinen Teil der Betroffenen infrage.

Was sind aber nun die Ursachen der Fettleibigkeit?

In etwa 95 % der Fälle hat die Adipositas viele Ursachen, die in unterschiedlichem Maß zu dieser Erkrankung beitragen. Zu diesen Ursachen gehören genetische und epigenetische Faktoren, aber auch eine sogenanntes »adipogenes« Umfeld mit geringer körperlicher Aktivität, hoher Kaloriendichte der Ernährung, ein niedriger sozioökonomischer Status und ein niedriger Bildungsstand. Allerdings ist Adipositas keine Frage der Willenskraft oder des Wissens allein. Auch Menschen mit hoher Bildung und Intelligenz können betroffen sein.

Wichtig ist vorweg: Adipositas ist in den meisten Fällen (ca. 95 %) keine Folge eines einzelnen Auslösers, sondern das Ergebnis eines komplexen Zusammenspiels verschiedener Faktoren, nämlich zu 95 %. In

Europa ist die Erkrankung sehr selten auf nur eine Mutation zurückzuführen (5%). Bei den meisten Menschen liegt dagegen eine sogenannte polygenetische Veranlagung vor: Viele verschiedene, weit verbreitete Genvarianten beeinflussen gemeinsam, wie leicht jemand an Gewicht zunimmt – etwa durch deren Einfluss auf Appetit, Sättigung, Fettverwertung oder Bewegungsträgheit. Genetische Faktoren tragen dabei erheblich zur Ausprägung bei: Sie erklären schätzungsweise 40 bis 75% der Unterschiede im Body-Mass-Index zwischen einzelnen Personen.

Polygene Risikoscores

Je mehr verschiedene Ursachen eine Krankheit hat, desto mehr genetische Varianten (Polymorphismen) können daran beteiligt sein. Denn jeder einzelne Risikofaktor – wie etwa Appetitregulation, Stoffwechsel oder Bewegungsträgheit – wird wiederum durch viele Gene beeinflusst. Deshalb haben Forschende in den letzten Jahren sogenannte polygene Risikoscores entwickelt. Gleichzeitig wurden auch einzelne Gene identifiziert, die besonders stark mit Übergewicht in Verbindung stehen, wie z.B. das *FTO*-Gen, das Sie noch kennenlernen werden.

Vor diesem Hintergrund ist es nachvollziehbar, dass viele dieser genetischen Varianten inzwischen Teil kommerzieller Angebote sind: Zahlreiche Polymorphismen werden mittlerweile in Direct-to-Consumer-Gentests analysiert. Die Idee dahinter: Wer die eigene Genetik kennt, kann seine Ernährung individueller gestalten – ein Ansatz, der gerade beim Abnehmen hilfreich sein könnte. Schließlich bieten bestimmte Firmen sogar eine genbasierte Ernährung an. Diese Schlussfolgerung ist jedoch größtenteils nicht wissenschaftlich untermauert.

Bei Fettleibigkeit, die schon im Kindesalter beginnt, können auch seltene genetische Ursachen vorliegen. Sie gehen entweder auf eine einzelne Genveränderung (monogenetisch) zurück oder sind Teil eines sogenannten Syndroms – also einer Erkrankung, bei der Adipositas zusammen mit anderen Symptomen auftritt. Solche genetischen Ursachen werden in spezialisierten Zentren mit Unterstützung von Fachärzt*innen für Humangenetik abgeklärt.

Genetik und Körpergewicht: was die Forschung heute weiß

In großen genomweiten Studien (GWAS) wurden bislang über 500 genetische Regionen mit dem Body-Mass-Index (BMI) in Verbindung gebracht. In einer umfassenden Analyse dieser Daten konnten zwar keine Einzelgene eindeutig bestätigt werden, doch einige Kandidaten – etwa *ANKRD26* und *BPTF* – gelten als besonders vielversprechend. In gängigen Lifestyle-Gentests tauchen sie bisher kaum auf, könnten aber künftig an Bedeutung gewinnen.

Besser untersucht sind andere Gene, die eine zentrale Rolle bei Hunger, Sättigung und Energiehaushalt spielen, insbesondere solche des Leptin-Melanocortin-Wegs wie *LEP*, *LEPR*, *POMC* und *MC4R*. Der Leptin-Melanocortin-Weg ist ein Signalweg im Gehirn, der Hunger und Sättigung reguliert. Leptin aus dem Fettgewebe signalisiert, dass genug Energie gespeichert ist. Genetische Varianten können diese Signalweitergabe stören und so das Risiko für Übergewicht erhöhen. Auch das bekannte *FTO*-Gen gehört dazu. Diese Varianten finden sich in vielen Gentests und werden in der Forschung intensiv diskutiert.

Gene allein machen nicht dick. Erst das Zusammenspiel mit Lebensstilfaktoren wie Ernährung, Bewegung und Umwelt bestimmt das tatsächliche Gewicht. Spannend ist hier auch, dass es Genvarianten gibt, die zwar mit höherem Körpergewicht einhergehen, gleichzeitig aber mit einem geringeren Risiko für Herz-Kreislauf- oder Stoffwechselerkrankungen verbunden sind. Das zeigt, wie komplex genetische Einflüsse auf die Gesundheit wirklich sind.

FTO – das Gen für Fett und Gewicht

Das Fettmasse- und Adipositas-assoziierte Gen (*FTO*-Gen) ist eines der ersten und am besten untersuchten Gene, die mit einer Fettleibigkeit in Verbindung gebracht wurden. Funktionell ist dieses Gen mit der Regulierung der Nahrungsaufnahme und des Energieverbrauchs verbunden.

Neuere Forschungsergebnisse legen nahe, dass das *FTO*-Gen nicht nur bei der Entwicklung von Adipositas eine Rolle spielt, sondern möglicherweise auch bei der Entstehung bestimmter Krebsarten. Die Adipositas erhöht das Risiko bei mindestens 13 Krebsarten und steht in einem engen Zusammenhang mit einem breiten Spektrum psychischer und neurologischer Auffälligkeiten, wie z. B. Aufmerksamkeitsdefiziten, affektiven Symptomen und Drogenmissbrauch. Auch das Risiko für Herz-Kreislauf-Erkrankungen steigt bei ausgeprägter Adipositas deutlich an.

FTO-Genvarianten und ihr Einfluss auf Gewicht und Stoffwechsel

rs9939609

Diese Variante gilt als einer der stärksten genetischen Risikofaktoren für Adipositas. Menschen mit zwei Risiko-Allelen (AA) wiegen im Schnitt rund 3 kg mehr und haben ein um bis zu 70 % erhöhtes Risiko für Fettleibigkeit. Studien zeigen, dass Betroffene mehr essen, sich später satt fühlen und energiereiche Kost bevorzugen – möglicherweise durch eine erhöhte Ghrelin-Ausschüttung. Auch ein Zusammenhang mit Typ-2-Diabetes sowie verschiedenen Krebsarten (z. B. Brust-, Prostata-, Bauchspeicheldrüsenkrebs) wurde festgestellt. Körperliche Aktivität kann das Risiko jedoch deutlich senken – bei homozygoten Trägern um bis zu 27 %.

rs9930506

Diese SNP-Variante ist ebenfalls mit höherem BMI und Gewichtszunahme assoziiert. Sie tritt bei Europäern, Asiaten und anderen Ethnien auf und scheint ähnliche Wirkmechanismen wie rs9939609 zu haben. In einzelnen Studien wurde sogar eine Schutzwirkung gegenüber Brustkrebs diskutiert.

Leptin-Melanocortin-Weg

Um besser zu verstehen, wie Gene Ihr Essverhalten beeinflussen können, lohnt sich ein genauerer Blick auf den Leptin-Melanocortin-Weg. Im Zentrum steht dabei der Hypothalamus, eine wichtige Steuerzentrale im Gehirn, die Hunger und Sättigung reguliert. Bestimmte Hormone wirken gezielt auf diesen Bereich ein, besonders wichtig sind dabei Leptin und Ghrelin. Diese Hormone können beeinflussen, ob Sie eher Hunger verspüren oder sich schneller satt fühlen.

Leptin

Leptin ist ein Hormon, das von den Fettzellen in Ihrem Körper produziert wird. Es sendet Signale an das Gehirn, genauer gesagt an den Hypothalamus, der für die Steuerung von Hunger und Sättigung zuständig ist. Im Hypothalamus gibt es zwei wichtige Gruppen von Nervenzellen: Die eine Gruppe

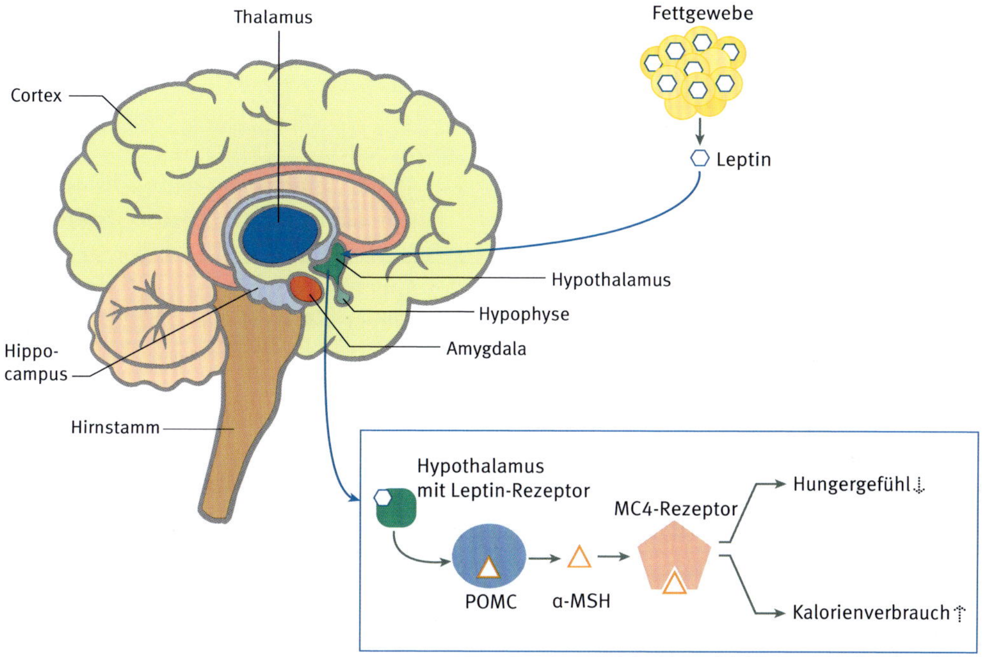

Der Leptin-Melanocortin-Signalweg

sorgt dafür, dass Sie sich satt fühlen, die andere regt den Hunger an. Leptin aktiviert die Nervenzellen, die das Sättigungsgefühl fördern, und bremst die, die den Hunger verstärken. Neben Leptin wirken noch viele andere Hormone und Botenstoffe im Körper, die gemeinsam dem Gehirn helfen, Hunger und Sättigung zu steuern.

So funktioniert der Leptin-Melanocortin-Weg:

- Leptin (vom Fettgewebe) bindet an den Leptin-Rezeptor (LEPR) im Hypothalamus.
- Dadurch wird das Protein POMC aktiviert.
- POMC wird in kleinere Signalstoffe gespalten, z. B. MSH.
- MSH aktiviert den MC4R-Rezeptor auf bestimmten Nervenzellen.
- Die Aktivierung des MC4R-Rezeptors führt dazu, dass das Gehirn ein Sättigungssignal empfängt.
- Gleichzeitig hemmt Leptin die AgRP-Neuronen, die normalerweise Hunger signalisieren.

Zusammengefasst kann man auch schlicht sagen: Leptin schaltet das »Satt«-Signal an und das »Hunger«-Signal aus.

Leptin(LEP)- und *Leptin-Rezeptor*(LEPR)-Gen

Die Zusammenhänge zwischen Veränderungen in den *LEP*- und *LEPR*-Genen und Übergewicht sind noch nicht vollständig geklärt. Dennoch sind Varianten dieser Gene in vielen Nutrigenetik-Tests enthalten und deshalb wichtig.

Leptin ist ein Hormon, das von Fettzellen ausgeschüttet wird. Es bindet im Gehirn (Hypothalamus) an Leptinrezeptoren (LEPR) und beeinflusst so das Sättigungsgefühl. Angeborener Leptin-Mangel führt zu einer starken Störung des Hungergefühls und kann schwere Fettleibigkeit verursachen. Bei Frauen ist die Aktivität des Leptin-Gens oft höher, vermutlich weil sie mehr subkutanes (unter der Haut liegendes) Fett haben als Männer.

Leptin- und LEPR-Gen-Varianten mit Einfluss auf Gewicht und Leptinspiegel

Veränderungen in den Genen für Leptin (*LEP*) und seinen Rezeptor (LEPR) könnten das Körpergewicht beeinflussen. Eine häufige LEP-Variante (rs7799039) wird mit höherem BMI und Körperfett assoziiert, vor allem beim AA-Typ. Körperliche Aktivität wirkt je nach Gen unterschiedlich: Bei manchen steigt, bei anderen sinkt der Leptinspiegel. Auch das Essverhalten und selbst das Geburtsgewicht des Kindes können beeinflusst sein.

Beim *LEPR*-Gen gilt rs1137101 als häufiger SNP mit Einfluss. Er wird mit höherem Gewicht, aber auch mit einem möglichen Schutz vor Gebärmutterkrebs in Verbindung gebracht. Eine weitere LEP-Variante (rs10487505) zeigt niedrigere Leptinwerte bei leicht höherem BMI.

> **Praxis-Tipp**
>
> Wer eine der beiden Varianten hat, sollte besonders auf einen gesunden Lebensstil achten: Regelmäßige Bewegung, wenig stark verarbeitete Lebensmittel und das Vermeiden von Überessen helfen, das Gewicht zu kontrollieren. Auch guter Schlaf unterstützt die Appetitregulation.

MC4R-Gen

Das *MC4R*-Gen ist eines der wichtigsten Gene im Leptin-Melanocortin-System und spielt eine zentrale Rolle bei der Steuerung des Appetits. Deshalb wird es fast immer in Nutrigenetik-Tests untersucht.

Besonders auffällig ist: Es gibt sehr seltene, monogenetisch vererbte Formen von starker Fettleibigkeit, die durch Mutationen im *MC4R*-Gen oder in anderen Genen dieses Signalwegs verursacht werden (z. B. *LEP*, *LEPR*, *POMC* und *PCSK1*).

Diese Mutationen verhindern, dass bestimmte Botenstoffe (MSH) die MC4R-Neuronen im Gehirn aktivieren können. Ohne diese Aktivierung steigt der Appetit stark an und der Energieverbrauch sinkt – das führt zu massivem Übergewicht, oft schon bei Kindern.

Wenn der Verdacht auf solche genetischen Veränderungen besteht, sollte eine entsprechende Untersuchung in spezialisierten Humangenetik-Laboren erfolgen.

rs17782313-Minor-C-Allel

Neben diesen seltenen Fällen gibt es auch häufigere Varianten des *MC4R*-Gens, die das Risiko für Übergewicht in der Allgemeinbevölkerung erhöhen können.

Eine davon ist rs17782313 mit dem C-Allel. Studien zeigen, dass Menschen mit dieser Variante oft mehr Energie aufnehmen, besonders aus fettreicher Nahrung. Sie haben eine stärkere Lust zu essen, fühlen

Praxis-Tipp

Wenn Sie die Variante rs17782313 (C-Allel) haben, könnten Sie öfter Hunger auf fettreiche Speisen verspüren und schneller zunehmen. Versuchen Sie, Ihre Mahlzeiten bewusst zu planen, viel Gemüse und Vollkornprodukte zu essen und regelmäßig Bewegung in den Alltag einzubauen. Auch Stressmanagement und ausreichend Schlaf können helfen, das Hungergefühl besser zu kontrollieren.

sich weniger schnell satt und neigen dazu, auch ohne Hunger zu essen. Erwachsene mit dem CT- oder CC-Genotyp haben ein höheres Risiko für Fettleibigkeit und das metabolische Syndrom als Menschen mit dem TT-Genotyp.

Interessanterweise sind die Effekte bestimmter genetischer Varianten des *MC4R*-Gens abhängig vom Lebensstil: Bei wenig Bewegung sind die Effekte stärker ausgeprägt. Es konnte sogar nachgewiesen werden, dass Menschen mit einer problematischen MC4R-Variante normalgewichtig bleiben können, wenn ihr polygenes Risiko für Übergewicht insgesamt niedrig ist.

rs2229616

Die Variante rs2229616 im *MC4R*-Gen, auch V103I genannt, beeinflusst Appetit, Körpergewicht und andere Merkmale des sogenannten metabolischen Syndroms. Menschen, die das seltenere A-Allel tragen, haben oft einen geringeren Taillenumfang, niedrigere Werte für glykosyliertes Hämoglobin (ein Diabetesmarker) und höhere HDL-Cholesterinwerte. Eine Metaanalyse bestätigt, dass das A-Allel mit einem geringeren Risiko für Übergewicht verbunden ist.

rs12970134

Wenn eine Lebensstiländerung nicht zum gewünschten Gewichtsverlust führt, können endoskopische oder operative Verfahren zur Magenverkleinerung eine weitere Therapieoption sein. Eine Studie zeigt, dass bestimmte genetische Varianten – darunter auch rs12970134 im *MC4R*-Gen – Einfluss darauf haben können, wie gut jemand nach solchen Eingriffen Gewicht verliert.

Ghrelin

Ghrelin ist ein sogenanntes Hungerhormon, das hauptsächlich im Magen produziert wird. Es steigert den Appetit und wirkt im Gehirn als Gegenspieler des Sättigungshormons Leptin. Vor den Mahlzeiten steigt der Ghrelin-Spiegel an, nach dem Essen sinkt er wieder, besonders morgens nach der nächtlichen Essenspause.

Ghrelin regt im Gehirn die Ausschüttung verschiedener Botenstoffe an, die den Hunger verstärken und das Belohnungssystem aktivieren. So sorgt Ghrelin dafür, dass Essen besonders befriedigend wirkt und das Verlangen nach Nahrung steigt.

Nach einer Diät oder Gewichtsabnahme erhöht sich oft der Ghrelin-Spiegel, was den Jo-Jo-Effekt begünstigen kann. Im Gegensatz dazu haben Menschen mit Übergewicht häufig niedrigere Ghrelin-Werte, da ihr Körper bereits genügend Energiereserven hat und den Hunger weniger stark signalisiert. Untergewichtige wiederum weisen höhere Ghrelin-Spiegel auf, um die Nahrungsaufnahme zu steigern.

Schlafmangel kann die Ghrelin-Ausschüttung erhöhen und so den Appetit steigern, was zur Gewichtszunahme beitragen kann. Außerdem gibt es genetische Varianten im Ghrelin-Gen und im Ghrelin-Rezeptor, die den Stoffwechsel beeinflussen und das Risiko für Übergewicht erhöhen können.

Ghrelin-Genvarianten und Stoffwechsel

Mehrere Varianten im *Ghrelin*-Gen wurden im Zusammenhang mit Fettleibigkeit, Fettleber und Typ-2-Diabetes untersucht, die Ergebnisse sind jedoch oft widersprüchlich. Besonders der SNP rs696217 zeigt uneinheitliche Befunde: Einige Studien fanden das T-Allel bei Adipösen häufiger, andere nicht. Dieses Allel (auch als 72Met bekannt) könnte zudem das Risiko für Typ-2-Diabetes und Fettleber senken. Nach bariatrischer Operation scheint es mit stärkerem Gewichtsverlust assoziiert zu sein.

Weitere SNPs wie rs34911341, rs27647, rs26802 (GG-Typ möglicherweise schützend) und rs4684677 (g.A265T) wurden ebenfalls untersucht – auch hier bleibt der Zusammenhang mit Fettleibigkeit unklar.

Ein Grund für die uneinheitlichen Ergebnisse liegt in der geringen Teilnehmerzahl vieler Studien und in Unterschieden zwischen ethnischen Gruppen.

ADIPOQ – das Gen für Fett- und Zuckerstoffwechsel

Das Fettgewebe ist nicht nur Energiespeicher, sondern auch ein aktives Organ, das viele Botenstoffe, sogenannte Adipokine, produziert. Diese steuern wichtige Körperfunktionen. Bei Übergewicht verändert sich die Produktion dieser Adipokine: Entzündungsfördernde Botenstoffe nehmen zu, während entzündungshemmende abnehmen. Das kann zu Insulinresistenz, erhöhten Blutfettwerten, Gewichtszunahme und Problemen mit den Blutgefäßen führen.

Praxis-Tipp

Wenn Sie eine Ghrelin-Variante wie rs696217 (T-Allel) tragen, die mit einem stärkeren Hungergefühl und erhöhtem Risiko für Übergewicht in Verbindung gebracht wird, können folgende Strategien helfen:

- Achten Sie besonders auf regelmäßigen, erholsamen Schlaf, um den Ghrelin-Spiegel zu stabilisieren.
- Essen Sie langsam und bewusst, um Heißhunger besser zu kontrollieren.
- Planen Sie Mahlzeiten so, dass intensivere Hungergefühle vermieden werden, z. B. durch kleinere, häufigere Mahlzeiten.
- Regelmäßige Bewegung unterstützt die hormonelle Balance und das Gewichtmanagement.
- Bei einem erhöhten Risiko für Fettleibigkeit oder Stoffwechselprobleme ist es ratsam, die Ernährung mit einem Facharzt oder Ernährungsberater abzusprechen.

Eines der wichtigsten Adipokine ist Adiponektin, ein Hormon, das vom *ADIPOQ*-Gen gebildet wird. Es beeinflusst den Fett- und Zuckerstoffwechsel und reguliert zusammen mit anderen Hormonen das Hungergefühl und die Nahrungsaufnahme. Die Menge an Adiponektin im Blut wird teilweise durch die Gene bestimmt und ist erblich bedingt.

Verringerte Adiponektinspiegel im Blut stehen im Zusammenhang mit Übergewicht, Typ-2-Diabetes und Arteriosklerose. Umgekehrt sind höhere Adiponektinspiegel mit einem geringeren Körpergewicht und einer besseren Insulinsensitivität verbunden.

Obwohl zahlreiche Polymorphismen des Adiponektin-Gens beschrieben wurden, sind rs1501299 und rs266729 die im Zusammenhang mit Fettleibigkeit am häufigsten untersuchten SNPs.

rs1501299

Die Forschung zu rs266729 liefert interessante, wenn auch unterschiedliche Ergebnisse:

- Das G-Allel wird mit niedrigeren Werten des hilfreichen Hormons Adiponektin, einem höheren Risiko für Bluthochdruck und sogar in einigen Fällen Krebs in Verbindung gebracht.
- Das C-Allel dagegen steht oft für ein höheres Körpergewicht, ein größeres Risiko für Übergewicht, erhöhte Blutzuckerwerte und Typ-2-Diabetes.

Doch die gute Nachricht: Bewegung kann hier viel bewirken! Besonders Menschen mit dem T-Allel von rs1501299 und dem C-Allel von rs266729 profitieren oft von einer stärkeren Reduktion ihres Körperfetts durch regelmäßiges Training.

Auch bei Diäten spielt die Genetik eine Rolle: So zeigte eine Studie, dass manche Genvarianten – der G/G- oder G/T-Genotyp –, bei übergewichtigen Menschen zu einer stärkeren Verbesserung der Blutzuckerwerte und einem Anstieg des schützenden Adiponektin-Hormons führen.

Praxis-Tipp

Wenn Sie die Variante rs266729 mit dem C-Allel tragen, die mit einem höheren Körpergewicht und einem erhöhten Risiko für Übergewicht und Typ-2-Diabetes verbunden ist, können regelmäßige Bewegung und gezieltes Training besonders hilfreich sein. Studien zeigen, dass Betroffene oft eine stärkere Reduktion der Fettmasse erreichen.

Auch eine bewusste Ernährung, eventuell begleitet von ärztlicher oder ernährungsfachlicher Beratung, kann helfen, Blutzuckerwerte zu verbessern und das Risiko für Folgeerkrankungen zu senken.

Auf einen Blick – Adipositas

- Adipositas: chronische Erkrankung mit übermäßiger Ansammlung von Körperfett
- in Deutschland: 53,5 % der Erwachsenen übergewichtig, 19 % mit Adipositas
- Männer häufiger übergewichtig, bei Adipositas keine Geschlechterunterschiede
- BMI (Body-Mass-Index): Quotient aus Gewicht und Körpergröße zum Quadrat
  - Normalgewicht: <25 kg/m²
  - Übergewicht: 25–29,9 kg/m²
  - Adipositas: ≥30 kg/m²
- alternative Messmethoden:
  - Körperfettanteil (via Bioimpedanz-Analyse, DEXA)
  - Waist-to-Height Ratio (WHtR)
  - Taille-Hüft-Verhältnis (WHR)
  - A Body Shape Index (ABSI)
- Folgeerkrankungen

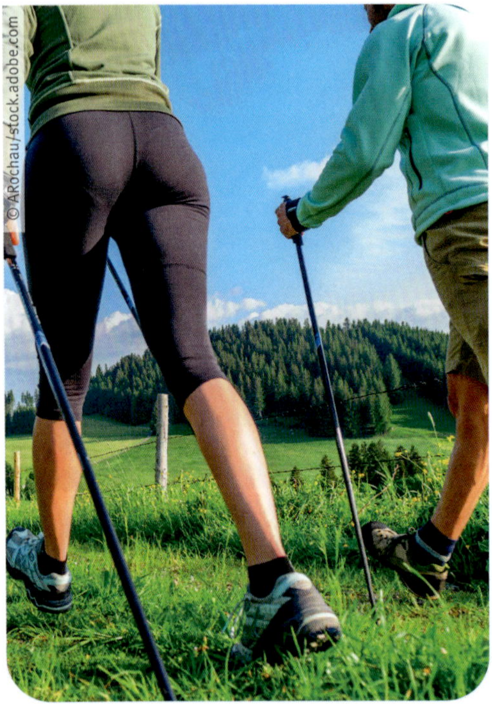

Bewegung beeinflusst Gene positiv!

- Diabetes, Bluthochdruck, Herzkrankheiten, bestimmte Krebsarten
- Circa 20 % aller Krebserkrankungen könnten mit Adipositas zusammenhängen.
- erhöhtes Risiko für vorzeitigen Tod

Ursachen in 95 % der Fälle multifaktoriell:
- genetische und epigenetische Faktoren (40–75 % der BMI-Unterschiede)
- adipogenes Umfeld
- geringe körperliche Aktivität
- hohe Kaloriendichte der Ernährung
- niedriger sozioökonomischer Status
- niedriger Bildungsstand
- nur in 5 % der Fälle auf eine einzelne Mutation zurückzuführen

Über 500 genetische Regionen werden mit dem BMI in Verbindung gebracht.

relevante Gene und Genvarianten:
- *FTO*-Gen (rs9939609, rs9930506): beeinflusst Nahrungsaufnahme und Energieverbrauch
- Leptin- und Leptin-Rezeptor-Gene (*LEP*, *LEPR*): regulieren Sättigungsgefühl
- *MC4R*-Gen (rs17782313, rs2229616, rs12970134): zentral für Appetitsteuerung
- Ghrelin-Gen: steuert Hungergefühl
- *ADIPOQ*-Gen (rs1501299, rs266729): beeinflusst Fett- und Zuckerstoffwechsel

Leptin-Melanocortin-Weg:
- Leptin (aus Fettzellen) löst Sättigungsgefühl aus
- Ghrelin (aus dem Magen) verstärkt Hungergefühl
- Adiponektin beeinflusst Fett- und Zuckerstoffwechsel

Behandlungsansätze:
- Lebensstiländerung (weniger essen, mehr bewegen)
- medikamentöse Therapie (z. B. Semaglutid)
- bei schwerem Übergewicht: bariatrische Chirurgie als letzte Option

Die Literaturstellen zu diesem Kapitel finden Sie in der Literaturliste unter den Nummern: 382–531.

Zirkadianer Rhythmus: *CLOCK*-Gen

Die genetische Grundlage der zirkadianen (lat. circa = ungefähr; lat. dies = Tag) Rhythmik ist schon seit Langem ein Thema. Dieses Forschungsgebiet, die Chronobiologie, vertieft unser Wissen über die zeitliche Organisation biologischer Systeme. Sie un-

Praxis-Tipp

Wenn Sie genetisch zum »Abendtypen« neigen oder das C-Allel von rs1801260 tragen, ist es besonders wichtig, auf regelmäßige Schlafzeiten zu achten und Mahlzeiten nicht zu spät einzunehmen. Ein strukturierter Tagesablauf kann helfen, einer Gewichtszunahme vorzubeugen und den Stoffwechsel zu unterstützen.

tersucht Regelmäßigkeiten und rhythmisch wiederkehrende Faktoren (Wachzustand, Blutdruck und Körpertemperatur) in der Lebensweise von Individuen. Da Abweichungen im zirkadianen Rhythmus eng mit der Entstehung verschiedener Krankheiten verknüpft sind, rückt dieses Forschungsfeld in den letzten Jahren immer mehr in den Fokus der Wissenschaft.

Wir beschäftigen uns in diesem Kapitel mit dem Thema, weil mehrere Studien einen Zusammenhang zwischen gestörtem Schlaf und Fettleibigkeit aufgezeigt haben und weil Familienstudien darauf hinweisen, dass der Chronotyp ein vererbbares Merkmal ist.

Zwei Gene spielen eine besondere Rolle im Schlaf-wach-Rhythmus: das Brain and Muscle ARNT-like Protein-Gen (*BMAL1*) und das Circadian-Locomotor-Output-Cycles-Kaput-Gen (*CLOCK*). Jeden Morgen aktivieren sie im Zellkern von Nervenzellen die Cryptochrom(*CRY*)- und Period(*PER*)-Gene, sodass die entsprechenden Proteine produziert werden können. Diese Proteine bilden Komplexe, die abends zurück in den Zellkern wandern und die Aktivität von *BMAL1* und *CLOCK* wieder hemmen. In der Nacht nimmt die Menge an CRY- und PER-Proteinen ab, wodurch am nächsten Morgen die Produktion erneut gestartet wird. Ob jemand eine »Nachteule« (später Chronotyp) oder eine »Lerche« ist (früher Chronotyp), wird durch verschiedene Gene, darunter das *CLOCK*-Gen, beeinflusst bzw. bestimmt. Mehrere CLOCK-Polymorphismen stehen mit dem Body-Mass-Index (BMI) in Zusammenhang.

rs1554483 und rs4864548

Die beiden Genvarianten rs1554483 und rs4864548 treten oft zusammen auf und bilden eine bestimmte Kombination, einen sogenannten Haplotyp. Bestimmte Haplotypen wie CG oder GA hängen mit dem Body-Mass-Index (BMI) zusammen und könnten Einfluss auf das Körpergewicht haben.

rs1801260

Diese Variante wird in der Literatur unter verschiedenen Bezeichnungen geführt, je nachdem, wie das Gen gelesen wird. Menschen mit dem CC-Genotyp (oder C-Allel) haben oft einen höheren Body-Mass-Index (BMI) als solche mit CT- oder TT-Genotypen. Außerdem scheint es Trägern des C-Allels schwerer zu fallen, Gewicht zu verlieren, als Menschen ohne dieses Allel.

Interessanterweise sind Menschen mit dem C-Allel häufiger Abendtypen – sie sind also gerne spät noch aktiv – und haben ein höheres Risiko für Übergewicht. Studien zeigen auch, dass diese Personen höhere Ghrelin-Werte im Blut haben, was den Appetit anregen kann, sowie ein verändertes Ess- und Schlafverhalten. Außerdem wurde bei Trägern des C-Allels ein Zusammenhang mit psychischen Problemen und Schlafstörungen festgestellt.

Auf einen Blick – Nutrigenetik

- Vitamin-D-Mangel ist häufig, besonders in Mitteleuropa. Wenn Sie trotz Supplementierung nicht die gewünschten Werte erreichen, kann ein Gentest helfen, die Ursachen besser zu verstehen.
- Vitamin-B_{12}-Mangel betrifft vor allem ältere Menschen. Genetische Unterschiede beeinflussen den Stoffwechsel und damit das Risiko für Herz-Kreislauf-Erkrankungen.
- Nahrungsmittelunverträglichkeiten haben oft eine genetische Grundlage: Laktoseintoleranz (*LCT*-Gen), Histaminintoleranz (*DAO*-Gen), Zöliakie (*HLA-DQ2/DQ8*), Fruktoseintoleranz (*ALDOB*-Gen).
- Genetik beeinflusst, wie Sie Alkohol und Koffein verarbeiten. Gerade beim Alkohol ist das relevant für mögliche Nebenwirkungen und gesundheitliche Risiken.
- Übergewicht und Essverhalten werden teilweise genetisch mitbestimmt. Gene wie *FTO* und *MC4R* spielen eine Rolle. Aber Lebensstil und Ernährung sind entscheidend – Gene sind kein Schicksal.
- Der Schlaf-wach-Rhythmus und damit verbundene Essgewohnheiten können durch Varianten im *CLOCK*-Gen beeinflusst werden. Bestimmte Varianten sind mit einem höheren Risiko für Übergewicht, veränderten Essgewohnheiten und Schlafproblemen verbunden.
- Individuelle Genvariationen können Ihre Reaktion auf Ernährung und Bewegung beeinflussen. Personalisierte Empfehlungen können Ihnen helfen, gesünder zu leben.
- Die Nutrigenetik ist ein Werkzeug zur Prävention und Verbesserung der Lebensqualität, indem sie Ernährungspläne individueller macht und gesundheitliche Risiken besser einschätzt.

Die Literaturstellen zu diesem Kapitel finden Sie in der Literaturliste unter den Nummern: 532–544.

Fitnessgenetik

Wie stark Sie Muskeln aufbauen, Fett verbrennen oder auf Training reagieren, kann auch von Ihren Genen abhängen. Fitnessgenetik zeigt Ihre Potenziale.

Wie Gene Ihre Fitness beeinflussen

Für sportliche Spitzenleistungen zählt mehr als nur die Genetik – doch Fitnessgene können helfen, Training, Erholung und Ernährung individuell zu optimieren.

Etwa zwei Drittel der sportlichen Leistungsfähigkeit werden durch genetische Faktoren bestimmt, während nur etwa ein Drittel auf Umweltfaktoren wie Training oder Ernährung zurückgeht. Das zeigt, wie bedeutsam die Fitnessgenetik für das Verständnis und die Optimierung von sportlichen Leistungen ist. Selbst wenn Sie an der Richtigkeit dieser Aussage zweifeln, können Sie sich sicher an Ihre Schulzeit erinnern. Schon in den ersten Schuljahren gab es auch an Ihrer Schule sicher Kinder, denen Sport einfach nur leichtfiel, während andere sich mit diesem Schulfach äußerst schwergetan haben. Genetik kann dies, zumindest teilweise, erklären.

Genauso wie in anderen Bereichen der personalisierten Medizin soll die Fitnessgenetik dabei helfen, mit modernen Trainingsmethoden ein »Präzisionstraining« zu ermöglichen – also Trainings- und Erholungsstrategien, die individuell auf die körperlichen Voraussetzungen, einschließlich der genetischen, eines Athleten zugeschnitten sind.

Dabei ist wichtig zu betonen, dass Gentests aktuell keine verlässliche Rolle bei der Talenterkennung spielen. Es gibt zwar zahlreiche Direct-to-Consumer-Tests, die genau das suggerieren, doch wissenschaftlich ist diese Anwendung bislang nicht belegt.

Ob genetische Informationen tatsächlich zur Optimierung der sportlichen Leistung beitragen können oder klären können, inwieweit die genetische Ausstattung einer Person eher vorteilhaft für die Entwicklung einer Kraftleistung oder einer Ausdauerleistung ist, ist derzeit Gegenstand laufender Forschung. Bis dahin bleibt klar: Für Spitzenleistungen im Sport sind neben genetischen Faktoren vor allem ein gezieltes Training, ausreichende Erholung und eine optimal abgestimmte Ernährung entscheidend. Die Fitnessgenetik ist ein vielversprechendes Werkzeug, das künftig dazu beitragen kann, diese Elemente noch besser auf die individuellen Bedürfnisse abzustimmen.

Welche biologischen Faktoren sind nun aber wirklich wichtig?

Ein Expertenkonsens identifizierte 26 Faktoren, sogenannte »FENDLE«-Faktoren (FENDLE = Factors for ENDurance Level), die mit Ausdauerleistungen auf hohem Niveau in Zusammenhang stehen. Dazu gehören Ausdauerleistungsfähigkeit, Laufökonomie, maximaler Sauerstoffverbrauch, Erholungsgeschwindigkeit, Kohlenhydratstoffwechsel, Glykolysekapazität, Laktatschwelle, Fettstoffwechsel, Anzahl der Erythrozyten, Eisenmangel, Muskelfasertyp, mitochondriale Biogenese, Wasserstoffionenpufferung, Testosteron, Erythropoietin, Cortisol, Flüssigkeitshaushalt, Vitamin-D-Mangel, Risiko für nicht funktionelle Überanstrengung und Ermüdungsbrüche, Heilungsfunktion des Skelettgewebes, Motivation, Stressresistenz, Selbstvertrauen, Schlafqualität und Müdigkeit. Wie Sie sicher schon ahnen, sind an der Ausprägung dieser Faktoren mehrere Gene beteiligt, und Sie können sich vorstellen, wie schwierig es ist, die wichtigsten genetischen Faktoren zu identifizieren. Einige davon werden auch in anderen Kapiteln dieses Buches zumindest gestreift oder ausführlich behandelt, etwa der Eisenstoffwechsel (S. 72), Vitamin-D-Stoffwechsel (S. 32) und eingeschränkt Stress und Schlaf bzw. Müdigkeit (COMT [S. 146] und MAO [S. 149]).

Ein Wert, dessen Bedeutung nicht nur für den Leistungssport und Breitensport, sondern auch für die gesunde Lebenserwartung eine große Rolle spielt, ist die VO_2max, die maximale Sauerstoffaufnahmekapazität des Körpers.

Die Literaturstellen zu diesem Kapitel finden Sie in der Literaturliste unter den Nummern: 545–548.

VO_2max: Was maximale Sauerstoffaufnahme über Ihre Fitness verrät

VO_2max beschreibt die maximale Menge an Sauerstoff, die Ihr Körper pro Minute und Kilogramm Körpergewicht aufnehmen und verwerten kann.

Die Berechnung von VO_2max basiert auf drei Faktoren:

- Herzminutenvolumen (HMV): das Blutvolumen, das Ihr Herz pro Minute pumpt. Es ergibt sich aus der Multiplikation von
  - Herzfrequenz (HF): wie oft ihr Herz in einer Minute schlägt, und
  - Schlagvolumen (SV): der Menge an Blut, die Ihr Herz bei jedem Schlag auswirft.

Die arteriovenöse Sauerstoffdifferenz (AVO_2D) zeigt, wie gut Ihr Körper den Sauerstoff aus dem Blut in die Muskeln und Mitochondrien transportiert und dort nutzt.

Sie wird wie folgt berechnet:
$VO_2max = HMV\ (HF \times SV) \times AVO_2D$
Angegeben wird sie in ml/min/kg.

Das bedeutet: je höher die Herzfrequenz und je größer das Schlagvolumen und die arteriovenöse Sauerstoffdifferenz, desto größer die maximale Sauerstoffaufnahmekapazität.

Die Maximalwerte werden also unter maximaler Belastung, also größtmöglicher körperlicher Anstrengung, erreicht. Um die VO_2max-Zahl genauer zwischen Menschen unterschiedlicher Körpergröße oder unterschiedlichen Gewichts vergleichen zu können, wird sie ins Verhältnis zum Körpergewicht gesetzt. Man spricht dann von der relativen VO_2max.

Einen starken VO_2max-Wert verbinden Forscherinnen und Forscher nicht nur mit einer hohen sportlichen Leistungsfähigkeit, sondern er ist auch ein sehr guter Biomarker für eine hohe Lebenserwartung. Die maximale Sauerstoffaufnahmekapazität ist der wichtigste Marker für die kardiorespiratorische Fitness (CRF), also die Leistungsfähigkeit von Herz, Lunge und Blutgefäßen. Sie ist ein zentraler Indikator für die allgemeine Fitness und Gesundheit.

Die wichtigsten Prozesse, die die Verfügbarkeit von Sauerstoff im Körper bestimmen, sind:

- Aufnahme in der Lunge
- Herzleistung
- Transport im Blut
- Muskelzusammensetzung und Stoffwechsel

Die Verfügbarkeit von Sauerstoff und der aerobe Energiestoffwechsel bestimmen die Dauerleistungsfähigkeit in allen Disziplinen.

Welche Gene beeinflussen die VO_2max?

Viele Erkenntnisse aus dem Leistungssport wirken sich heute auf das öffentliche Gesundheitsbewusstsein aus, da die kardiorespiratorische Fitness (CRF) ein wichtiger Indikator für kardiovaskuläre Gesundheit und Sterberisiko ist.

In Studien werden die Gene in unterschiedlichen Kategorien untersucht, die für das Erreichen einer hohen VO_2max eine Rolle spielen. Es wurde jedoch in der Literatur kaum darüber diskutiert, wie genetische Faktoren die einzelnen Schritte dieses Sauerstofftransportwegs konkret beeinflussen.

Neben der VO_2max sind auch genetische Risikofaktoren für Verletzungen im Leistungssport von großem Interesse. Zudem spielt der Laktatwert eine wichtige Rolle für Athleten und die Sportwissenschaft.

Die Literaturstellen zu diesem Kapitel finden Sie in der Literaturliste unter den Nummern: 549–551.

Laktatwert

Unter normalen Bedingungen gewinnt der Körper seine Energie überwiegend aerob, d. h. mit ausreichender Sauerstoffzufuhr. Die Herzfrequenz beträgt hier etwa 75 % der Maximalrate, wie sie beim lockeren Lauftraining erreicht wird. Bei sehr intensiven sportlichen Leistungen reicht der Sauerstoff nicht aus, die Muskelzelle muss den Energiebedarf ohne zusätzliche Sauerstoffzufuhr (anaerob) decken. Bei diesem Stoffwechselweg entstehen durch Zuckerabbau Laktat, das Salz der Milchsäure, und Wasserstoffionen – der pH-Wert sinkt, das Gewebe übersäuert.

Laktat ist im Blut messbar, denn es werden immer geringe Mengen gebildet, die als Ruhelaktat messbar sind. Kleine Mengen Laktat baut der Körper problemlos ab. Gut trainierte Ausdauersportler haben deutlich niedrigere Ruhelaktatwerte als untrainierte. Je intensiver jedoch die körperliche Belastung, desto höher ist die Laktatkonzentration im Blut: Der Laktatwert in unseren Muskeln steigt immer weiter an, die Muskeln brennen, ermüden, und es treten Muskelkrämpfe auf.

Einige wichtige Werte im Zusammenhang mit Laktat sind

- die individuelle aerobe Schwelle: der Geschwindigkeitsbereich, bei dem die Blutlaktatkonzentration erstmals ansteigt. Bei Freizeitsportlern liegt dieser Wert etwa bei 2,0 mmol/l, bei gut trainierten Marathonläufern kann die Schwelle sogar bei unter 1,0 mmol/l liegen.
- die individuelle anaerobe Schwelle: Das ist der Geschwindigkeitsbereich, an dem das maximale »Laktat-Steady-State« erreicht wird – also die Laktatproduktion und der Laktatabbau im Gleichgewicht sind. Diese Schwelle liegt etwa 1,5 mmol/l über der individuellen aeroben Schwelle. Ab dieser Schwelle steigt die Laktatkonzentration im Blut exponentiell an, weil der Körper die Menge an produziertem Laktat nicht mehr ausreichend abbauen kann.

Das Verständnis dieser Schwellenwerte hilft, das Training optimal zu steuern und die Leistungsfähigkeit zu verbessern. Es liegen immer mehr Arbeiten vor, die sich mit Polymorphismen befassen, die die sportliche Leistung beeinflussen. Dabei zeigt die neuere Forschung, dass es sinnvoller ist, nicht nur einzelne Genvarianten zu betrachten, sondern ganze genetische Profile – sogenannte polygene Scores – zu analysieren.

Trotzdem ist es wichtig, die Wirkung einzelner Gene zu kennen, wie ich Sie Ihnen in diesem Kapitel vorstelle. Zudem betonen aktuelle Arbeiten, dass reine Genetik allein nicht ausreicht. Wirklich individuelle Muster werden erst sichtbar, wenn genetische, epigenetische, stoffwechselbezogene und mikrobiologische Daten gemeinsam ausgewertet werden – ein Ansatz, der unter dem Begriff »multi-omics« zusammengefasst wird.

Zur Analyse solcher genetischen Muster werden Instrumente wie der »Total Genotype Score« (TGS) und der »Polygenic Risk Score« (PRS) eingesetzt. Diese Ansätze werden noch erforscht und sind bislang kaum in der praktischen Sportmedizin angekommen.

Die Literaturstelle zu diesem Kapitel finden Sie in der Literaturliste unter der Nummer: 552.

Gene und Sauerstoffaufnahme in der Lunge

NOS3

Im menschlichen Körper gibt es verschiedene Formen des Enzyms Stickstoffmonoxid-Synthase, kurz NOS genannt. Eine wichtige Variante heißt »endotheliale NOS« oder eNOS. Das Gen *NOS3* steuert die Produktion dieses Enzyms.

Dieses Enzym hilft dabei, aus der Aminosäure L-Arginin und Sauerstoff ein kleines Molekül namens Stickstoffmonoxid (NO) herzustellen. Stickstoffmonoxid ist besonders wichtig, weil es die Blutgefäße entspannt und dadurch den Blutdruck senkt. Es sorgt dafür, dass sich die glatte Muskulatur in den Gefäßwänden lockert und das Blut besser fließen kann. Dadurch schützt Stickstoffmonoxid die Gefäße und verbessert die Durchblutung, auch in der Lunge. Eine gute

Praxis-Tipps

Träger*innen von rs1799983 (G894T) und rs2070744 (786T/C) sollten folgende Punkte beachten:

- Herzgesundheit fördern durch
  - regelmäßige moderate Bewegung (z. B. Ausdauertraining), sie hilft, Blutdruck und Gefäßfunktion zu verbessern.
  - Stressbewältigung durch Entspannungstechniken (Meditation, Atemübungen) unterstützt das Herz-Kreislauf-System.
- herzgesunde Ernährung: viel Gemüse, Obst, Vollkorn und gesunde Fette; Salz reduzieren
- Nahrungsergänzungsmittel wie Magnesium, Omega-3-Fettsäuren und L-Arginin können die Gefäßfunktion positiv beeinflussen.
- Training entsprechend der genetischen Veranlagung anpassen:
  - Kraftsportler mit TT-Genotyp können gezielt auf Schnellkraft- und Krafttraining setzen.
  - Ausdauersportler mit dem T-Allel profitieren von Ausdauer- und Intervalltraining.
- regelmäßige Gesundheitschecks: Gerade bei erhöhtem Risiko für Bluthochdruck sind Blutdruckmessungen und ärztliche Kontrollen sinnvoll.
- Wichtig: Die Gene geben nur eine Tendenz vor – regelmäßiges Training und ein gesunder Lebensstil sind entscheidend, um Herz und Leistung fit zu halten.

Durchblutung ist entscheidend für eine optimale Sauerstoffaufnahme aus der Atemluft.

Im *NOS3*-Gen gibt es verschiedene Polymorphismen. Diese genetischen Varianten können beeinflussen, wie gut das Enzym Stickstoffmonoxid produziert. Einige dieser Varianten stehen im Zusammenhang mit der sportlichen Leistungsfähigkeit, also z. B., wie gut Sie Ausdauer oder Belastung vertragen. Außerdem wurden bestimmte Varianten des *NOS3*-Gens mit verschiedenen Herz-Kreislauf-Erkrankungen in Verbindung gebracht, z. B. Störungen des Herzrhythmus oder der Durchblutung.

Forscher haben sich vor allem zwei Varianten genauer angesehen, die in Lifestyle-Gentests häufig geprüft werden. Diese können Hinweise darauf geben, wie gut Ihr Körper auf sportliche Belastungen reagiert oder wie anfällig Sie für bestimmte Herz-Kreislauf-Probleme sein könnten.

rs1799983 (G894T)

Dieser Polymorphismus liegt in drei Varianten vor: GG, GT und TT. Menschen mit dem TT-Genotyp haben ein erhöhtes Risiko für Linksherzhypertrophie und Bluthochdruck – beides relevante Faktoren für die körperliche Belastbarkeit.

rs2070744 (786T/C)

Der Polymorphismus rs2070744 wird mit sportlicher Leistungsfähigkeit in Verbindung gebracht. Das T-Allel kommt in mehreren Studien sowohl bei Kraftsportlern als auch bei Ausdauerathleten häufiger vor als in

Kontrollgruppen. Dabei zeigten TT-Träger eine erhöhte Neigung zu Schnellkraft und Muskelkraft, aber auch eine bessere Ausdauerleistung – etwa bei Elite-Athleten und Langstreckenschwimmern. Letztere profitierten insbesondere von einer bestimmten Kombination aus zwei NOS3-Varianten (dem sogenannten GT-Haplotyp).

Obwohl die Studienergebnisse nicht einheitlich sind, deuten sie darauf hin, dass bestimmte NOS3-Varianten die sportliche Eignung positiv beeinflussen könnten – ein Aspekt, der auch in modernen Lifestyle-Gentests zunehmend berücksichtigt wird.

Die Literaturstellen zu diesem Kapitel finden Sie in der Literaturliste unter den Nummern: 553–562.

BDKRB2 – ein möglicher Ausdauerfaktor

Bradykinin ist ein körpereigener Botenstoff, der eine wichtige Rolle bei der Regulierung der Blutgefäße, von Entzündungen und der Muskelfunktion spielt. Er sorgt dafür, dass sich die Blutgefäße erweitern, und verbessert dadurch den Sauerstofftransport zu den Muskeln.

Das *BDKRB2*-Gen codiert für den Bradykinin-Rezeptor 2, der die Produktion von Stickstoffmonoxid (NO) fördert, das die Gefäße entspannt und die Muskeldurchblutung verbessert.

Der bekannteste genetische Unterschied im *BDKRB2*-Gen ist ein sogenannter Insertions-/Deletions-Polymorphismus (rs5810761), bei dem ein 9-Basenpaar-Abschnitt entweder vorhanden ist (+9-Allel) oder fehlt (–9-Allel). Das Fehlen dieses 9-Basenpaar-Abschnitts führt zu höherer Genaktivität und vermutlich effizienterer Muskelfunktion. Dadurch könnte das –9-Allel die Ausdauerleistung verbessern.

Das *BDKRB2*-Gen steht im Fokus der Sportgenetik, da es an der Gefäßerweiterung beteiligt ist. Einige Studien deuten darauf hin, dass bestimmte Genvarianten mit besserer Ausdauerleistung zusammenhängen könnten.

Praxis-Tipps für Träger des +9-Allels

- Setzen Sie besonders konsequent auf Ausdauer- und Intervalltraining, um Ihre aerobe Leistungsfähigkeit bestmöglich zu fördern.
- Achten Sie besonders auf ausreichende Regeneration und gefäßfreundliche Ernährung mit vielen Antioxidantien.
- Nutzen Sie Stressmanagement-Techniken, um Ihre Gefäßfunktion zu unterstützen.

Die Literaturstellen zu diesem Kapitel finden Sie in der Literaturliste unter den Nummern: 563–570.

Gene für den Sauerstofftransport

HFE-Gen

Eine Metaanalyse mit mehreren Tausend Athleten aus verschiedenen Ländern bestätigte, dass das G-Allel bei Ausdauersportlern deutlich häufiger vorkommt als bei Kontrollpersonen ohne sportlichen Hintergrund.

Eisen spielt eine entscheidende Rolle für den Sauerstofftransport im Blut. Je besser dieser funktioniert, desto leistungsfähiger können Ihre Muskeln arbeiten – besonders bei Ausdauersportarten. Das *HFE*-Gen steuert wichtige Aspekte des Eisenstoffwechsels. Eine bestimmte Variante, die sogenannte rs1799945-H63D-Mutation (auch als G-Allel bezeichnet), ist mit erhöhten Eisenwerten im Blut verbunden.

Studien zeigen:

- Personen mit den Genotypen CG oder GG weisen meist höhere Eisen- und Hämoglobinwerte auf.
- Diese höhere Sauerstofftransportkapazität kann im Ausdauersport von Vorteil sein.
- Das G-Allel kommt bei Elite-(Ausdauer-)sportlern weltweit häufiger vor – etwa bei Ruderern, Skilangläufern und Judoka.
- Auch die maximale Sauerstoffaufnahme ($\dot{V}O_2max$) ist bei männlichen Sportlern mit diesem Allel höher.

Auch die Herzleistung spielt eine zentrale Rolle für die körperliche Belastbarkeit. Dabei rücken zunehmend auch genetische Einflüsse auf die Herzfunktion in den Fokus – insbesondere durch adrenerge Rezeptoren.

Die Literaturstellen zu diesem Kapitel finden Sie in der Literaturliste unter den Nummern: 571–574.

ADRA2A2 und *ADRB2*: Gegenspieler im autonomen Nervensystem

Das Hormon Adrenalin wirkt im Körper über verschiedene Rezeptoren, darunter die α-(alpha-) und β-(beta-)adrenergen Rezeptoren. Diese Rezeptoren sind wichtige Schaltstellen für die Regulation von Herzfrequenz, Schlagkraft und anderen kardiovaskulären sowie pulmonalen Reaktionen.

Besonders die β-adrenergen Rezeptoren (β-ARs) sind zahlreich im Herzen vorhanden und beeinflussen dort direkt, wie stark und wie schnell das Herz pumpt. Dadurch spielen die Gene, die für diese Rezeptoren codieren – *ADRA2A* (für α-Rezeptoren) und *ADRB2* (für β-Rezeptoren) – eine plausible Rolle bei der sportlichen Leistungsfähigkeit, sowohl für Kraft- als auch für Ausdauersport.

Bislang gibt es nur wenige Studien, die einzelne genetische Varianten (Polymorphismen) dieser Rezeptoren im Zusammenhang mit sportlicher Leistung untersucht haben. Dennoch sind diese Gene spannende Kandidaten für zukünftige Forschung.

ADRA2A – der Alpha-2a-Adrenozeptor und Ausdauer

Varianten im *ADRA2A*-Gen, speziell die Polymorphismen c.-1291C/G und c.1780A/G, sind mit dem Status von Elite-Ausdauersportlern in Verbindung gebracht worden. Eine verminderte Aktivität der α-Adrenozeptoren kann den Gefäßtonus senken und so die Anpassung der zentralen Arterien an Ausdauertraining verbessern.

Da α-adrenerge Rezeptoren eine wichtige Rolle bei der Gefäßregulation spielen, sind weitere Studien wünschenswert, um die Bedeutung dieses Gens für Ausdauersport besser zu verstehen.

ADRB2 und die Regulation der Herzfunktion

Das *ADRB2*-Gen enthält mehrere Varianten, die möglicherweise die sportliche Leistung beeinflussen, wobei die Forschung noch keine einheitlichen Ergebnisse geliefert hat.

Zwei Polymorphismen stehen besonders im Fokus:

- Arg16Gly (rs1801253)
- Gln27Glu (rs1042714)

Studien zeigen, dass die Allele GLY16 und GLU27 häufiger bei Kraftsportlern vorkommen. Diese Varianten könnten die Wahrscheinlichkeit erhöhen, eher Kraft- als Ausdauersportler zu sein. Der Einbezug dieser Gene (Adrenorezeptoren) in DTC-Tests ist aufgrund der außerordentlich spärlichen Datenlage bisher nicht gerechtfertigt.

Die Literaturstellen zu diesem Kapitel finden Sie in der Literaturliste unter den Nummern: 570–574.

Muskelspezifische Gene

Reaktive Sauerstoffspezies (ROS), Antioxidantien und ihre Bedeutung beim Ausdauertraining

Bei erhöhter körperlicher Aktivität entstehen in den Muskeln vermehrt reaktive Sauerstoffspezies (ROS). Diese hochreaktiven Moleküle spielen eine wichtige Rolle in vielen zellulären Prozessen und beeinflussen die Muskel-Leistungsfähigkeit. Eine übermäßige Ansammlung von ROS kann jedoch zu Muskelermüdung, Gewebeschäden, Kraftverlust und Funktionseinschränkungen führen. Gleichzeitig werden in der Muskulatur auch Stickstoffmonoxid-Derivate (NO) gebildet, die weitere wichtige Funktionen erfüllen.

ROS sind nicht nur an Alterungsprozessen und zahlreichen Erkrankungen beteiligt. Moderate Mengen an ROS fördern adaptive Mechanismen wie die Bildung neuer Mitochondrien, die Hochregulierung antioxidativer Enzyme, die Verbesserung der Insulinsensitivität und die Glukoseaufnahme in den Muskeln. Das Gleichgewicht zwischen oxidativen Molekülen und antioxidativen Schutzmechanismen, das sogenannte Redox-Gleichgewicht, ist entscheidend für die Gesundheit und Leistungsfähigkeit des Körpers.

Antioxidative Enzyme und ihre Bedeutung

Der Körper verfügt über antioxidative Enzyme, die ROS neutralisieren, darunter:

- Superoxiddismutase (SOD)
- Katalase (CAT)
- Glutathionperoxidase (GPX) (enthält Selen)

Diese Enzyme bauen schädliche ROS wie Wasserstoffperoxid ab und wandeln sie in harmlose Substanzen wie Wasser und Sauerstoff um.

Wirkung von Ausdauertraining auf antioxidative Schutzmechanismen

Regelmäßiges Ausdauertraining steigert die Aktivität dieser Enzyme und stärkt somit die antioxidative Abwehr. Das schützt den Körper vor oxidativem Stress, der bei intensiver Belastung entsteht, und unterstützt die Muskelfunktion und Regeneration.

Bedeutung von ROS und Antioxidantien für die Muskelanpassung

ROS sind notwendig für die trainingsbedingte Anpassung der Skelettmuskulatur. Studien zeigen, dass hohe Dosen von Antioxidantien (z. B. Vitamin E und C) einige positive Trainingsanpassungen abschwächen können. Wann und ob Antioxidantien im Training eingesetzt werden sollten, ist weiterhin Gegenstand wissenschaftlicher Diskussionen.

GPX1-Gen (rs1050450)

Die Glutathion-Peroxidase 1 (GPX1) ist ein wichtiges antioxidatives Enzym, das in fast allen Geweben vorkommt – besonders reichlich in Leber und Niere. Es schützt Zellen vor schädlichen reaktiven Sauerstoffspezies, indem es Peroxide abbaut. Eine häufig untersuchte genetische Variante im *GPX1*-Gen ist der sogenannte SNP 593C>T (rs1050450, Pro198Leu).

Das 593T-Allel und besonders der 593TT-Genotyp sind mit einer verminderten Enzymaktivität verbunden. Das bedeutet, dass Träger dieser Varianten weniger Schutz gegen oxidativen Stress haben.

In der europäischen Bevölkerung tragen etwa 47,6 % den homozygoten CC-Genotyp (normale Aktivität), 43,8 % sind heterozygot CT und 8,5 % homozygot TT mit verminderter Aktivität.

Personen mit dem T-Allel sind anfälliger für Krankheiten, die mit oxidativem Stress in Zusammenhang stehen. Die Aktivität von GPX1 kann durch die Zufuhr von Selen beeinflusst werden, wobei die Wirkung vom jeweiligen Genotyp abhängt.

Weitere antioxidative Enzyme in Gentests

Neben GPX1 sind in einigen DTC-Testsystemen auch weitere Enzyme enthalten, die bei oxidativem Stress eine Rolle spielen, darunter:

- Glutathion-S-Transferasen (GSTM1, GSTT1, GSTP1)
- Superoxiddismutase 2 (SOD2)

Die genetischen Varianten dieser Enzyme werden ausführlich im Detox-Kapitel (S. 129) dieses Buches behandelt.

CAT-Gen (rs1001179 und rs794316)

Die Katalase (CAT) ist ein zentrales körpereigenes Enzym, das dabei hilft, schädliche reaktive Sauerstoffspezies zu neutralisieren. Konkret zerlegt es Wasserstoffperoxid in Sauerstoff und Wasser und begrenzt damit die potenziellen Schäden durch oxidativen Stress.

In der wissenschaftlichen Literatur sind zwei häufig untersuchte genetische Varianten (Polymorphismen) der Katalase beschrieben:

- rs1001179 (C262T)
- rs794316 (A15T)

Diese Polymorphismen können die Aktivität der Katalase beeinflussen und sind besonders im Zusammenhang mit der Anfälligkeit für bestimmte Krebsarten untersucht worden.

Eine detaillierte Untersuchung der Bedeutung dieser Katalase-Polymorphismen für sportliche Leistungen liegt bisher nicht vor.

ACTN3-Gen – das kraftorientierte »Geschwindigkeitsgen«

Die Muskeln bestehen hauptsächlich aus den Proteinen Aktin und Myosin. Die Zusammensetzung der Muskelfasern wird u. a. durch genetische Faktoren bestimmt.

Das *ACTN3*-Gen codiert für das Protein α-Actinin-3, das eine wichtige Rolle beim Muskelaufbau und Stoffwechsel spielt – insbesondere bei der Krafterzeugung und Explosivität. α-Actinin-3 sorgt dafür, dass das Aktin in den Muskeln an einem festen Punkt (der Z-Scheibe) festgehalten werden. Das ist besonders wichtig in den schnellen und kräftigen Muskelfasern, damit sie gut funktionieren und schnelle, kraftvolle Bewegungen möglich sind.

Eine häufige genetische Mutation führt dazu, dass manche Menschen kein funktionierendes α-Actinin-3 produzieren. Diese Mutation ist in der Allgemeinbevölkerung weit verbreitet und beeinflusst die Muskelzusammensetzung und Leistungsfähigkeit.

Kraft- und Sprintleistung

Eine weit verbreitete Mutation im *ACTN3*-Gen (rs1815739, auch bekannt als R577X) sorgt dafür, dass bei Menschen mit dem sogenannten X-Allel kein funktionelles α-Actinin-3 produziert wird. Wer zwei Kopien dieses Allels trägt – also den XX-Genotyp –, hat das Protein komplett nicht. Das betrifft etwa 18 % der weißen Bevölkerung und weltweit rund 1,5 Milliarden Menschen.

Interessanterweise findet sich der RR-Genotyp, bei dem das funktionelle α-Actinin-3 vorhanden ist, deutlich häufiger bei Elite-Kraftsportlern und Sprintern. Dieser Genotyp ist eng mit besserer Sprint- und Kraftleistung verbunden und gilt daher als potenzieller Marker für Talent in kraft- und schnellkraftbetonten Sportarten.

Aktuelle Forschungen gehen darüber hinaus und untersuchen, wie das *ACTN3*-Gen die Reaktion auf Training, die Erholung nach Belastung und das Risiko für Sportverletzungen beeinflusst.

Ausdauerleistung

Während die Rolle des ACTN3-RR-Genotyps als wichtiger Faktor für Kraft und Sprintleistung gut belegt und relativ eindeutig ist, gestaltet sich die Verbindung zum Thema Ausdauer deutlich komplexer und weniger klar.

Einige Studien weisen darauf hin, dass der XX-Genotyp – also das Fehlen des funktionellen α-Actinin-3 – bei weiblichen Ausdauersportlern häufiger vorkommt als bei Nichtsportlern. Dennoch zeigen die meisten Untersuchungen keinen eindeutigen Zusammenhang zwischen diesem Genotyp und einer verbesserten Ausdauerleistung.

Interessant ist zudem, dass die berühmten kenianischen und äthiopischen Langstreckenläufer, die im Ausdauersport Maßstäbe setzen, kaum Träger des XX-Genotyps sind. Das spricht dafür, dass das Fehlen von α-Actinin-3 für Ausdauer nur eine untergeordnete Rolle spielt.

Insgesamt herrscht weitgehende Einigkeit darüber, dass das *ACTN3-X*-Allel wohl kaum ausschlaggebend für den Erfolg im Ausdauersport ist.

Einfluss von *ACTN3* auf die adaptive Reaktion nach dem Training.

Für die Sportwissenschaft ist besonders spannend, wie verschiedene ACTN3-Genotypen die Reaktion auf Training beeinflussen. Eine ausführliche Studie zeigt, dass ältere Menschen mit dem R-Allel (also funktionellem α-Actinin-3) nach intensivem Krafttraining tendenziell größere Kraft- und Leistungszuwächse erzielen.

Da das R-Allel bei Elite-Schnellkraftsportlern häufig vorkommt, wird angenommen, dass Träger dieser Variante besonders gut auf Schnelligkeits- und Krafttraining ansprechen. Um beim Krafttraining die größtmögliche Muskelhypertrophie (Muskelwachstum) zu erreichen, müssen die motorischen Einheiten – also die Verbindung zwischen Nerven und Muskelfasern – voll aktiviert werden. Das gelingt am besten durch schwere Belastungen mit wenigen Wiederholungen.

Deshalb wird empfohlen:

- RR- und RX-Trägern, die von Natur aus über mehr Kraft und Leistung verfügen, ein Widerstandstraining mit hohen Gewichten und niedriger Wiederholungszahl.
- XX-Trägern, die weniger α-Actinin-3 produzieren, ein Training mit leichteren Gewichten und höheren Wiederholungszahlen trainieren.

Mehrere Studien bestätigen, dass der RR-Genotyp mit den größten Fortschritten in Kraft und Leistung beim Widerstandstraining verbunden ist.

ACTN3-Gen und Verletzungsrisiko

Menschen mit dem XX-Genotyp produzieren kein funktionelles α-Actinin-3 und kompensieren dies durch eine stärkere Produktion der ähnlichen Isoform α-Actinin-2. Doch gerade die Z-Scheibe der Muskelfasern, wo diese Proteine wirken, ist bei exzentrischen Muskelbewegungen – also wenn der Muskel unter Spannung gedehnt wird – besonders verletzungsanfällig.

Forschung an Mäusen zeigt, dass die Z-Scheiben bei höherem Anteil von α-Actinin-2 weniger stabil sind, was das Risiko für Muskelschäden erhöht. Anders gesagt: Wer den RR- oder RX-Genotyp trägt und damit funktionelles α-Actinin-3 besitzt, ist besser gegen Verletzungen geschützt als XX-Träger.

Zahlreiche Studien bestätigen, dass das R-Allel eine schützende Wirkung gegen Muskelverletzungen haben kann. So zeigte eine Untersuchung, dass Ballerinen mit dem XX-Genotyp fast fünfmal häufiger Knöchelverletzungen erleiden.

Für Träger des X-Allels empfiehlt es sich, gezielt auf Kräftigung und neuromuskuläres Training zu setzen, um das Verletzungsrisiko zu minimieren. Und oft ist das Bewusstsein über die eigene genetische Veranlagung ein starker Motivationsfaktor, diese präventiven Maßnahmen mit Engagement umzusetzen und langfristig gesund und leistungsfähig zu bleiben.

MCT1-Gen (SLC16A1)

Das *MCT1*-Gen codiert für einen sogenannten Monocarboxylat-Transporter 1, der eine wichtige Aufgabe in der Zellversorgung übernimmt. Dieser Transporter bringt Stoffwechselprodukte wie Laktat, Pyruvat sowie Ketonkörper (Beta-Hydroxybutyrat und Acetoacetat) durch die Zellmembranen – also von einer Zelle zur anderen.

Laktat, Pyruvat und Ketonkörper sind wichtige Moleküle im Energiestoffwechsel des Körpers:

- Laktat entsteht, wenn Muskeln bei intensiver Belastung Energie ohne Sauerstoff gewinnen (anaerobe Glykolyse). Es kann als Energiequelle genutzt oder aus dem Muskel transportiert werden.
- Pyruvat ist ein zentrales Zwischenprodukt bei der Energiegewinnung aus Zucker und kann weiter in den Energiestoffwechsel eingeschleust werden.
- Ketonkörper entstehen in der Leber beim Fettabbau, vor allem bei längerem Fasten oder kohlenhydratarmer Ernährung, und dienen als alternative Energiequelle, besonders fürs Gehirn und Muskeln.

Besonders beim Sport ist das wichtig, weil Laktat ein Produkt der Muskelarbeit ist und schnell abtransportiert und weiterverwertet werden muss, um Ermüdung zu vermeiden und die Energieversorgung aufrechtzuerhalten.

MCT1-Polymorphismus rs1049434 (Asp490Glu)

Der Polymorphismus rs1049434 (Asp490Glu) im *MCT1*-Gen verändert die Funktionsweise des Transporters, der Laktat aus den Muskeln abtransportiert. Dadurch beeinflusst er, wie schnell der Körper Laktat abbaut und wiederverwertet – was sich direkt auf Ermüdung, Leistungsfähigkeit und Erholung nach dem Training auswirken kann.

Es gibt drei Varianten: Asp/Asp (TT), Asp/Glu (TA) und Glu/Glu (AA). Das T-Allel (Asp) ist besonders häufig bei Menschen südlich der Sahara (86–91 %) und weniger verbreitet in anderen Regionen (49–69 %). Studien zeigen, dass der TT-Genotyp häufiger bei Sprint- und Kraftsportlern vorkommt und mit besseren Leistungen assoziiert wird. Dieser Genotyp weist nach intensiver Belastung niedrigere Laktatwerte im Blut und eine höhere maximale Sauerstoffaufnahme (VO_2max) auf.

Die Wirkung dieses Polymorphismus scheint ethnisch unterschiedlich ausgeprägt zu sein, was durch Studien an brasilianischen, europäischen, polnischen und japanischen Sportlern belegt ist. Der Polymorphismus steht auch im Zusammenhang mit Veränderungen der Körperzusammensetzung und Fettabbau, besonders bei Frauen mit Asp/Asp-Genotyp.

Trotz vielversprechender Hinweise sind die Ergebnisse bisher uneinheitlich, weitere Forschung ist nötig.

Die Literaturstellen zu diesem Kapitel finden Sie in der Literaturliste unter den Nummern: 575–640.

Sport und Verletzungen

VDR-Gen – Vitamin D, Muskelkraft und Verletzungsrisiko im Sport

In vielen Direct-to-Consumer-Tests wird auch das *VDR*-Gen untersucht, das für den Vitamin-D-Rezeptor codiert. Ein ausreichender Vitamin-D-Spiegel ist für Sportler besonders wichtig, denn zahlreiche Studien zeigen einen klaren Zusammenhang zwischen Vitamin D und Muskelkraft sowie Muskelfunktion.

Ein Mangel an Vitamin D erhöht zudem das Risiko für Ermüdungsbrüche (Stressfrakturen). Diese Verletzungen sind im Sport besonders relevant, da sie bei erhöhter Belastung, häufigem Training oder Trainingsänderungen auftreten können – und bis zu 25 % aller Sportverletzungen ausmachen. Der Vitamin-D-Rezeptor ist in fast allen Geweben zu finden, einschließlich der Skelettmuskulatur, was die Bedeutung von Vitamin D für die muskuläre Gesundheit unterstreicht.

Es gibt Hinweise darauf, dass bestimmte genetische Varianten des *VDR*-Gens das Risiko für Ermüdungsbrüche beeinflussen können. Allerdings konnte bisher kein Zusammenhang zwischen diesen Varianten und der Wettkampfleistung nachgewiesen werden.

COL1A1-Gen – Kollagen Typ I und Verletzungsrisiko im Sport

Die meisten Sportverletzungen betreffen Muskeln, Bänder und Knochen. Für die Stabilität und Belastbarkeit dieser Gewebe ist Kollagen Typ I ein wichtiger Baustein. Es sorgt nicht nur für die Festigkeit unserer Knochen, sondern ist auch im Bindegewebe der Muskeln enthalten.

Das *COL1A1*-Gen ist verantwortlich für die Produktion von Kollagen Typ I. Verschiedene genetische Varianten dieses Gens können sowohl die Knochendichte als auch die Steifigkeit der Muskeln beeinflussen. Das hat Folgen für die Anfälligkeit für Ermüdungsbrüche und Muskelverletzungen. Bekannte Varianten sind etwa −1997A/C (rs1107946), −1663IndelA (rs11327935) und +1245C/A (rs1800012). Einige dieser Varianten führen zu einer erhöhten Aktivität des Gens und wurden mit mehr Verletzungen an Bändern und Sehnen in Verbindung gebracht.

Während mehr Kollagen Typ I im Knochen die Knochendichte verbessert und so das Verletzungsrisiko senkt, kann eine erhöhte Muskelsteifigkeit durch Kollagen das Risiko für Muskelverletzungen erhöhen. Aktuelle Studien zeigen beispielsweise, dass der Polymorphismus rs1107946 mit Muskelsteifheit und einem höheren Verletzungsrisiko zusammenhängt.

Polygenetische Scores und Zukunft

Einzelne Gene erklären nur einen Teil der Leistung. Polygenetische Scores (PRS, TGS) kombiniert mit weiteren Daten (Metabolomik, Mikrobiom) bieten bessere individuelle Einschätzungen.

Fitnessgenetik liefert wichtige Einblicke in Leistung, Anpassung und Regeneration. Gene wie *ACTN3*, *NOS3*, *MCT1* oder *HFE* prägen Schnellkraft, Ausdauer und Verletzungsanfälligkeit maßgeblich. Doch Umwelt, Training, Ernährung und mentale Stärke bleiben entscheidend. Die Zukunft liegt in der Integration genetischer Daten für maßgeschneiderte Trainings- und Ernährungspläne.

Auf einen Blick – Fitnessgenetik

Etwa zwei Drittel der sportlichen Leistungsfähigkeit sind genetisch beeinflusst. Gene steuern nicht nur Kraft und Ausdauer, sondern auch Erholung, Verletzungsrisiko, Stressverarbeitung und Stoffwechselprozesse. Ziel der Fitnessgenetik ist es, durch individuelle Trainings- und Ernährungsstrategien optimale Voraussetzungen für Leistung und Gesundheit zu schaffen – das sogenannte Präzisionstraining.

- Wichtige Leistungsmarker: VO_2max und Laktat
  - VO_2max misst die maximale Sauerstoffaufnahme und hängt von Lunge, Herz, Blut und Muskelstoffwechsel ab.
  - Laktatwerte geben Hinweise auf Ausdauerfähigkeit. Dieser Parameter wird genetisch mitbestimmt.
- Gene, die den Sauerstofftransport beeinflussen
  - *NOS3* (rs1799983, rs2070744): reguliert Stickstoffmonoxid, beeinflusst Gefäßweite und Blutdruck. T-Allel fördert Ausdauer und Kraft, TT-Genotyp kann Hypertonie begünstigen.
  - *BDKRB2* (rs5810761): steuert Gefäßerweiterung; −9-Variante könnte Ausdauervorteile bringen, Studien uneinheitlich.
  - *HFE* (rs1799945): verbessert Eisenverwertung und Hämoglobin, G-Allel bei Ausdauersportlern häufiger.
- Laktattransport und Muskelstoffwechsel
  - *MCT1* (rs1049434): transportiert Laktat. T-Allel mit niedrigeren Laktatwerten, mit höherem VO_2max und besserer Ausdauerleistung assoziiert, je nach Ethnie unterschiedlich.
- Oxidativer Stress und Anpassung

- Intensive Belastung erzeugt reaktive Sauerstoffspezies (ROS), die Muskeln schaden, aber auch Anpassungen fördern.
- GPX1 (rs1050450): TT-Genotyp mit reduzierter antioxidativer Aktivität
- CAT, SOD2, GST: wichtige antioxidative Enzyme mit genetischen Varianten, die Trainingsanpassung beeinflussen

- Muskelkraft, Schnelligkeit und Verletzungsrisiko
  - *ACTN3* (rs1815739 R577X): codiert für α-Actinin-3 in schnell zuckenden Fasern
  - RR/RX: bessere Sprint- und Kraftleistung, stärkere Trainingsanpassung, geringeres Verletzungsrisiko
  - XX: weniger Schnellkraft, potenziell bessere Ausdaueranpassung, höheres Verletzungsrisiko
  - Trainingsempfehlung: XX-Träger profitieren von geringerer Intensität und mehr Wiederholungen.
- Verletzungsanfälligkeit: Vitamin D und Bindegewebe
  - *VDR*-Gen: Variationen beeinflussen Muskelkraft und Ermüdungsbruchrisiko. Wichtig bleibt der 25(OH)-Vitamin-D-Spiegel.
  - *COL1A1* (rs1107946 u. a.): codiert für Kollagen Typ I, beeinflusst Muskelsteifigkeit und Knochendichte mit gegensätzlichen Effekten auf Verletzungen.
- Polygenetische Scores kombiniert mit Daten wie Metabolomik und Mikrobiom ermöglichen genauere Einschätzungen als Einzelgene; Umwelt und Training bleiben entscheidend.

Die Literaturstellen zu diesem Kapitel finden Sie in der Literaturliste unter den Nummern: 641–657.

Detox-Genetik

Unsere Gene steuern, wie gut wir Schadstoffe abbauen. Detox-Genetik zeigt, warum manche Menschen empfindlicher auf Umweltgifte reagieren als andere.

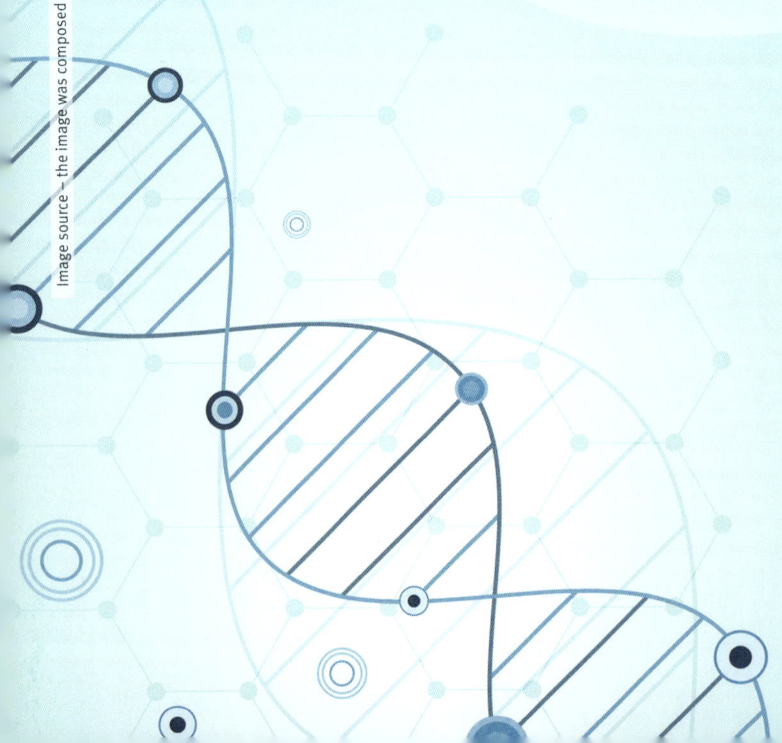

Phase-I- und -II-Enzyme: genetische Steuerung der Biotransformation

Wie gut unser Körper entgiftet, beeinflusst unsere Gesundheit und wie fit wir uns fühlen.

Unser Körper ist täglich einer Vielzahl von Schadstoffen ausgesetzt – aus der Luft, über die Haut oder durch die Nahrung. Um diese zu entschärfen, läuft die körpereigene Entgiftung (Biotransformation) in zwei Schritten ab: Phase I und Phase II. Im ersten Schritt werden durch chemische Reaktionen wie Oxidation (Anlagerung von Sauerstoff), Reduktion (Aufnahme von Elektronen) oder Hydrolyse (Aufspaltung durch Wasser) bestimmte Gruppen wie –OH, –COOH, $–NH_2$ oder –SH in die Schadstoffmoleküle eingebaut. Die Moleküle werden in Phase 1 reaktiver, in Phase 2 wasserlöslich und können leichter aus dem Körper ausgeschieden werden.

Die Enzyme der Phase I und II sind nicht nur entscheidend für die Entgiftung von Umweltstoffen, sondern spielen auch eine zentrale Rolle im Arzneimittelstoffwechsel. Letzteres wird vor allem im Kapitel Pharmakogenetik (S. 154) ausführlich behandelt.

Phase I: Aktivierung von Fremdstoffen durch CYP-Enzyme

Ohne dass Sie es vielleicht bemerkt haben, sind Cytochrome (CYP) bereits mehrfach in den vorherigen Kapiteln aufgetaucht. Diese Cytochrome sind typische und häufige Phase-I-Enzyme und unverzichtbar, wenn es um Entgiftung (Biotransformation) und Arzneimittelstoffwechsel geht. Wie schon im Kapitel Nutrigenetik (S. 78) erwähnt, sind solche Enzyme auch am Abbau von Substanzen wie Koffein beteiligt. Damit Sie einen schnellen Überblick bekommen, zeigt das folgende Schema, welche Enzyme zu welcher Stoffwechselphase gehören. Viele, darunter auch wichtige Phase-II-Enzyme wie die Glutathion-S-Transferasen, sind Ihnen bereits bekannt (siehe Abbildung S. 130).

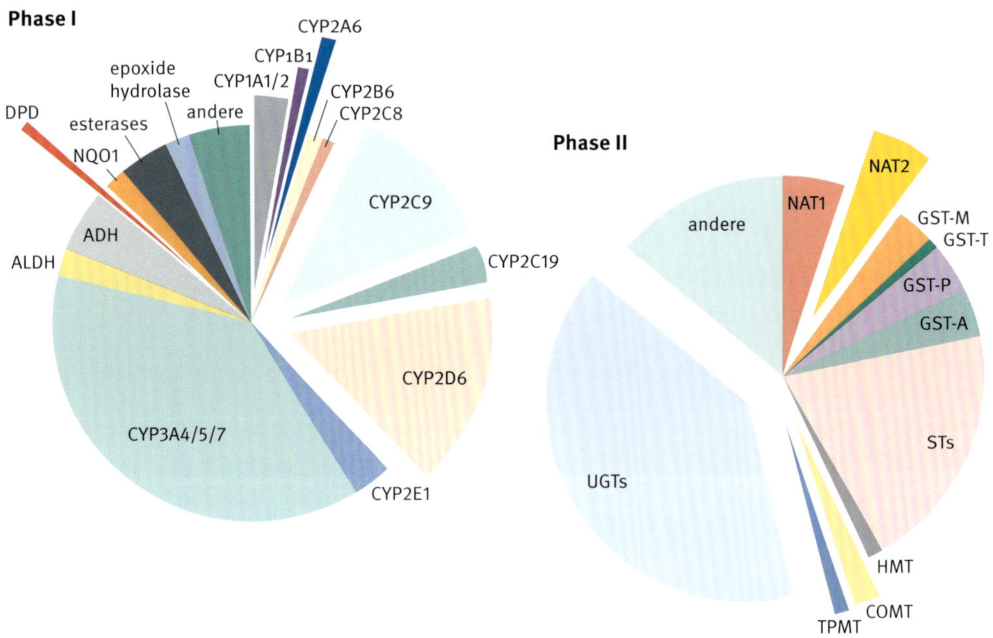

Daten basieren auf Evans, W. E., & Relling, M. V. (1999). Pharmacogenomics: translating functional genomics into rational therapeutics. Science (New York, N.Y.), 286(5439), 487–491.

Enzyme der Phasen I und II

In vielen Fällen bereiten die Reaktionen der Phase I das Molekül so vor, dass es in Phase II mit einer körpereigenen Substanz verbunden werden kann. Bei den meisten Arzneimitteln werden die lipophilen, also fettlöslichen Zentren während der Biotransformation in hydrophile – wasserlösliche – Substanzen umgewandelt, wodurch sie leichter über den Urin oder die Galle ausgeschieden werden können.

Das Cytochrom-P450-System (CYP) besteht aus vielen Enzymen, die Medikamente abbauen und so deren Ausscheidung ermöglichen. Einige CYP-Enzyme wie CYP1A2, CYP2C9, CYP2D6 und CYP3A4 sind für den Abbau der meisten Medikamente zuständig.

Genetische Unterschiede in diesen Enzymen beeinflussen, wie schnell oder langsam jemand Medikamente verstoffwechselt, was Auswirkungen auf Wirkung und Nebenwirkungen haben kann.

Bestimmte genetische Varianten der CYP-Enzyme kommen in verschiedenen Bevölkerungsgruppen unterschiedlich häufig vor. Besonders die Varianten bei CYP2D6, CYP2A6 und CYP2B6 zeigen diese Unterschiede. Das ist wichtig, weil es erklärt, warum Menschen aus unterschiedlichen Regionen unterschiedlich auf Medikamente reagieren können.

Die Unterschiede beruhen oft auf bestimmten genetischen Veränderungen – sogenannten SNPs, die Sie schon kennen –, die die Aktivität der Enzyme beeinflussen können.

Es gibt zwei Arten:

- Synonyme SNPs: Sie verändern die DNA, aber nicht die Aminosäurenfolge des Proteins. Das bedeutet, das Protein bleibt meist gleich, aber manchmal können die SNPs trotzdem seine Funktion beeinflussen.
- Nicht synonyme SNPs: Diese verändern die Aminosäurefolge und können dadurch die Funktion des Proteins direkt verändern.

Außerdem können Teile von *CYP450*-Genen ganz fehlen (Deletionen), was dazu führt, dass das Enzym gar nicht mehr funktioniert.

Bedeutung der Phase-I-Enzyme CYP1A1 und CYP1A2

Die Enzyme CYP1A1 und CYP1A2 helfen dabei, schädliche Stoffe im Körper abzubauen:

- CYP1A1 arbeitet hauptsächlich in der Lunge, der Brust und im Magen-Darm-Trakt.
- CYP1A2 ist vor allem in der Leber aktiv.

Diese Enzyme bauen Umweltgifte ab, die z. B. im Zigarettenrauch oder bei der Zubereitung von Fleisch entstehen können. Einige dieser Stoffe sind erst nach der Umwandlung durch CYP1A1 wirklich schädlich und können das Krebsrisiko erhöhen.

Neben Umweltgiften verstoffwechseln diese Enzyme auch bestimmte Medikamente und Substanzen wie Koffein oder Theophyllin, ein Medikament, das hauptsächlich zur Behandlung von Atemwegserkrankungen wie Asthma oder chronisch-obstruktiver Lungenerkrankung (COPD) eingesetzt wird.

Diese Stoffe regen CYP1A1 an:

- polyzyklische aromatische Kohlenwasserstoffe (z. B. in Zigarettenrauch)
- Tetrachlordibenzodioxine (bestimmte Umweltgifte)
- heterozyklische Amine (entstehen beim Braten von Fleisch)

Diese Stoffe hemmen oder verringern CYP1A1

- Flavonoide, die in Beeren, Kakao und grünem Tee, Obst und Gemüse vorkommen
- Hesperetin, ein Stoff in Limetten und süßen Orangen
- bestimmte Arzneimittel wie Fluorochinone und Makrolide

Das Enzym CYP1A2 in der Leber wird durch bestimmte Schadstoffe, wie Benzpyrene und andere chemische Verbindungen aus Umweltverschmutzung oder Rauch, aktiviert. Wie stark dieses Enzym arbeitet, ist von Mensch zu Mensch unterschiedlich – das kann beeinflussen, wie hoch das Krebsrisiko nach Kontakt mit solchen Stoffen ist. Etwa 10 % der hellhäutigen Europäer haben eine genetische Veranlagung, bei der dieses Enzym stärker aktiviert wird. Rauchen ist einer der größten vermeidbaren Faktoren, die Krebs verursachen können, besonders Lungenkrebs. Etwa 90 % der Lungenkrebsfälle stehen mit Rauchen in Zusammenhang. Trotzdem bekommen nicht alle Raucher Lungenkrebs. Das liegt möglicherweise daran, dass manche Menschen Gene haben, die helfen, die schädlichen Stoffe im Tabakrauch besser abzubauen. Dazu gehören Enzyme wie das CYP1A1 und weitere Schutzsysteme im Körper. Wenn das Enzym CYP1A1 durch bestimmte Schadstoffe stärker aktiviert wird, kann das Risiko für Lungenkrebs steigen.

Es wurden zahlreiche Studien zum Zusammenhang zwischen *CYP1A1*-Gen und Polymorphismen und dem Risiko der Entwicklung von Brust-, Lungen-, Darm-, Schilddrüsen-, Speiseröhren-, Magen-,

Darm-, Nieren-, Gebärmutterhals- und Kehlkopfkrebs veröffentlicht. Die Ergebnisse sind jedoch zum Teil widersprüchlich und umstritten.

Genetische Varianten von *CYP1A1* und *CYP1A2*

CYP1A1

Es wurden eine Reihe von Polymorphismen im *CYP1A1*-Gen untersucht. CYP1A1*2A kommt bei etwa 5% und CYP1A1*2B bei 3% der hellhäutigen Europäer vor. CYP1A1*2C, CYP1A1*3 und weitere Allele wie CYP1A1*4 sind bei hellhäutigen Europäern selten. Die Kombination aus zwei dieser Varianten wird als CYP1A1*2B bezeichnet. Die nachfolgenden Varianten wurden am häufigsten im Zusammenhang mit dem Risiko für verschiedene Krebserkrankungen untersucht.

rs1799814

Diese Variante wurde mit einem erhöhten Risiko für Lungenkrebs in Verbindung gebracht. In bestimmten Bevölkerungsgruppen steht sie außerdem im Zusammenhang mit einem höheren Risiko für Gebärmutterhalskrebs.

rs1048943

Dieser Polymorphismus kommt in asiatischen Populationen relativ häufig vor (18% bis 25%). Er wurde ebenfalls mit einem erhöhten Risiko für Lungenkrebs in Verbindung gebracht.

Daneben wirkt diese Variante offenbar auch als Risikofaktor für Brustkrebs, vor allem bei Raucherinnen. Außerdem wurde diese Variante in Studien bei 100% der Fälle von Kehlkopfkrebs gefunden, während sie bei rund 17% der gesunden Personen vorkam. Bei Rauchern ist diese Variante außerdem mit einem höheren Risiko für Mund- und Rachenkrebs verbunden.

rs4646903

Der Polymorphismus rs4646903 im *CYP1A1*-Gen wird mit einem erhöhten Risiko für koronare Herzkrankheiten in Verbindung gebracht, vor allem bei jüngeren Betroffenen. Außerdem zeigt diese Variante eine erhöhte Anfälligkeit für chronisch-lymphatische Leukämie und Lungenkrebs.

Zwar gibt es Hinweise, dass bestimmte Varianten von *CYP1A1* mit einem höheren Risiko für Herzkrankheiten und verschiedene Krebsarten zusammenhängen, doch die Studienergebnisse sind bisher nicht einheitlich. Sehr interessant sind tierexperimentelle Studien, bei denen CYP1A1 eine schützende Wirkung auf die DNA hatte. Das könnte daran liegen, dass CYP1A1 in der Darmschleimhaut hochaktiv ist und dadurch schädliche Stoffe wie Benzpyren nicht oder weniger in den Blutkreislauf gelangen. Wie genau das passiert, ist aber noch nicht geklärt. Erste Untersuchungen deuten außerdem darauf hin, dass genetische Varianten je nach Geschlecht unterschiedlich wirken können.

Besonders spannend ist die Erkenntnis, dass der CYP1A1*2A-Polymorphismus möglicherweise vorhersagen kann, wie gut Patienten mit nicht kleinzelligem Lungenkrebs auf bestimmte Behandlungen mit Tyrosinkinase-Inhibitoren ansprechen. Solche genetischen Informationen könnten in Zukunft dabei helfen, Krebsbehandlungen besser auf den einzelnen Patienten abzustimmen.

CYP1A2

Die Aktivität von *CYP1A2* hängt von der genetischen Variante (Haplotyp) ab – manche

Menschen bauen die Stoffe schneller, andere langsamer ab.

Induktoren (Aktivatoren) von CYP1A2 sind u. a.:
- Rosenkohl und Brokkoli
- Johanniskraut
- Medikamente wie Modafinil, Phenobarbital
- Zigarettenrauch

Häufige CYP1A2-Varianten sind:
- CYP1A2*1A (Referenztyp)
- CYP1A2*1F (schnelle Enzymvariante)
- CYP1A2*1C und *1K (langsame Enzymvarianten)
- *CYP1A2* beeinflusst den Abbau von 3–9 % aller wichtigen Medikamente, z. B. Paracetamol, aber auch Koffein und Theophyllin.

Je nach Variante kann das Risiko für Nebenwirkungen oder verringerte Wirksamkeit von Medikamenten steigen. Rauchen erhöht die Aktivität von CYP1A2, sodass manche Medikamente schneller abgebaut werden und höhere Dosen nötig sind. Hoher Koffeinkonsum hemmt CYP1A2, was eine niedrigere Medikamentendosis erforderlich machen kann. Die genaue Bedeutung der verschiedenen Varianten ist aber insgesamt noch nicht vollständig geklärt.

CYP1A1 und CYP1B1 bei Krebs

Diese Enzyme unterscheiden sich in ihrer Aktivität in gesundem Gewebe und Tumorgewebe. Bestimmte natürliche Stoffe wie Flavonoide und Stilbenoide wie Resveratrol (z. B. in Rotwein, Traubenschalen und Erdnüssen) oder Combretastatin A4 können diese Enzyme beeinflussen und haben antitumorale Eigenschaften.

Combretastatin A4 ist ein natürlicher Wirkstoff, der aus der Rinde afrikanischer Combretum-Bäume gewonnen wird. Besonders spannend ist seine Wirkung auf die Blutgefäße von Tumoren: Es kann diese Gefäße gezielt blockieren und dadurch die Versorgung der Krebszellen mit Sauerstoff und Nährstoffen unterbrechen. Das führt dazu, dass die Tumorzellen absterben. Aus diesem Grund wird Combretastatin A4 in der Krebsforschung intensiv untersucht und gilt als vielversprechender Wirkstoff für neue Krebstherapien, speziell als sogenannter vaskulärer Disruptor. Der Wirkstoff ist in Deutschland aber nicht als Arzneimittel zugelassen und wird auch nicht frei verkauft. Zukünftig könnten solche Stoffe aber je nach CYP1A2-Haplotyp als gezielte Krebsmedikamente eingesetzt werden.

CYP2A6 – wichtig für den Arzneimittelabbau

Dieses Enzym spielt eine zentrale Rolle im Abbau von Arzneimitteln und wird vor allem in der Leber gebildet. Seine genetischen Varianten sowie Substanzen, die es hemmen oder aktivieren, werden ausführlich im Kapitel zur Pharmakogenetik (S. 154) behandelt. Dort finden Sie auch eine Einführung in die verschiedenen Metabolisierertypen – von schlechten über intermediäre bis hin zu schnellen und ultraschnellen Verstoffwechslern – sowie eine Erklärung der sogenannten Aktivitätsscores. Besonders bei den schlechten Metabolisierern stehen die Haplotypen CYP2D6*3, *4, *5 und *6 im Fokus. Ich empfehle Ihnen daher, zunächst dieses Kapitel zu lesen, bevor Sie hier weiterlesen.

Wie die Gene beeinflussen, ob Rauchen süchtig macht – und wie man gezielt gegensteuern kann

Die Entgiftung von Schadstoffen aus dem Tabakrauch erfolgt über mehrere Enzyme – darunter CYP1A1, CYP1A2, verschiedene GSTs und NAT. Doch das ist nur ein Teil des komplexen Geschehens.

Dass Rauchen schädlich ist, weiß heute jedes Kind: Es begünstigt Herz-Kreislauf-Erkrankungen, schädigt die Atemwege und erhöht das Risiko für viele Krebsarten. Trotzdem fällt es vielen langjährigen Rauchern schwer, aufzuhören. Selbst mit Nikotinersatztherapien wie Pflastern oder Kaugummis sind die Erfolgsaussichten oft mäßig. Warum? Etwa 80% des Nikotins werden über das Enzym CYP2D6 abgebaut. Zudem ist längst belegt, dass bestimmte Varianten des *CYP2A6*-Gens das Rauchverhalten und das Risiko für Lungenkrebs beeinflussen.

Wer Nikotin langsam abbaut (langsamer Metabolisierer), hat länger einen stabilen Nikotinspiegel im Blut – braucht also seltener eine Zigarette. In dieser Gruppe wirkt die Nikotinersatztherapie meist gut, da der Nikotinspiegel durch das Pflaster lange aufrechterhalten wird.

Ganz anders bei den schnellen Metabolisierern: Sie bauen Nikotin blitzschnell ab, der Spiegel im Blut fällt rasch – und der Griff zur nächsten Zigarette lässt nicht lange auf sich warten. Kettenrauchen ist bei ihnen oft genetisch vorprogrammiert. Diesen Mechanismus zu verstehen, eröffnet neue therapeutische Wege.

Ein therapeutischer Ansatz, um im Endeffekt eine Raucherentwöhnung zu erreichen, ist deshalb die Entwicklung von CYP2A6-Hemmern, die den Nikotinspiegel langsamer abfallen lassen, vor allem wirksam bei schnellen Metabolisierern. Ein besonders interessanter Ansatz ist, dazu natürlich vorkommende Verbindungen zu nutzen. In einer aktuellen Studie wurden 105 natürliche Verbindungen (S. 135) identifiziert, die CYP2A6 hemmend beeinflussen können, sogar um bis zu 80%.

Diese Verbindungen wirken nicht direkt wie Medikamente, könnten aber langfristig Einfluss auf die Nikotinaufnahme und das Rauchverhalten haben – vor allem bei Menschen, die genetisch bedingt Nikotin besonders schnell abbauen. Diese Stoffe sind nicht toxisch und könnten künftig helfen, genetisch bedingte Nikotinsucht besser zu behandeln.

Dass diese Stoffe in so vielen Lebensmitteln vorkommen, macht es eigentlich sehr einfach, eine entsprechende »Raucherentwöhnungsstrategie« im täglichen Leben umzusetzen. Viele der natürlichen CYP2D6-Hemmer haben darüber hinaus weitere gesundheitsfördernde Eigenschaften. Sie wirken z.B. antioxidativ, entzündungshemmend, entgiftend oder stärken das Herz-Kreislauf- und Immunsystem.

Auch Rezeptoren beeinflussen das Rauchverhalten

Neben dem Enzym CYP2D6 spielen auch bestimmte Acetylcholinrezeptoren im Gehirn eine Rolle beim Rauchverhalten. Sie beeinflussen, wie stark Nikotin wirkt und wie abhängig jemand davon wird.

CYP2A6-Hemmer

Stoffgruppe	Beispiele
Isothiocyanate	Brokkoli, Kohlrabi, Senf, Kresse, Rucola (scharfe Senföle aus Kreuzblütlern)
Terpene	Rosmarin, Thymian, Salbei, Pfefferminze, Zitrusschalen (ätherische Öle)
Alkaloide	grüner Tee, schwarzer Tee, Mohn, Pfeffer, Kaffee, Mate
Flavonoide (z. B. Myricetin)	Beeren, Trauben, Zwiebeln, grüner Tee, Äpfel
Furanocumarine/Psoralen	Grapefruit, Sellerie, Pastinaken, Feigen
1,4-Naphthochinone	Schwarze Walnuss, Aloe, Rhabarberwurzel
Propylamine	einige sekundäre Pflanzenstoffe (nicht in gängigen Lebensmitteln benannt)
Triazole	kommen eher in Arzneipflanzen oder Pilzen vor (z. B. Reishi, pharmazeutisch)
Cumarine	Zimt, Waldmeister, Liebstöckel, Lavendel, Angelikawurzel
Thiophene	Ringelblume, Tagetes, Fenchel
Hirsutinoide	tropische Heilpflanzen (z. B. Uncaria hirsuta, für Laien kaum relevant)
Organoschwefelverbindungen	Knoblauch, Zwiebeln, Lauch, Bärlauch
Benzaldehyde	Bittermandeln, Marzipan, Kirschkerne
Cannabidiol-Derivate	Hanfprodukte, insbesondere CBD-Öl
Benzodioxole	Muskat, Pfeffer, Safrol (z. B. in Sassafras – heute kaum noch verwendet)

Auch Medikamente greifen in diesen Prozess ein: Einige Wirkstoffe hemmen gezielt das Enzym CYP2D6 und könnten so den Nikotinabbau verlangsamen – was therapeutisch genutzt werden kann (mehr dazu im Kapitel Pharmakogenetik, S. 154). Umgekehrt gibt es auch Medikamente, die CYP2D6 anregen (induzieren), was den Nikotinabbau beschleunigt – und damit den Suchtdruck erhöhen kann. Zu diesen Wirkstoffen zählen z. B. Rifampicin, Dexamethason und Phenobarbital – sie sollten bei einer Raucherentwöhnung möglichst gemieden werden.

CYP2D6 ist nicht nur für den Abbau von Nikotin zuständig, sondern auch an der Aktivierung potenziell krebserregender Umweltgifte beteiligt – z. B. Nitrosamine aus Tabak oder gepökelten Lebensmitteln sowie Aflatoxin B1, das in verdorbenen Nüssen oder Getreide vorkommen kann.

Auch das verwandte Enzym CYP2A6 spielt hier eine Rolle. Es verarbeitet u. a. Nitrosamine aus dem Tabakrauch, aber auch Substanzen wie Valproinsäure, Herbizide (z. B. 2,6-Dichlorobenzonitril), Nitrophenol und Cumarin, das natürlich in einigen Pflanzen vorkommt. Diese Enzyme können also auch Umweltgifte oder Schadstoffe aus der Nahrung in krebserregende Substanzen umwandeln – was das Risiko zusätzlich erhöhen kann.

CYP2B6 – ein unterschätztes Enzym mit großer Bedeutung

Das Enzym CYP2B6 ist dafür bekannt, eine Vielzahl von Medikamenten sowie Xenobiotika (körperfremde Stoffe wie Umweltgifte oder Chemikalien) abzubauen.

Obwohl dieses Buch kein pharmakogenetisches Fachbuch ist, lohnt sich ein kurzer Blick auf die wichtigsten Punkte:

- Es gibt zahlreiche genetische Varianten (Polymorphismen), die dazu führen, dass CYP2B6 bei manchen Menschen langsamer oder schneller arbeitet.
- Zudem kann die Aktivität des Enzyms durch bestimmte Substanzen gehemmt oder angeregt werden (Inhibitoren bzw. Induktoren).
- Beim Menschen wurde festgestellt, dass CYP2B6 im Gehirn von Rauchern in erhöhten Konzentrationen vorkommt. In einer experimentellen Tierstudie konnte sogar gezeigt werden, dass Nikotin gezielt die CYP2B-Aktivität im Gehirn von Ratten anregt, ohne dabei das Enzym in der Leber zu beeinflussen. Das weist darauf hin, dass CYP2B6 auch im Nikotin-Stoffwechsel eine Rolle spielt, insbesondere im zentralen Nervensystem.

Auch bei bestimmten Medikamenten spielt CYP2B6 eine entscheidende Rolle, z. B. beim Abbau von:

- Cyclophosphamid, Ifosphamid und Irinotecan (Krebsmedikamente)
- Propofol (ein kurzwirksames Narkosemittel)
- Efavirenz (ein HIV-Medikament)

Für einige dieser Wirkstoffe gibt es bereits genotypbasierte Dosisempfehlungen, die in den Leitlinien von CPIC (Clinical Pharmacogenetics Implementation Consortium) und DPWG (Dutch Pharmacogenetics Working Group) nachzulesen sind.

Genetik von *CYP2B6*

Ein besonders wichtiger genetischer Marker im *CYP2B6*-Gen ist der SNP rs2279343 (auch bekannt als c.785A>G oder K262R).

Je nachdem, welche Variante jemand trägt, ergeben sich unterschiedliche Stoffwechseltypen.

Langsame Metabolisierer (Poor Metabolizer):

- haben eine reduzierte Enzymaktivität,
- sie bauen Medikamente und Umweltgifte langsamer ab, was zwei Konsequenzen hat:
  - geringere Entgiftungsleistung für Schadstoffe
  - niedrigere Medikamentendosen sind oft ausreichend

Zu den entsprechenden Genvarianten gehören die Allele: CYP2B6*6 bis *9, *13, *18 bis *20, *26 und *28.

Schnelle Metabolisierer:
- tragen z. B. das CYP2B6*4-Allel.
- Sie haben eine erhöhte Enzymaktivität, was dazu führen kann, dass Medikamente zu schnell abgebaut und dadurch weniger wirksam sind.

Auf einen Blick – Phase-I-Entgiftung

- Phase I leitet die Entgiftung ein, indem sie fettlösliche Stoffe chemisch verändert (»aktiviert« oder »reaktiv macht«).
- Hauptakteure sind Cytochrom-P450-Enzyme (CYP) – besonders CYP1A1, CYP1A2, CYP2A6, CYP2B6, CYP2D6, CYP2E1, CYP3A4.
- Die Aktivität dieser Enzyme wird durch genetische Varianten (SNPs) beeinflusst.
- Varianten können die Entgiftungsleistung stark erhöhen, verringern oder ganz aufheben.
- Einige Menschen sind daher Schnell-, Normal- oder Langsam-Metabolisierer bestimmter Substanzen.
- Phase I kann auch reaktive Zwischenprodukte erzeugen, die zellschädigend wirken – besonders, wenn Phase II nicht gut nachkommt.
- Ethnische Unterschiede in der Häufigkeit bestimmter Varianten erklären unterschiedliche Medikamentenwirkungen. Beispiele: CYP2D6 (z. B. für Schmerzmittel), CYP1A1/CYP1A2 (Rauchen, Kaffee), CYP2A6 (Nikotin), CYP2E1 (Alkohol).

Die Literaturstellen zu diesem Kapitel finden Sie in der Literaturliste unter den Nummern: 658–686.

Phase II: Wie Ihr Körper Schadstoffe wasserlöslich macht

Phase-II-Enzyme machen Schadstoffe harmlos und ausscheidbar. Wie gut das gelingt, hängt auch von Ihren Genen ab – mit teils spürbaren Unterschieden.

Die Enzyme dieser Phase sorgen dafür, dass zuvor aktivierte Substanzen durch Bindung wasserlöslich werden – erst dann kann der Körper sie ausscheiden. Wenn diese Prozesse nicht reibungslos funktionieren, kann das schwerwiegende Folgen haben. Mögliche Beschwerden oder Erkrankungen reichen von Migräne, chronischer Erschöpfung und Rheuma über multiple Chemikaliensensitivität bis hin zu Demenz oder Krebs.

In Phase I werden viele Fremdstoffe zunächst umgewandelt – dabei können aber toxische Zwischenprodukte entstehen. Diese müssen schnell in Phase II weiterverarbeitet und ausgeschieden werden. Ist Phase II überlastet oder genetisch beeinträchtigt, reichern sich diese giftigen Zwischenstufen an – mit möglichen gesundheitlichen Folgen. Genetische Unterschiede (Polymorphismen) können aber sowohl in Phase I als auch in Phase II dazu führen, dass bestimmte Enzyme schlechter oder gar nicht funktionieren. Das kann die Entgiftungsleistung individuell stark beeinflussen.

In Phase II gibt es verschiedene Entgiftungswege wie Glucuronidierung, Sulfatierung, Methylierung oder Acetylierung. Die beteiligten Enzyme – sogenannte Transferasen – binden Schadstoffe an körpereigene Moleküle, damit diese wasserlöslich und ausscheidbar werden.

Die Tabelle (S. 139) fasst die wichtigsten Reaktionstypen der Phase II mit ihren zugehörigen Enzymen zusammen. Für frei erhältliche Lifestyle-Gentests sind vor allem COMT, NAT2 sowie die Glutathion-S-Transferasen relevant. Sie geben Hinweise auf individuelle Unterschiede bei Entgiftung, Stressverarbeitung und Umweltbelastung. Die übrigen Enzyme sind vor allem für die medizinische und pharmakogenetische Forschung von Bedeutung.

Zentrale Enzyme und Reaktionsarten der Phase-II-Entgiftung

Reaktion	Enzym
Methylierung	COMT
Acetylierung	NAT2
Glutathion-Konjugation	GSTM1, GSTT1

Einige dieser Zusammenhänge – insbesondere die Rolle der Glutathion-S-Transferasen – möchte ich im Folgenden näher erläutern.

Was genetische Unterschiede in der Entgiftung bedeuten können

Menschen mit bestimmten genetischen Varianten (Polymorphismen) in den Genen, die für Entgiftungsenzyme codieren, können Umweltgifte schlechter abbauen oder Medikamente anders verstoffwechseln als erwartet. Das kann dazu führen, dass Medikamente weniger wirksam sind oder verstärkt Nebenwirkungen verursachen.

Genetische Tests können helfen, die individuelle Entgiftungskapazität besser einzuschätzen. Oft kann ein Enzymsystem die Arbeit eines anderen teilweise ausgleichen. Problematisch wird es dann, wenn mehrere Enzymsysteme gleichzeitig eingeschränkt sind – in solchen Fällen kann der Körper die Belastung nicht mehr ausreichend kompensieren.

Doch es gibt auch Möglichkeiten zur Unterstützung. Einige Enzyme lassen sich gezielt durch bestimmte Substanzen induzieren, also in ihrer Aktivität anregen.

Dazu zählen:

- Sulforaphan aus Brokkoli und anderen Kreuzblütlern – regt Phase-II-Enzyme (v. a. GSTs) an
- Curcumin (aus Kurkuma) – wirkt modulierend auf mehrere Entgiftungsenzyme
- grüner Tee (EGCG), Kaffee und Knoblauch – aktivieren u. a. CYPs und GSTs
- Quercetin (z. B. in Zwiebeln und Äpfeln) – induziert Phase-I- und Phase-II-Enzyme
- Bewegung und Hitzereize (z. B. Sauna) – fördern die körpereigene Entgiftung über Enzymaktivierung und Durchblutung

Wer weiß, dass er genetisch bestimmte Enzyme nur eingeschränkt bildet, kann durch gezielte Ernährung und Lebensstilmaßnahmen die Entgiftungskapazität oft spürbar unterstützen – allerdings individuell unterschiedlich und am besten ärztlich oder therapeutisch begleitet.

Glutathion-S-Transferasen (GST)

Neben den oben erwähnten Prozessen der Sulfatierung, Acetylierung, Methylierung sowie Glucuronidierung ist die Glutathion-Konjugation ein außerordentlich wichtiger Schritt der Biotransformation von Xenobiotika (Karzinogene, Arzneimittel, Umweltgifte) und verschiedener endogener Verbindungen (z. B. reaktive Sauerstoffspezies). Glutathion S-Transferasen sind Enzyme, die Glutathion an körpereigene und körperfremde Substanzen binden, um eine erhöhte Wasserlöslichkeit zur Ausscheidung dieser Stoffe zu erreichen. Damit wird die toxische Wirkung der reaktiven Verbindungen auf

Zellbestandteile (Proteine, Nukleinsäuren) verringert.

Genetische Varianten der Glutathion-S-Transferasen (GST)

Die wichtigsten Vertreter dieser Enzymfamilie sind GSTM1, GSTT1 und GSTP1. Sie spielen eine zentrale Rolle bei der Phase-II-Entgiftung, indem sie schädliche Stoffwechselprodukte, Medikamente und Umweltgifte neutralisieren. Bestimmte genetische Varianten können die Aktivität ihrer Enzyme erheblich beeinflussen oder ganz ausschalten. Das hat nicht nur Auswirkungen auf die körpereigene Entgiftung, sondern auch auf das Risiko für bestimmte Erkrankungen – besonders bei gleichzeitiger Belastung durch Schadstoffe oder Medikamente.

GSTM1

Bei etwa 40–60 % der europäischen Bevölkerung fehlt dieses Enzym aufgrund einer sogenannten homozygoten Deletion (Null-Genotyp).

Die Folge:

- eingeschränkte Entgiftung von Karzinogenen, Umweltgiften und Arzneimitteln
- erhöhte Anfälligkeit für Zellschäden bei Umweltbelastung
- gesteigertes Risiko für Prostata-, Lungen-, Rektum-, Darm- und Leberkrebs
- mögliche Zusammenhänge mit Herz-Kreislauf-Erkrankungen, Diabetes, Lungenerkrankungen und systemischer Sklerose

Auch die Verstoffwechselung bestimmter Chemotherapeutika ist betroffen: Fehlt GSTM1, kann es zu erhöhter Lebertoxizität kommen – vor allem bei gleichzeitigen Varianten in anderen Entgiftungsenzymen wie NAT2.

GSTT1

Diese Variante fehlt bei 15–25 % der Europäer und rund 50 % der Asiaten. GSTT1 ist u. a. an der Entgiftung halogenierter Kohlenwasserstoffe, Organophosphate, Epoxide und von Methylbromid beteiligt und spielt auch bei der Aktivierung von Chemotherapeutika wie Doxorubicin oder Cyclophosphamid eine Rolle.

Der Null-Genotyp wird mit einem erhöhten Risiko für verschiedene Krebsarten assoziiert, darunter Brust-, Leber-, Gebärmutterhals-, Lungen- und Kopf-Hals-Karzinome sowie chronisch-myeloische Leukämie (CML). In Kombination mit GSTM1-Null kann auch das Risiko für Bluthochdruck und Lungenfibrose bei COPD steigen.

GSTP1

Im Gegensatz zu GSTM1 und GSTT1 sind hier keine Deletionen relevant, sondern funktionelle Polymorphismen – vor allem:

- rs1695 (Ile105Val)
- rs1138272 (Ala114Val)

Diese beeinflussen die Aktivität des Enzyms, seine Substratspezifität und Stabilität. GSTP1 ist u. a. am Abbau von Chemotherapeutika wie Ifosfamid, Busulfan und Chlorambucil beteiligt. Studien zeigen Assoziationen mit Brust-, Prostata- und Darmkrebs, aber auch mit Asthma, Typ-2-Diabetes, Herz-Kreislauf-Erkrankungen und Helicobacter-pylori-bedingter Gastritis.

Interessant: Die Auswirkungen bestimmter (negativer) Polymorphismen können durch den Verzehr von Kreuzblütlern abgemildert werden.

Aus umweltmedizinischer Sicht ist es besonders problematisch, wenn mehrere

GST-Enzyme gleichzeitig in ihrer Funktion eingeschränkt sind – etwa GSTM1, GSTT1 und GSTP1. Kritisch wird es vor allem bei zusätzlicher Belastung durch Umweltgifte, Medikamente oder chronischen Stress. In solchen Fällen steigt die Wahrscheinlichkeit für Zellschäden und Erkrankungen deutlich. Die Entgiftungsleistung kann dann meist nur teilweise kompensiert werden – oft durch eine erhöhte Funktion der verbleibenden Enzyme.

Zusammenhang mit Erkrankungen

Erkrankungen, die mit GST-Polymorphismen in Verbindung stehen könnten, sind

- Tumorerkrankungen,
- neurologische Erkrankungen (Morbus Alzheimer, Parkinson-Erkrankung, Epilepsie)
- kardiovaskuläre Erkrankungen
- Diabetes Typ 2
- Lebererkrankungen (Fettleber, Hepatitis, Leberzirrhose, Leberkarzinom)

Außerdem scheint ein höheres Risiko und ein höherer Schweregrad der COVID-19-Erkrankung zu bestehen.

Zu den über GST entgifteten Toxinen gehören:

- Rauchen: Benzol und Acrolein
- Braten von rotem Fleisch und Fetten: Acrolein
- chemische Herstellungsprozesse: diverse industrielle Gifte
- Kraftstoffverbrennung: Abgase
- organische Lösungsmittel und Klebstoffe: Epoxide
- künstliche Farbstoffe, Pestizide, Herbizide, Holzschutzmittel und Lacke: z. B. Methylparathion, Atrazin, Lindan
- Textilien (optische Aufheller, Laserfarbstoffe): Stilbenderivate
- Begasungsmittel im Pflanzen-, Vorrats- und Gebäudeschutz: Brommethan (Methylbromid)
- Grundstoff für Polyvenylchlorid: Vinylchlorid

Ernährung und Mikronährstoffe bei eingeschränkter GST-Aktivität

Bestimmte Nahrungsmittel und Mikronährstoffe können die Funktion von Glutathion-S-Transferasen (GST) unterstützen und helfen, reaktive Verbindungen im Körper besser zu neutralisieren – besonders bei genetisch eingeschränkter Entgiftung.

Kreuzblütlergemüse als natürliche Enzymaktivatoren

Gemüse wie Brokkoli, Kohl, Rettich, Senf oder Brunnenkresse enthält Glucosinolate, die beim Zerkleinern in Isothiocyanate wie Sulforaphan umgewandelt werden. Sulforaphan besitzt starke antioxidative und antikanzerogene Eigenschaften und kann Phase-II-Enzyme wie GST gezielt aktivieren.

Einige Studien fanden keinen Zusammenhang zwischen dem Verzehr von Kreuzblütlern und einem geringeren Krebsrisiko – unabhängig vom GST-Genotyp. Andere geben Hinweise, dass bestimmte Nahrungsmittel das Risiko für verschiedene Krebsarten senken könnten, insbesondere bei Menschen mit GST-Polymorphismen. Dazu zählen z. B. Darm-, Brust-, Prostata-, Schilddrüsen- und Gebärmutterhalskrebs, aber auch Lungenkrebs, Hautmelanome und Erwachsenenleukämie.

Von diesen Kreuzblütlern sollten Sie deshalb ausreichend essen:

- Kohlsorten (Gemüse-, Weiß-, Rot-, Blumen-, Rosenkohl; Brokkoli; Kohlrabi)

- Senf (schwarzer, weißer und indischer Senf)
- Pak Choi, Chinakohl
- Rüben: Weiße Rübe, Steckrübe, Rübse, Raps
- Rettich und Radieschen, Meerrettich
- Brunnenkresse und Wasabi

Auch grüner Tee, Kaffee und Obst zeigen in Studien eine schützende Wirkung – vermutlich durch antioxidative und entzündungshemmende Effekte. Die Studienlage ist nicht einheitlich, aber die Gesamtbewertung deutet auf eine präventive Wirkung hin.

Unterstützung der Glutathionbildung

Glutathion (GSH) ist ein zentrales körpereigenes Antioxidans und wird im Körper aus den Aminosäuren Cystein, Glutaminsäure und Glycin gebildet.

Für eine optimale Synthese und effizientes Recycling werden folgende Cofaktoren benötigt:

- α-Liponsäure
- Vitamin C und E
- Vitamin B_2 und B_3
- Magnesium

Da die Bioverfügbarkeit von oralem Glutathion gering ist, sollten Sie diese Bausteine gezielt zuführen – insbesondere bei eingeschränkter Enzymaktivität durch genetische Varianten.

Pflanzliche Begleittherapie: Mariendistel
Silymarin, ein Wirkstoffkomplex aus der Mariendistel, besitzt stark antioxidative Eigenschaften. Er wird traditionell zur Unterstützung der Leberfunktion und zum Schutz vor zellulärem Stress eingesetzt. Bei eingeschränkter GST-Aktivität kann Silymarin eine ergänzende Maßnahme zur Entlastung der körpereigenen Entgiftungssysteme sein.

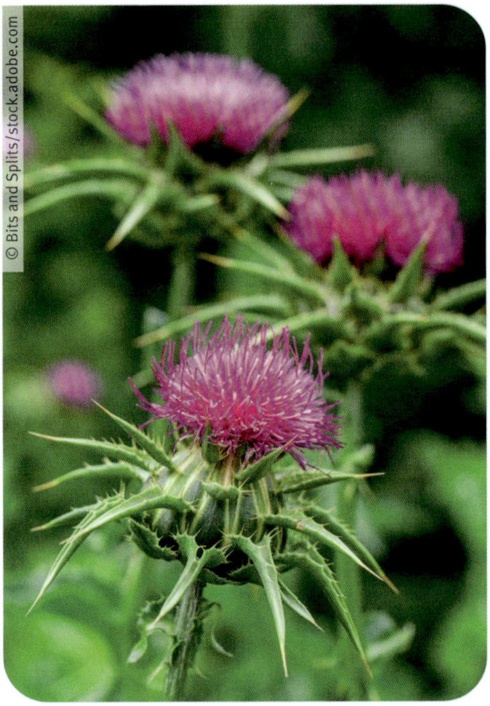

Silymarin aus der Mariendistel unterstützt die Leberfunktion.

Glutathion-S-Transferasen: genetische Varianten und ihre Folgen

Überexpression von Glutathion-S-Transferasen in Tumoren

Bisher haben wir über eine fehlende Funktion von GST gesprochen, die mit einem erhöhten Krankheitsrisiko verbunden sein kann. Das Gegenteil, die Überexpression von GSTs in Tumoren, kann zur Resistenz gegen bestimmte Arzneimittel führen, die über diesen Stoffwechselweg transformiert werden.

Zu diesen Arzneimitteln gehören z. B. Adriamyzin, Busulfan, Cisplatin, Melphalan und Zyklophosphamid. Gerade bei bestimmten Krebsmedikamenten wie Cisplatin oder Cyclophosphamid ist diese Information entscheidend, denn ihre Wirkung kann bei bestimmten Genvarianten abgeschwächt oder aufgehoben sein.

Angriff über Glutathion-S-Transferasen als moderne Krebstherapie

Wenn Krebs entsteht, kann das gezielte Überlasten antioxidativer Enzyme wie GST durch reaktive Sauerstoffverbindungen genutzt werden, um Krebszellen zu zerstören. Diese Strategie wird derzeit erforscht: Überschreiten die Zellschäden eine bestimmte Schwelle, stirbt die Krebszelle ab.

Umgekehrt gilt: Wer genetisch bedingt weniger aktive GST-Enzyme besitzt (z. B. durch GSTM1- oder GSTT1-Null-Genotyp), sollte besonders auf Schutzmaßnahmen achten. In solchen Fällen kann die körpereigene Entgiftung überfordert sein – vor allem bei zusätzlicher Belastung durch Umweltgifte oder bestimmte Medikamente. Eine antioxidantienreiche Ernährung, Kreuzblütlergemüse und pflanzliche Radikalfänger wie Silymarin können hier unterstützend wirken.

Contra: Testung

Ein häufiges Gegenargument zur Testung der GST-Gene ist, dass es keine gezielte Therapie bei eingeschränkter Enzymaktivität gibt. Doch genetisches Wissen dient nicht immer der Therapie – sondern der besseren Einschätzung persönlicher Risiken. Wer weiß, dass seine Entgiftungskapazität eingeschränkt ist, kann informierte Entscheidungen treffen – etwa im Umgang mit Schadstoffen, Medikamenten oder Lebensgewohnheiten. Das ist keine Therapie im klassischen Sinn, aber ein praktischer Nutzen im Alltag.

NAT2-Gen: langsame Acetylierer und ihr Gesundheitsrisiko

Das *NAT2*-Gen steuert ein Enzym, das bei der Entgiftung verschiedener Schadstoffe hilft. Dazu gehören Stoffe aus Zigarettenrauch, Autoabgasen, Farben, Lacken oder bestimmten Medikamenten. Wie gut diese Entgiftung funktioniert, hängt von der genetischen Variante (Polymorphismus) ab, die man geerbt hat.

Man unterscheidet drei Gruppen:

- Langsame Acetylierer (60–70 % der Europäer): Der Körper entgiftet langsamer. Das kann zu einem höheren Risiko für Nebenwirkungen bei bestimmten Medikamenten führen – oder bei starker Schadstoffbelastung langfristig das Krankheitsrisiko erhöhen.
- Schnelle Acetylierer: Diese Menschen bauen bestimmte Stoffe besonders schnell ab. Manche Medikamente wirken bei ihnen eventuell kürzer oder schwächer.
- Intermediäre Acetylierer: Liegen zwischen den beiden Gruppen und haben meist keine auffälligen Risiken.

Ein Gentest (z. B. über die SNPs rs1799930, rs1799931 oder rs1799929) kann zeigen, zu welcher Gruppe man gehört. Das kann hilfreich sein, wenn man empfindlich auf Medikamente reagiert oder sich Sorgen wegen der Schadstoffbelastung macht.

Typische Genvarianten je nach Acetylierertyp

Acetylierer-Typ	Typische Genvarianten (Beispiele)
langsam	NAT2*5, NAT2*6, NAT2*7
intermediär	Kombination aus *4 und einer langsamen Variante (z. B. NAT2*4/*5)
schnell	NAT2*4 auf beiden Genkopien

Mögliche Risiken beim langsamen Acetylierer-Typ

Studien zeigen ein erhöhtes Risiko bei langsamen Acetylierern (häufig bei rs1799930, rs1799931 oder rs1799929):

- Blasenkrebs, besonders bei Rauchern
- akute lymphatische Leukämie (ALL) bei Kindern
- Prostatakrebs, v.a. bei Rauchern mit familiärer Vorbelastung
- Autoimmunerkrankungen: Psoriasis, Lupus erythematodes, rheumatoide Arthritis, entzündliche Darmerkrankungen
- Asthma bronchiale
- Parkinson-Krankheit
- Vitiligo, besonders beim rs1799929 TT-Genotyp
- Leberschäden durch Medikamente wie Sulfasalazin
- genotoxische Schäden durch neue psychoaktive Substanzen (v.a. bei Jugendlichen und sozial benachteiligten Gruppen)

Auch schnelle Acetylierer können Nachteile haben, z.B. ein leicht erhöhtes Risiko für Dickdarmkrebs bei hohem Konsum von rotem Fleisch.

Ein Krankheitsrisiko entsteht meist durch das Zusammenspiel mit Umweltfaktoren wie Rauchen, Medikamenten oder Ernährung.

Superoxiddismutase (SOD): Schutz vor oxidativem Stress

Bei der Energiegewinnung in den Zellen entstehen sogenannte freie Radikale wie Superoxid. In zu hoher Menge können sie Zellen schädigen. Das Enzym Superoxiddismutase (SOD) gehört zum körpereigenen Schutzsystem und wandelt diese Radikale in weniger schädliche Stoffe um.

Es gibt drei Formen:

- SOD1 (in den meisten Zellen)
- SOD2 (in den Mitochondrien, besonders wichtig für den Zellschutz)
- SOD3 (im Extrazellulärraum, also dem Raum zwischen den Zellen)

Genetische Varianten (Polymorphismen) z.B. im *SOD2*-Gen können dazu führen, dass der Schutz vor oxidativem Stress eingeschränkt ist. Das kann die Anfälligkeit für Zellschäden, Entzündungen und chronische Erkrankungen erhöhen, vor allem bei zusätzlicher Belastung wie Rauchen, Stress oder Schadstoffexposition.

Ein Gentest kann zeigen, wie gut der Körper bei Ihnen mit oxidativem Stress umgehen kann, etwa über *SOD2* oder andere Gene wie *CAT*, *GPX1*, *GSR*, *GSTM1* oder *GSTT1*.

SOD1

Einige Menschen tragen genetische Varianten (Polymorphismen), die die Aktivität dieses Enzyms beeinflussen:

- rs2234694:
  - AA-Genotyp → höhere SOD1-Aktivität

  - CC-Genotyp → geringere Aktivität und damit schwächerer Zellschutz
- rs36232792: Diese Variante vermindert die Aktivität des SOD1-Gens, da sie die Gensteuerung (Promotoraktivität) abschwächt.

Diese genetischen Unterschiede können die Anfälligkeit für Erkrankungen erhöhen, insbesondere bei zusätzlichem oxidativem Stress.

Studien bringen diese Varianten in Verbindung mit:
- Herzinsuffizienz
- Krebs
- Diabetes
- Alzheimer-Krankheit
- Down-Syndrom
- amyotropher Lateralsklerose (ALS)

SOD2

SOD2 (Superoxiddismutase 2) ist das wichtigste antioxidative Enzym in den Mitochondrien, den Kraftwerken unserer Zellen. Dort entstehen besonders viele freie Radikale. Es schützt die empfindlichen Zellkraftwerke vor oxidativem Stress und spielt dadurch eine zentrale Rolle für Zellgesundheit, Leistungsfähigkeit und Alterungsprozesse.

Ein häufiger Genpolymorphismus im SOD2-Gen heißt rs4880 (auch Ala16Val genannt).

Diese Variante beeinflusst, wie gut das Enzym in die Mitochondrien transportiert wird und damit, wie wirksam es dort arbeiten kann:
- Ala/Ala (normaler Genotyp): SOD2 gelangt gut in die Mitochondrien → starker antioxidativer Schutz.
- Ala/Val oder Val/Val: Der Transport ist gestört → weniger aktive Enzyme im Mitochondrium → geringerer Schutz vor freien Radikalen.

Besonders bei zusätzlicher Belastung durch Umweltgifte, Entzündungen oder Stress kann diese verringerte Schutzfunktion Folgen für die Gesundheit haben. Eine antioxidantienreiche Ernährung (z. B. mit Vitamin C, E, Q10, Alpha-Liponsäure) kann helfen, die Mitochondrien dennoch zu schützen.

Studien zeigen mögliche Zusammenhänge zwischen dieser Variante und:
- Typ-2-Diabetes
- Herz-Kreislauf-Erkrankungen
- chronischen Entzündungen
- neurodegenerativen Erkrankungen (z. B. Alzheimer)
- COPD, Nierenerkrankungen, Krebs
- erhöhtem Risiko für Prostatakrebs und Fettleibigkeit

Interessanterweise konnte bei Frauen mit ungünstigen SOD2-Varianten (rs4880) durch antioxidative Ernährung (z. B. Vitamin C, E, A und auch Glutathion) das Risiko für Brustkrebs oder Gebärmutterhalskrebs gesenkt werden.

Die Studienlage ist nicht eindeutig – je nach Lebensstil, Umweltfaktoren und Ernährung können die Auswirkungen genetischer Varianten stark variieren. Ein Gentest liefert daher keine endgültige Antwort, aber einen wichtigen Hinweis: Er zeigt, wo potenzielle Schwachstellen liegen und wo gezielte Unterstützung sinnvoll sein kann.

SOD3 – Schutz zwischen den Zellen, besonders in der Lunge

SOD3 wirkt als antioxidatives Enzym außerhalb der Zellen, vor allem im Lungengewebe. Dort schützt es vor freien Radikalen, die z. B. durch Luftverschmutzung, Rauchen oder Entzündungen entstehen. Ein häufiger Polymorphismus im *SOD3*-Gen ist rs1799895 (auch R213G genannt). Dabei wird an einer bestimmten Stelle Arginin, eine Aminosäure, durch Glycin, eine andere Aminosäure, ersetzt – das kann die Funktion des Enzyms verändern.

Studien zeigen, dass diese Variante in Kombination mit anderen Genveränderungen und Umweltfaktoren das Risiko für chronisch-obstruktive Lungenerkrankungen (COPD) beeinflussen kann.

COMT – wie der Körper Stressbotenstoffe abbaut

Wenn wir Stress haben, schüttet der Körper aktivierende Botenstoffe wie Adrenalin, Noradrenalin und Dopamin aus. Damit diese nicht dauerhaft wirken, müssen sie wieder abgebaut werden. Dabei spielt das Enzym COMT (Catechol-O-Methyltransferase) eine zentrale Rolle.

COMT gehört zu den sogenannten Phase-II-Enzymen und baut überschüssige Stresshormone durch Methylierung ab – also durch Übertragung einer Methylgruppe (z. B. vom S-Adenosylmethionin, bekannt aus dem B_{12}-Stoffwechsel). Danach übernimmt das Enzym MAO (Monoaminoxidase) die weitere Verarbeitung: Es sorgt für den vollständigen Abbau, sodass am Ende harmlose Stoffe zurückbleiben, die ausgeschieden werden.

Auch bestimmte Medikamente – z. B. Levodopa bei Parkinson – werden durch COMT abgebaut. Deshalb kommen bei der Behandlung auch COMT-Hemmer zum Einsatz.

Wie gut COMT arbeitet, kann von genetischen Varianten abhängen und damit auch davon, wie stark oder wie lange Stresshormone im Körper wirken.

Genetische Einflüsse auf die Stressverarbeitung

Bei bestimmten Varianten ist die COMT-Aktivität stark vermindert – teils auf nur 25 % der normalen Funktion. Das führt zu einem langsamen Abbau von Stresshormonen wie Dopamin, Adrenalin und Noradrenalin. Die Folge: Diese Botenstoffe bleiben länger im Körper aktiv, was die Stressreaktion verstärkt und verlängert.

Der erhöhte Stresspegel wird vor allem auf Dopamin im präfrontalen Kortex und Noradrenalin im Körper zurückgeführt. Je langsamer der Abbau, desto länger wirken diese Substanzen. Das belastet den Körper und braucht Ressourcen schneller auf.

Mögliche Folgen sind:

- Angststörungen, Depressionen, Essstörungen
- ADHS, Übergewicht, chronische Schmerzen (z. B. erhöhte Reizempfindlichkeit)
- langsamerer Abbau von Umweltgiften
- Erschöpfungssyndrome, erhöhte Infektanfälligkeit
- höheres Risiko für chronische Erkrankungen bei dauerhaftem Stress

Val158Met (rs4680)

Eine der bekanntesten Varianten im *COMT*-Gen ist Val158Met (rs4680). Sie beeinflusst, wie schnell Botenstoffe wie Dopamin oder

Adrenalin abgebaut werden. Wer die Met/Met-Variante trägt, hat eine verlangsamte Enzymaktivität – das kann zu intensiverer Stressverarbeitung, aber auch zu höherer Anfälligkeit für Stress führen.

Weitere Genvarianten wie rs737866 oder rs2020917 könnten die COMT-Aktivität zusätzlich beeinflussen, ihre genaue Bedeutung ist aber noch nicht abschließend geklärt.

COMT und die Folgen von Dauerstress

Wenn Stresshormone wie Dopamin, Adrenalin und Noradrenalin nur langsam abgebaut werden, kann das den Körper langfristig belasten. Studien bringen solche genetischen Veranlagungen mit verschiedenen Erkrankungen in Verbindung:

- Autoimmunerkrankungen
- Psoriasis (Schuppenflechte)
- entzündlichen Darmerkrankungen (z. B. Morbus Crohn, Colitis ulcerosa)

Zusammenhang mit Östrogen-Stoffwechsel und Brustkrebs

Die COMT ist auch am Abbau von Östrogenen beteiligt. Ein verlangsamter COMT-Typ (z. B. Met/Met bei rs4680) kann mit einem erhöhten Risiko für Brustkrebs verbunden sein, insbesondere bei Asiatinnen und Frauen in der Menopause.

Östrogene selbst verlangsamen die COMT-Aktivität, während Androgene sie beschleunigen, was das Risiko weiter beeinflussen kann.

Weitere mögliche Auswirkungen sind:

- erhöhter Grundumsatz
- Verbrauch lebenswichtiger Mikronährstoffe, z. B. Magnesium, Zink, Kalzium und Eisen.

Ein Mangel an diesen Nährstoffen kann Erschöpfung, Infektanfälligkeit oder Nervosität verstärken.

COMT – nicht nur Risiken

Menschen mit langsamer COMT-Aktivität (z. B. Met/Met) zeigen in Studien auch positive Eigenschaften:

- schnelle Informationsverarbeitung
- hohe geistige Leistung
- wenig Schlafbedarf
- starke kognitive Ausdauer

Außerdem gibt es Hinweise, dass der COMT-Polymorphismus das Ansprechen auf Antipsychotika beeinflussen kann. Je nach Medikament wirkt bei manchen Menschen die eine, bei anderen die andere Genvariante besser.

Ein Merksatz aus der Forschung lautet:

- Langsame Metabolisierer (Met/Met) → eher »Worrier« (dt. Pessimist; sensibel, stressanfällig, tiefgründig)
- Schnelle Metabolisierer (Val/Val) → eher »Warrior« (dt. Krieger; stressrobust, leistungsstark, fokussiert)

Dieser Vergleich ist vereinfacht, hilft aber, um sich die möglichen Unterschiede besser einzuprägen.

COMT-Typ gezielt unterstützen – was hilft wem?

Sie können Ihren persönlichen Typ natürlich unterstützen.

Für Worrier (Met/Met – A/A)

- Vitamin B_6 nur niedrig dosieren
- Vorsicht mit Vitamin D (kann aktivierend wirken)
- Magnesium bevorzugt als Glycinat oder Taurat – Magnesium ist essenzieller Co-Faktor der COMT

Unterschiede zwischen COMT-Warrior- und Worrier-Phänotyp

Parameter	Worrier (Met/Met – A/A)	**Warrior (Val/Val – G/G)**
Dopaminspiegel	hoch, v. a. im Stress	niedriger, stabiler
Schmerzempfindung	erhöht (niedrige Schwelle)	geringer (hohe Schwelle)
Stressverarbeitung	anfällig für Überreizung, Erschöpfung	belastbarer, gute Stressresistenz
Entgiftung	langsamer Abbau von Umweltgiften und Östrogenen	schnellere Entgiftung
mögliche Erkrankungen	• Depressionen • ADHS • Angststörungen • Essstörungen • Burn-out • chronische Schmerzen • Fibromyalgie • Schlafstörungen • erhöhte Homocysteinwerte • Schlaganfall • koronare Herzkrankheit • entzündliche Darmerkrankungen • Autoimmunerkrankungen • Psoriasis • Brustkrebs (v. a. postmenopausal)	geringeres Risiko für viele stressbedingte Erkrankungen
Nährstoffmangel	häufiger: Magnesium, Zink, Calcium, Eisen	seltener
Stärken	• schnelle Auffassung • hohe kognitive Leistung • große Ausdauer	• ruhig und fokussiert • Zielstrebigkeit • Leistung unter Druck
Entspannung	eher durch körperliche Aktivität	vielseitiger (auch Meditation etc.)
typisches Verhalten	sensibel, rastlos, ängstlich, überreizt	ruhig, robust, zielorientiert
Ziel	Reizverarbeitung regulieren, Stress abpuffern	Leistung balancieren, Überreizung vermeiden
Mikronährstoffe	• Magnesium • B_6, B_{12}, Folat • Zink • Omega-3 • Eisen und Kalzium (ggf.)	• B-Vitamine (moderat) • Tyrosin (bei Erschöpfung) • Adaptogene (Rhodiola, Ginseng)
Entspannung u. Alltag	• Bewegung statt Sitzen (Spazieren, Gartenarbeit) • Reizreduktion (Lärm, Medien) feste Tagesstruktur • Rückzugsräume und Pausen	• Meditation, Atmung, Achtsamkeit • Leistungsdruck aktiv begrenzen • Reizvermeidung bei Dopamin-Fasten

Parameter	Worrier (Met/Met – A/A)	Warrior (Val/Val – G/G)
Ernährung	• antioxidantienreich (Beeren, grünes Gemüse) • Blutzucker stabil halten (wenig Zucker) • Methylierung fördern (Leber, Brokkoli, Spinat)	• eiweißreich (Fisch, Hülsenfrüchte) • komplexe Kohlenhydrate • wenig Zucker & Alkohol
Besonderheiten	• höheres Risiko für Mikronährstoffmangel • schlechte Entspannung durch Meditation • schnell überreizt	• robust unter Stress, aber Gefahr der Überforderung • Dopamin-Fasten oft gut umsetzbar

- fachärztlich: ggf. Testosteronspiegel prüfen

Für Warrior (Val/Val – G/G)
- Vitamin D kann Dopamin- und Noradrenalinspiegel erhöhen
- Kalzium zur Unterstützung der Neurotransmission

Besonderheit bei Hormontherapien (v. a. Perimenopause)

Frauen mit Met-Allel (*COMT* rs4680) reagieren empfindlicher auf Veränderungen im Hormonhaushalt. Östrogene verlangsamen COMT – das kann die Wirkung von Stresshormonen verstärken und zu Angst, Stimmungsschwankungen und depressiven Phasen führen.

Dopamin-Fasten – nicht für alle gleich

Dopamin wird bei jeder Form von Belohnung ausgeschüttet – z. B. durch Süßes, Likes auf Social Media, Serienschauen, Shopping. Wer sich regelmäßig starken Reizen aussetzt, braucht mit der Zeit immer mehr, um sich gut zu fühlen. Ein bewusster Reizverzicht kann helfen, das System zu »resetten«.

Aber: Die Wirkung hängt vom COMT-Typ ab.
- Worrier (Met/Met): könnten sensibler auf Reizentzug reagieren.
- Warrior (Val/Val): kommen mit Dopaminpausen meist besser zurecht.

MAO-A – Schlüsselenzym für emotionale Balance

MAO-A (Monoaminoxidase A) ist ein Enzym in der äußeren Mitochondrienmembran von Nerven- und Herzzellen. Es hilft beim Abbau wichtiger Neurotransmitter wie Dopamin, Noradrenalin, Adrenalin und Serotonin.

Eine gestörte MAO-A-Aktivität wird mit Aggression, Impulsivität, Depression, affektiven Störungen, aber auch mit Alkoholkonsum, Schizophrenie, Parkinson und Rauchverhalten in Verbindung gebracht.

MAO-A und COMT überschneiden sich funktionell: Beide regulieren Stressbotenstoffe – bei genetisch verlangsamtem Abbau bleiben diese länger aktiv und können die emotionale Reizbarkeit erhöhen.

Genetik von MAO-A: Einfluss auf Stimmung und Verhalten

MAO-A ist ein X-chromosomales Gen – Männer besitzen daher nur eine Kopie (hemizygot), während Frauen zwei Allele tragen. Die Enzymaktivität wird durch verschiedene genetische Varianten beeinflusst. Ein bekannter SNP ist rs6323 (R297R): Das T-Allel ist mit einer niedrigen MAO-A-Aktivität verbunden, das G-Allel mit einer höheren Aktivität.

Neben einzelnen Punktmutationen gibt es bei MAO-A auch einen sogenannten VNTR-Polymorphismus (variable number of tandem repeats). Dabei wiederholt sich eine kurze DNA-Sequenz mehrfach – wie oft, ist genetisch festgelegt. Besonders häufig sind die Varianten 3R (geringere Aktivität) sowie 3,5R und 4R (höhere Aktivität). Für seltener vorkommende Formen wie 2R, 5R oder 6R ist bislang unklar, ob sie die Enzymfunktion verändern.

Ist die MAO-A-Aktivität durch die Gene verlangsamt, können sich Botenstoffe wie Dopamin, Noradrenalin und Serotonin im Körper stärker anreichern. Das muss nicht negativ sein – kann aber je nach Situation zu Reizbarkeit, Stimmungsschwankungen, Impulsivität oder auch einem erhöhten Suchtrisiko beitragen. Manche Studien sehen hier Zusammenhänge mit Depressionen, Aggression oder einer größeren Anfälligkeit für Nikotin.

Zudem kann eine gestörte MAO-A-Expression bereits in der Embryonalentwicklung die Hirnreifung beeinträchtigen und zu abweichendem Verhalten im Erwachsenenalter führen.

BDNF

BDNF (Brain Derived Neurotrophic Factor) ist ein zentraler Wachstumsfaktor im Gehirn. Er unterstützt das Überleben und die Reifung von Nervenzellen, fördert die Neubildung von Synapsen und stärkt damit die sogenannte synaptische Plastizität – also die Fähigkeit des Gehirns, sich durch Erfahrung, Lernen und Anpassung zu verändern. Besonders im Hippocampus, einem Areal für Gedächtnis und Emotionen, ist BDNF hochaktiv.

Ein gut erforschter genetischer Polymorphismus ist rs6265 (Val66Met). Träger des Met-Allels – vor allem im homozygoten Zustand (Met/Met) – haben meist niedrigere BDNF-Spiegel. Studien bringen diese Genvariante mit verminderter Gedächtnisleistung, einem erhöhten Risiko für neurodegenerative Erkrankungen wie Alzheimer und Parkinson sowie emotionaler Labilität in Verbindung. Auch Glaukom und verminderte Hirnaktivität in bestimmten Regionen wurden beschrieben. Frauen mit diesem Genotyp scheinen besonders anfällig für Alzheimer zu sein, ergab eine große Metaanalyse mit 10 000 Teilnehmerinnen.

Darüber hinaus zeigen sich interessante Wechselwirkungen mit dem *COMT*-Gen, etwa im Bereich der Arbeitsgedächtnisleistung oder spontanen Gehirnaktivität. Studien zeigen, dass bestimmte Kombinationen beider Genvarianten spürbare Auswirkungen auf die Arbeitsgedächtnisleistung und sogar die spontane Hirnaktivität haben können. So scheinen Menschen mit einer langsamen COMT-Variante (Met/Met) und gleichzeitig niedriger BDNF-Aktivität (ebenfalls Met/Met) bei bestimmten Aufgaben schneller überfordert zu sein – ihr präfrontaler Kortex arbeitet dann regelrecht »am Anschlag«. Umgekehrt können günstige Kombinationen – etwa Val/Val bei COMT und Val/Val bei BDNF – mit kognitiver Robustheit, emotionaler Stabilität und einer effizienteren neuronalen Signalverarbeitung einhergehen. Dieses genetische Zusammenspiel zeigt: Nicht nur einzelne Genvarianten, sondern ihr Zusammenwirken prägt, wie wir denken, fühlen und auf Stress reagieren.

BDNF lässt sich aktiv steigern – unabhängig vom Genotyp

Zahlreiche Studien zeigen, dass bestimmte Lebensstilfaktoren die körpereigene BDNF-Produktion nachhaltig anregen können:

Bewegung: Am stärksten stimulierend wirkt Ausdauersport (z. B. Joggen, Radfahren, zügiges Gehen) – idealerweise regelmäßig. Kälte- und Hitzereize: Kaltduschen, Eisbäder oder Sauna regen BDNF nachweislich an.

Fasten und Kalorienreduktion: Zeitweiser Nahrungsverzicht oder intermittierendes Fasten können BDNF erhöhen.

Gute Schlafqualität: Tiefschlaf ist essenziell für die BDNF-Produktion – Schlafmangel senkt ihn.

Lernen und geistige Aktivität: Neues lernen, Musizieren, Sprachen, Rätsel – alles, was das Gehirn fordert.

Meditation und Achtsamkeit: Stressreduktion durch regelmäßige Praxis unterstützt BDNF positiv.

Omega-3-Fettsäuren: Besonders DHA (z. B. in fettem Seefisch, Algenöl) wirkt förderlich.

Polyphenole und Antioxidantien:
Kurkuma (Curcumin), grüner Tee (EGCG), Heidelbeeren, Resveratrol u. a.

Vitamin D: Ausreichende Spiegel fördern die Expression von BDNF.

Diese Faktoren sind besonders relevant für Menschen mit genetisch niedriger BDNF-Aktivität – lassen sich aber grundsätzlich von allen nutzen, um geistig fit, emotional stabil und lernfähig zu bleiben.

Auf einen Blick – Detox-Genetik

- Die körpereigene Entgiftung erfolgt in zwei Phasen: Phase I (z. B. durch Cytochrom-P450-Enzyme) wandelt Schadstoffe in reaktive Zwischenprodukte um; Phase II neutralisiert diese mithilfe von Enzymen wie NAT, GST, COMT oder UGT. Polymorphismen in diesen Genen können die Entgiftungsleistung erheblich beeinflussen – mit Auswirkungen auf Krankheitsrisiken, Medikamentenverträglichkeit und Stressresistenz.
- NAT2 beeinflusst die Acetylierung toxischer Substanzen. Langsame Acetylierer (v. a. in Europa häufig) zeigen ein erhöhtes Risiko für bestimmte Krebsarten, Autoimmunerkrankungen und Arzneimittelnebenwirkungen.
- SOD-Enzyme entschärfen freie Radikale. Varianten – vor allem in SOD2 – erhöhen das Risiko für oxidativen Stress, Herz-Kreislauf-Leiden, neurodegenerative Erkrankungen und Tumoren. Antioxidantien wirken hier präventiv.

- GST-Enzyme fördern die Glutathion-Konjugation. Gen-Deletionen bei GSTM1/GSTT1 oder Varianten in GSTP1 können die Entgiftung deutlich einschränken – mit Risiken für Krebs, Infekte und chronische Erkrankungen.
- COMT ist entscheidend für den Abbau von Dopamin, Adrenalin und Noradrenalin. Der Val158Met-Polymorphismus beeinflusst die Stressverarbeitung erheblich:
- Met/Met (Worrier): höhere Dopaminspiegel, aber höhere Reizempfindlichkeit, Schmerzanfälligkeit und psychische Belastungen
- Val/Val (Warrior): robustere Reaktion, bessere Entgiftung, geringere Stressanfälligkeit
- MAO-A, ebenfalls am Abbau aktivierender Neurotransmitter beteiligt, beeinflusst Stimmung, Impulsivität und Suchtrisiken. Männer tragen aufgrund des X-Chromosoms nur eine Variante. Niedrige MAO-A-Aktivität kann emotionale Instabilität begünstigen.
- BDNF (Brain-Derived Neurotrophic Factor) fördert neuronale Plastizität, Lernen und Gedächtnis. Der Val66Met-Polymorphismus reduziert bei Met/Met-Trägern die BDNF-Freisetzung – mit erhöhtem Risiko für Alzheimer, Parkinson und kognitive Einschränkungen. *COMT*- und *BDNF*-Polymorphismen wirken dabei oft gemeinsam.
- Lebensstilmaßnahmen wie Bewegung, soziale Bindungen, Antioxidantien, Sulforaphan (aus Brokkoli & Co.), Schlaf und Stressreduktion können viele dieser genetischen Schwächen kompensieren. Auch gezielte Mikronährstoffe (z. B. Magnesium, B-Vitamine, Cystein, α-Liponsäure) fördern die Enzymaktivität.

Detox-Gene wie *COMT*, *MAO-A*, *NAT2*, *SOD* und *GST* beeinflussen weit mehr als nur die Entgiftung – sie wirken tief in Stressverarbeitung, Neurotransmitter-Balance und Krankheitsanfälligkeit hinein. Ein genetisch informierter Lebensstil kann helfen, Risiken zu mindern und die Resilienz gezielt zu stärken.

Die Literaturstellen zu diesem Kapitel finden Sie in der Literaturliste unter den Nummern: 687–802.

Pharmakogenetik

Warum wirken Medikamente bei manchen Menschen gut – und bei anderen kaum oder gar nicht? Ein Grund kann in den Genen liegen.

Pharmakogenetik – Medikamente und Gene

Die Pharmakogenetik erforscht den Einfluss unserer Gene darauf, wie wir Medikamente aufnehmen, abbauen und vertragen.

Jeder Mensch ist anders – nicht nur bei Größe, Gewicht oder Alter, sondern auch beim Stoffwechsel. Manche Menschen bauen bestimmte Medikamente sehr schnell ab, andere viel langsamer. Das kann dazu führen, dass ein Medikament entweder zu stark wirkt (mit Nebenwirkungen) oder gar nicht erst richtig anschlägt.

Pharmakogenetik hilft, das besser zu verstehen und Therapien individuell anzupassen. Das ist besonders wichtig bei Schmerzmitteln, Antidepressiva, Blutdrucksenkern oder Chemotherapien, aber auch bei vielen anderen Wirkstoffen.

Auch in der Entwicklung neuer Medikamente spielt die Pharmakogenetik heute eine Rolle. Denn: Je besser bekannt ist, wie Menschen mit bestimmten genetischen Merkmalen auf ein Medikament reagieren, desto gezielter und sicherer kann es eingesetzt werden – im besten Fall ganz persönlich auf den Einzelnen abgestimmt.

Was bringt Pharmakogenetik ganz konkret?

Das Ziel ist klar: Medikamente sollen sicherer, wirksamer und besser auf den einzelnen Menschen abgestimmt werden. Dafür kann ein Blick ins Erbgut helfen – denn bestimmte Genvarianten beeinflussen, wie gut oder schlecht ein Medikament wirkt.

Mit pharmakogenetischem Wissen lassen sich:

- Wirkungen von Medikamenten besser vorhersagen
- passende Wirkstoffe gezielter auswählen
- Dosierungen individuell anpassen
- Nebenwirkungen und Überdosierungen vermeiden
- die Sicherheit der Behandlung erhöhen
- unnötige Kosten für Therapien vermeiden, die beim Einzelnen nicht wirken

Kurz gesagt: Weniger »Versuch und Irrtum«, mehr gezielte Behandlung.

Viele unerwünschte Wirkungen (UAW) entstehen, wenn Medikamente zu stark, zu schwach oder gar nicht wirken. Solche Reaktionen hängen oft mit genetischen Varianten (Polymorphismen) zusammen, die die Aktivität wichtiger Enzyme beeinflussen – vor allem in der Leber, aber auch im Darm. Ein zentrales Enzymsystem für den Medikamentenabbau ist das Cytochrom-P450-System. Hier spielen Gene wie *CYP2D6*, *CYP2C19*, *CYP3A4* oder *CYP2C9* eine wichtige Rolle. Sind diese Gene verändert, kann das z. B. zu einer Überdosierung oder Wirkungslosigkeit eines Medikaments führen.

Pharmakogenetische Tests können helfen:

- im Voraus die passende Dosis oder das richtige Medikament zu finden
- unerwünschte Wirkungen besser zu verstehen
- vor allem bei Medikamenten mit enger therapeutischer Breite (z. B. Chemotherapie, Psychopharmaka) Risiken zu verringern

In manchen Fällen wird ein solcher Test vor Beginn der Behandlung gemacht. Manchmal wird ein Test auch nachträglich angewandt, wenn eine Therapie nicht wirkt oder starke Nebenwirkungen auftreten. Besonders wichtig wird dieses Wissen, wenn mehrere Medikamente gleichzeitig eingenommen werden, die denselben Abbauweg nutzen – das kann zu gefährlichen Wechselwirkungen führen.

Ein sogenannter »Pharmapass« kann helfen, die genetischen Informationen dauerhaft verfügbar zu machen – für zukünftige Behandlungen.

Das therapeutische Fenster

Das therapeutische Fenster bezeichnet den Bereich der Medikamentendosis, in dem ein Arzneimittel eine therapeutische Wirkung erzielt, ohne dass es zu toxischen Nebenwirkungen kommt. Es ist also der Bereich zwischen der minimalen wirksamen und der maximal tolerierbaren Dosis. Ein Arzneimittel ist umso sicherer, je größer die therapeutische Breite ist.

Die Literaturstellen zu diesem Kapitel finden Sie in der Literaturliste unter den Nummern: 658, 803.

Phase I: Wie genetische Unterschiede die Wirkung von Medikamenten beeinflussen

Bevor viele Medikamente im Körper wirken oder ausgeschieden werden können, müssen sie verändert werden – das geschieht in der Phase-I-Reaktion. Dabei helfen bestimmte Enzyme, vor allem aus dem sogenannten Cytochrom-P450-System (CYP). Diese Enzyme kommen vor allem in der Leber vor und sind aufgrund genetischer Variation unterschiedlich aktiv – je nachdem, welche Varianten man von seinen Eltern geerbt hat.

Man unterscheidet vier Stoffwechseltypen: ultraschnelle, normale, intermediäre und langsame Metabolisierer (siehe Tabelle S. 156).

Die vier Stoffwechseltypen (nicht bei Prodrugs)

Typ	Was passiert im Körper?
ultraschneller Metabolisierer	baut das Medikament sehr schnell ab – es wirkt eventuell gar nicht
normaler Metabolisierer	baut das Medikament wie erwartet ab – optimale Wirkung
intermediärer Metabolisierer	etwas verlangsamter Abbau – mögliche Nebenwirkungen
langsamer Metabolisierer	langsamer oder kein Abbau – hohes Risiko für Nebenwirkungen oder Überdosierung

Besonders wichtig ist das bei Medikamenten, die erst aktiviert werden müssen (sogenannte Prodrugs): Bei langsamen Metabolisierern kann es sein, dass diese gar nicht richtig wirken, weil der Körper sie nicht in ihre wirksame Form umwandelt. Umgekehrt kann bei schnellerem Abbau die Wirkung ausbleiben – trotz korrekter Dosis.

Was beeinflusst die Enzymaktivität außerdem?

Einerseits die Gene. Hier ist die Kombination der geerbten Genvarianten entscheidend. Auf der anderen Seite redet die Epigenetik mit: Wie Sie längst wissen, können auch Umwelteinflüsse wie Stress, Ernährung oder Alter die Arzneimittelwirksamkeit verändern. Dies kann durch epigenetische Prozesse erfolgen, z. B. DNA-Methylierung.

Manche Medikamentenwirkstoffe können CYP-Enzyme blockieren oder aktivieren – das kann zu unerwarteten Wechselwirkungen führen.

Wer also weiß, welcher Stoffwechseltyp er ist, kann Medikamente gezielter dosieren und mögliche Risiken von Anfang an vermeiden.

CYP-Hemmer und -Induktoren: Wenn Medikamente sich gegenseitig beeinflussen

Viele Medikamente werden im Körper über dasselbe Enzymsystem abgebaut – das Cytochrom-P450-System (CYP). Dabei kann es zu Wechselwirkungen kommen, wenn mehrere Wirkstoffe gleichzeitig eingenommen werden.

CYP-Hemmer bremsen den Abbau

Einige Medikamente blockieren CYP-Enzyme – oft, weil sie sich denselben Andockplatz am Enzym mit einem anderen Medikament teilen. Dadurch wird der Abbau des zweiten Medikaments verlangsamt.

Die Folge:

- mehr Wirkstoff im Blut
- mögliche Überdosierung oder Nebenwirkungen

CYP-Induktoren: Abbau wird beschleunigt

Andere Medikamente regen das Enzymsystem an. Sie sorgen dafür, dass der Körper schneller abbaut – auch andere Medikamente, die über denselben Weg verstoffwechselt werden.

Die Folge:

- weniger Wirkstoff im Blut
- schwächere oder fehlende Wirkung

Klinische Umsetzung: Was bedeutet das für die Praxis?

Internationale Fachgruppen wie das Clinical Pharmacogenetics Implementation Consortium (CPIC) entwickeln Empfehlungen, damit Ärztinnen und Ärzte genetische Testergebnisse sinnvoll in die Behandlung einbinden können.

Beispiele:

- CYP2C19: Dosierung von Magenschutzmitteln (Protonenpumpenhemmer)
- CYP2C9: Anpassung der Dosis bei bestimmten Epilepsiemedikamenten (z. B. Phenytoin)
- CYP2D6: standardisierte Bewertung, welcher Stoffwechseltyp vorliegt – wichtig z. B. für Schmerzmittel oder Antidepressiva

Solche Leitlinien helfen, Gentests richtig zu interpretieren und die Behandlung sicherer und wirksamer zu gestalten.

Welche Enzyme sind besonders wichtig?

Sie wissen bereits, dass viele Medikamente im Körper über bestimmte Enzyme des CYP450-Systems abgebaut werden. Doch nicht alle Enzyme sind gleich wichtig. Einige sind an besonders vielen Stoffwechselvorgängen beteiligt (Tabelle auf dieser Seite).

Wichtig für Sie: Die sechs häufigsten Enzyme (alle über 5 %) sind besonders relevant für die praktische Anwendung, weil sehr viele Alltagsmedikamente über diese Wege verstoffwechselt werden.

Dazu gehören:

- Herz-Kreislauf-Medikamente
- Schmerzmittel (NSAR wie Ibuprofen, Diclofenac)
- Magenschutzmittel (z. B. Omeprazol, Pantoprazol)
- Antidepressiva

Anwendung in der Praxis

Zur Verdeutlichung hier ein klassisches Beispiel: Wer bei Schmerzen regelmäßig Ibuprofen oder Diclofenac einnimmt, bekommt oft zusätzlich ein Magenschutzmittel verordnet – etwa Omeprazol, um die Magenschleimhaut zu schützen. Beide Medikamentengruppen werden aber über CYP-Enzyme abgebaut, und dabei kann es zu Wechselwirkungen kommen: Wer z. B. eine schnellere CYP2C19-Aktivität hat, baut Omeprazol schneller ab.

Die wichtigsten Enzyme des CYP450-Systems

CYP-Enzym	Anteil am Abbau klinisch relevanter Medikamente
CYP3A4 und CYP3A5	30,2 %
CYP2D6	20,0 %
CYP2C9	12,8 %
CYP1A2	8,9 %
CYP2B6	7,2 %
CYP2C19	6,8 %
CYP2C8	4,7 %
CYP2A6	3,4 %
CYP2J2	3,0 %
CYP2E1	3,0 %

Die Folge: höhere Wirkstoffspiegel, mehr Nebenwirkungen wie Kopfschmerzen, Müdigkeit oder mit der Zeit auch Vitamin-B_{12}-Mangel. Gleichzeitig kann durch die Magensäurehemmung auch die Aufnahme anderer Medikamente oder Nährstoffe gestört werden.

Gerade bei langfristiger Einnahme (z. B. bei chronischen Schmerzen oder Rheuma) ist ein pharmakogenetischer Test hilfreich, um zu klären:

- Welcher Stoffwechseltyp bin ich?
- Passt das Medikament/die Dosis zu meinem Profil?

Sie sehen schon: Die eigene Genetik kann entscheidend dafür sein, ob ein Medikament schützt, schadet oder gar nicht wirkt.

Die Literaturstellen zu diesem Kapitel finden Sie in der Literaturliste unter den Nummern: 804–816.

Phase-II-Enzyme und ihre Aufgaben

Nachdem ein Medikament in der Leber durch Phase-I-Enzyme verändert wurde, folgt häufig ein zweiter Schritt: die Phase-II-Reaktion. Dabei wird der Wirkstoff an ein anderes Molekül »angehängt«, um ihn wasserlöslich zu machen. Nur so kann er über Niere oder Galle ausgeschieden werden.

Diese Reaktionen benötigen bestimmte Enzyme. Auch sie können durch genetische Varianten beeinflusst werden. Das bedeutet, dass manche Menschen Medikamente langsamer oder schneller abbauen, was das Risiko für Nebenwirkungen erhöht.

Die Literaturstelle zu diesem Kapitel finden Sie in der Literaturliste unter der Nummer: 804.

Wie häufig sind Nebenwirkungen – und was hat das mit den Genen zu tun?

Wahrscheinlich haben Sie es selbst auch schon erlebt: Nebenwirkungen sind nicht selten. Dabei sind sie sehr oft vermeidbar. Studien zeigen, dass 3,5–6,5 % der Krankenhausaufnahmen in Europa wegen unerwünschter Arzneimittelwirkungen (UAW) auftreten. In Deutschland wurden allein 2019 über 83 000 Fälle an die europäische Datenbank gemeldet. Besonders betroffen sind Menschen über 50, die mehrere Medikamente gleichzeitig einnehmen.

Was viele nicht wissen: Über 95 % der Menschen tragen mindestens eine genetische Variante, die beeinflusst, wie sie Medikamente verarbeiten. Das erklärt, warum manche Wirkstoffe bei einer Person gut helfen, bei einer anderen aber Nebenwirkungen verursachen oder gar nicht wirken.

Für wen lohnt sich ein pharmakogenetischer Test?

In einer großen Studie mit über 82 000 Patient*innen wurde bei drei von vier hospitalisierten Erwachsenen über 50 Jahren empfohlen, dringend einen pharmakogenetischen Test durchzuführen – basierend auf den Medikamenten, die sie tatsächlich einnahmen.

Typische Medikamente, bei denen solche Tests helfen können:

- Citalopram, Escitalopram (Antidepressiva)
- Metoprolol (Blutdruck)
- Clopidogrel (Blutverdünner)
- Simvastatin (Cholesterinsenker)
- Tramadol (Schmerzmittel)
- Ondansetron (gegen Übelkeit)

Bis zu 72 % der Nebenwirkungen wären vermeidbar, wenn die Medikation besser an die Patient*innen angepasst würde.

Was steht der Pharmakogenetik noch im Weg?

Trotz ihres Potenzials ist die Pharmakogenetik in Deutschland noch nicht breit etabliert.

Die wichtigsten Gründe:

- Kosten: Nur wenige Tests (z. B. DPYD, UGT1A1) werden von den Krankenkassen übernommen – obwohl das langfristig sogar Kosten sparen könnte.
- Wissenslücken: Viele Ärzt*innen – besonders in der Hausarztpraxis – sind zu wenig über pharmakogenetische Möglichkeiten informiert.
- Fehlende Abläufe: In Kliniken fehlt es oft an klaren Prozessen zur praktischen Nutzung der Testergebnisse.
- Uneinheitliche Empfehlungen: Internationale Datenbanken und Behörden (z. B. CPIC vs. FDA) nennen teils unterschiedliche Empfehlungen – das macht die Umsetzung komplizierter.

Internationale Projekte wie das Pharmacogenomics Global Research Network arbeiten daran, diese Hürden zu überwinden.

Die Literaturstellen zu diesem Kapitel finden Sie in der Literaturliste unter den Nummern: 817–826.

CYP3A4 – das wichtigste Entgiftungsenzym für Medikamente

Das Enzym CYP3A4 (und sein Verwandter CYP3A5) ist für den Abbau von besonders vielen Medikamenten verantwortlich. Etwa 30–60 % aller Arzneimittel nutzen diesen Weg. Kein anderes Enzym im Körper hat so viele Aufgaben beim Medikamentenstoffwechsel. Deshalb ist CYP3A4 für die Wirkung, Nebenwirkung und Sicherheit vieler gängiger Medikamente entscheidend.

Was beeinflusst die Wirkung von Medikamenten über CYP3A4?

Genetische Unterschiede (Polymorphismen) führen dazu, dass manche Menschen bestimmte Wirkstoffe schneller oder langsamer abbauen. Wird das Enzym durch ein anderes Medikament blockiert (Inhibition), kann sich der Wirkstoffspiegel im Blut erhöhen – mit teils gefährlichen Folgen. Umgekehrt kann eine Aktivierung (Induktion) des Enzyms die Wirksamkeit verringern, weil das Medikament zu rasch abgebaut wird. Auch manche Nahrungsmittel beeinflussen CYP3A4. Das bekannteste Beispiel ist Grapefruitsaft, der die Enzymaktivität hemmen kann.

Besonders problematisch sind solche Effekte bei Medikamenten mit enger therapeutischer Breite, etwa starken Schmerzmitteln, Psychopharmaka oder bestimmten Herzmedikamenten.

Wo im Körper wirkt CYP3A4?

CYP3A4 kommt vor allem in der Leber (ca. 30 % aller dortigen Entgiftungsenzyme) und im Dünndarm vor. Manche Medikamente werden dort schon vor der Aufnahme in

Beispiele für Medikamente, die über CYP3A4 verstoffwechselt werden (Auswahl aus verschiedenen Wirkstoffgruppen)

Wirkstoffgruppe	Beispiele
Immunsuppressiva	Tacrolimus, Ciclosporin
Krebsmedikamente	Cyclophosphamid, Tamoxifen
Antidepressiva (SSRI/SNRI)	Citalopram, Venlafaxin
Opioide	Fentanyl, Oxycodon
Neuroleptika	Risperidon, Haloperidol
Benzodiazepine	Diazepam, Midazolam
Statine (Cholesterin)	Simvastatin, Atorvastatin
Blutdruckmittel	Amlodipin, Verapamil
Hormonpräparate (Steroide)	Östradiol, Testosteron
Antibiotika/ Antimykotika	Clarithromycin, Ketoconazol
HIV-Therapie	Saquinavir
weitere	Sildenafil (Viagra), Ondansetron, Tramadol

den Blutkreislauf abgebaut – das nennt man geringe orale Bioverfügbarkeit.

Wenn CYP3A4 gehemmt oder überlastet ist, kann sich die Verfügbarkeit eines Medikaments drastisch verändern. Die Tabelle (S. 160) gibt Ihnen einen Überblick über Medikamente, die über das Enzym verstoffwechselt werden.

Was ist die Flockhart-Tabelle?

Die sogenannte Flockhart-Tabelle bietet eine Übersicht über alle bekannten:

- CYP3A4-Substrate (Medikamente, die darüber abgebaut werden),
- Hemmer (verlangsamen den Abbau) und
- Induktoren (beschleunigen den Abbau).

Sie zeigt auch, wie stark diese Effekte sind – also ob es sich um schwache oder starke Beeinflussung handelt. Die Tabelle ist öffentlich einsehbar. Den Link dazu finden Sie am Ende des Buchs.

CYP3A4-Induktoren – wenn Medikamente schneller abgebaut werden

Induktoren sind Stoffe, die das Enzym CYP3A4 aktivieren. Sie regen den Körper dazu an, Medikamente schneller abzubauen. Das kann dazu führen, dass der Wirkstoffspiegel im Blut sinkt und das Medikament weniger oder gar nicht mehr wirkt.

Das ist vor allem dann kritisch, wenn es sich um wichtige Medikamente mit enger Dosierung handelt – etwa bei Antidepressiva, Immunsuppressiva, Blutdruckmitteln oder HIV-Therapien.

Auch Lebensmittel können CYP3A4 beeinflussen

Einige pflanzliche Stoffe und Kräuter wirken ebenfalls als Induktoren und können so die Wirkung Ihrer Medikamente abschwächen:

- Johanniskraut (Hyperforin): besonders stark, bei Depressionen und als Hautpflege beliebt
- Knoblauch
- Lakritz
- Ingwer

Typische CYP3A4-Induktoren

Wirkstoffgruppe	Beispiele
Antibiotika	Rifampicin
Antiepileptika/Antikonvulsiva	Phenytoin, Carbamazepin, Oxcarbazepin, Primidon, Topiramat
Barbiturate (beruhigend/krampflösend)	Phenobarbital
Psychostimulanzien	Modafinil
Kortikosteroide	Dexamethason (nicht Prednison)
Hormonblocker (Prostatakrebs)	Enzalutamid
HIV-Medikamente (NNRTIs)	Efavirenz, Nevirapin
Antidiabetika	Pioglitazon
Gefäßmedikamente (PAH)	Bosentan
Zytostatika (Krebs)	Mitotan
Karzinoidtherapie (neuroendokrine Tumoren)	Telotristat

Typische CYP3A4-Inhibitoren

Wirkstoffgruppe	Beispiele
Antibiotika	Erythromycin, Clarithromycin, Telithromycin, Chloramphenicol
Antimykotika	Fluconazol, Ketoconazol, Itraconazol, Posaconazol, Voriconazol
HIV-Proteaseinhibitoren	Ritonavir, Indinavir, Nelfinavir
Kalziumkanalblocker	Verapamil, Diltiazem
Antiemetika (gegen Übelkeit)	Aprepitant (NK1-Rezeptorantagonist)
Antidepressiva (SARI)	Nefazodon
Antiarrhythmika	Amiodaron, Dronedaron
Säureblocker	Cimetidin (H2-Blocker)
Kinaseinhibitoren (Krebstherapie)	Idelalisib, Ribociclib, Imatinib

Auch scheinbar harmlose Naturmittel können den Medikamentenspiegel senken – oft unbemerkt.

CYP3A4-Inhibitoren: erhöhte Wirkstoffkonzentrationen möglich

Inhibitoren blockieren das Enzym CYP3A4, dadurch wird ein Medikament langsamer abgebaut. Der Wirkstoff bleibt somit länger im Körper, der Spiegel im Blut steigt, und es kann zu verstärkter Wirkung oder Nebenwirkungen kommen. Das ist besonders wichtig bei Medikamenten mit enger Dosierung oder starker Wirkung, etwa Opioiden, Immunsuppressiva, Statinen oder Psychopharmaka.

Pflanzen und Lebensmittel als CYP3A4-Hemmer

Nicht nur Medikamente, auch bestimmte Pflanzenstoffe und Lebensmittel können das Enzym CYP3A4 hemmen. Besonders wichtig ist das für Menschen, die regelmäßig Medikamente wie Statine, Blutdruckmittel, Psychopharmaka oder Schmerzmittel einnehmen.

Beispiele pflanzlicher CYP3A4-Inhibitoren

Substanz	Verwendung	Hinweis zur Wirkung auf CYP3A4
Grapefruit	Obst/Saft	starker CYP3A4-Hemmer, Interaktionen mit > 44 Medikamenten
Gelbwurzel (Goldenseal)	Erkältungen, Immunschutz	starker Hemmer von CYP3A4
Schwarzer Pfeffer (Piperin)	Nahrungsergänzung, Verdauung	Hemmung ab > 10 mg Piperin/Tag
Cannabinoide	Schmerzen, MS, Appetitlosigkeit	hemmen CYP3A4 deutlich
Schisandra	Konzentration, Leberstärkung (TCM)	erhöht Medikamentenspiegel über CYP3A4-Hemmung
Reishi (Lingzhi)	Immunsystem, Schlaf, Blutdruck	Hemmung möglich, v. a. bei Extrakten
Ingwer	Übelkeit, Migräne, Erkältung	schwache Hemmung möglich

Beispiele pflanzlicher Präparate, die über CYP3A4 abgebaut werden

Pflanze/Substanz	Verwendung	Hinweis
Roter Reis (Monacolin A)	Cholesterinsenkung	Wirkung wie Lovastatin, CYP3A4-Substrat
Berberin (z. B. aus Berberitze)	Blutzucker, Darmgesundheit	wird über CYP3A4 metabolisiert
Resveratrol (aus Rotwein, Traubenschale)	Herz-Kreislauf, Anti-Aging	kann schwach hemmen
Curcumin (Kurkuma)	Entzündungen, Immunsystem	v. a. CYP3A4-abhängiger Abbau bei hohen Dosen
Cannabinoide (z. B. THC, CBD)	Schmerz, Übelkeit, MS	Substrate und Hemmer zugleich – komplexe Interaktionen
Schisandra chinensis	Leber, Konzentration (TCM)	wird über CYP3A4 abgebaut und hemmt es zugleich
Kava-Kava	Angst, Schlafstörungen	Substrat von CYP3A4; hepatotoxisches Risiko steigt bei Hemmung

Genetische Unterschiede bei CYP3A4 und CYP3A5

CYP3A4 ist das wichtigste Enzym für den Abbau vieler Medikamente. Sein »kleiner Bruder« CYP3A5 kommt seltener vor, kann aber ergänzend mitwirken – je nach genetischer Ausstattung. Manche Menschen tragen Varianten, bei denen eines oder beide dieser Enzyme nur eingeschränkt oder gar nicht arbeiten. Das kann dazu führen, dass Medikamente langsamer abgebaut werden und dadurch stärker oder länger wirken als beabsichtigt.

Besonders relevant sind die Varianten CYP3A4*22 sowie CYP3A5*3, *6 und *7. Sie führen zu einer verminderten oder fehlenden Enzymfunktion. Nur wer mindestens ein *1-Allel bei *CYP3A5* besitzt, bildet ein aktives Enzym – alle anderen gelten als sogenannte »Poor Metabolizer«. In offiziellen Empfehlungen (z. B. CPIC oder AMP-Guidelines) wird eine Testung auf genau diese Genvarianten empfohlen, wenn entsprechende Medikamente eingenommen werden sollen.

Wenn Medikamente länger wirken, als sie sollen

Wer langsamer abbaut, spricht stärker auf Medikamente oder Nebenwirkungen an. Gerade bei Wirkstoffen mit enger Dosierspanne kann das problematisch sein: Die Konzentration im Blut steigt, das Risiko für Nebenwirkungen ebenfalls.

Noch komplizierter wird es, wenn zusätzlich andere Substanzen ins Spiel kommen, z. B. sogenannte Enzyminhibitoren. Von besonderer Bedeutung in diesem Zusammenhang ist die weitere Erhöhung des Wirkspiegels durch Hemmer von CYP3A4, wie z. B. Grapefruitsaft und Bergamotte.

Grapefruitsaft hemmt CYP3A4 – und den Medikamentenabbau

Ein bekanntes Beispiel ist Grapefruitsaft: Er enthält Stoffe wie Naringin oder Bergamottin, die CYP3A4 in der Darmwand blockieren, und zwar mehrere Tage lang. Dadurch kann die Wirkung mancher Medikamente deutlich zunehmen. Je nach Sorte, Verarbeitung und Menge fällt dieser Effekt unterschiedlich stark aus. Auch Bitterorange, Sternfrucht, Pomelos sowie einige Heilpflanzen wie Ginseng, Baldrian oder Gelbwurzel haben ein ähnliches Potenzial.

Wichtig zu wissen: Selbst drei Tage nach dem Verzehr kann Grapefruit den Medikamentenabbau noch beeinflussen. Und: Orangen, Zitronen und Limetten enthalten diese Stoffe kaum. Sie gelten in dieser Hinsicht als unproblematisch.

CYP3A4 bei Krebsbehandlung

In der Krebsmedizin werden zunehmend Kinasehemmer eingesetzt – viele davon werden über CYP3A4 abgebaut. Da diese Medikamente sehr teuer sind, versucht man, deren Wirkung gezielt zu verstärken, z. B. durch Hemmung von CYP3A4. Dieses Vorgehen nennt man pharmakokinetisches Boosting – die gewollte Erhöhung der Bioverfügbarkeit eines Medikaments durch Enzymhemmung. Damit das sicher gelingt, ist in diesen Fällen eine regelmäßige Kontrolle des Medikamentenspiegels im Blut (TDM) notwendig.

Beispiele für relevante Wechselwirkungen bei CYP3A4-Hemmung durch Grapefruitsaft

Medikamentengruppe	Beispiele	Risiko bei CYP3A4-Hemmung durch Grapefruit
Immunsuppressiva	Tacrolimus, Ciclosporin	Toxizität, Organschäden
trizyklische Antidepressiva	Clomipramin	Krampfanfälle, Herzrhythmusstörungen
Benzodiazepine	Diazepam, Midazolam	verstärkte Sedierung, verlängerte Wirkung
Glukokortikoide	Budesonid	erhöhte systemische Nebenwirkungen
Statine	Simvastatin, Atorvastatin	Muskelschäden (Myopathie), Leberprobleme
Kinasehemmer (Onkologie)	z. B. Imatinib	verstärkte Wirkung, erhöhtes Nebenwirkungsrisiko
PDE-5-Hemmer	Sildenafil, Tadalafil	Hypotonie, Sehstörungen, Priapismus
orale Kontrazeptiva	Östrogenhaltige Pillen	verstärkte hormonelle Nebenwirkungen

Entzündungen und CYP3A4

Bei chronischen Entzündungen, Infektionen oder Krebserkrankungen ist oft das sogenannte C-reaktive Protein (CRP) erhöht. In solchen Situationen kann die CYP3A4-Aktivität deutlich vermindert sein – unabhängig von der Genetik.

Das bedeutet:

- Medikamente können langsamer abgebaut werden.
- Der Wirkstoffspiegel im Blut steigt.
- Die Gefahr für Nebenwirkungen nimmt zu.

Auch andere Erkrankungen (z. B. Leberprobleme) können die Aktivität von CYP-Enzymen beeinflussen, selbst wenn genetisch alles »normal« aussieht.

Schnelle und intermediäre Metabolisierer (CYP3A4 und CYP3A5)

Während langsame Verstoffwechsler oft erhöhte Medikamentenspiegel aufweisen, kann es bei schnellen Verstoffwechslern zu niedrigeren Wirkstoffspiegeln kommen. Auch das kann problematisch sein – etwa, wenn wichtige Medikamente nicht ausreichend wirken.

Genetische Varianten

Menschen mit CYP3A5*1/*1 oder *1/*3 (sogenannte Expressoren) bauen manche Medikamente schneller ab als Träger von CYP3A5*3/*3. Besonders bei Tacrolimus (Immunsuppressivum) ist diese Genetik klinisch relevant: Expressoren benötigen eine höhere Anfangsdosis, um ausreichend geschützt zu sein. Das ist derzeit die einzige CYP3A5-Variante mit direkter Relevanz für eine ärztliche Dosierungsempfehlung.

CYP3A4*15 und *29 gelten in Laborstudien als »ultraschnell«, ihre klinische Bedeutung ist bisher aber unklar.

In der europäischen Bevölkerung haben ca. 80–85 % die Variante CYP3A5*3 – sie sind also langsame Verstoffwechsler. Die funktionsfähige Variante CYP3A5*1 ist in Europa seltener, in anderen Regionen (z. B. Afrika, Asien) häufiger.

Weitere Einflüsse auf den Medikamentenabbau

Frauen verstoffwechseln viele Medikamente schneller als Männer, Ein Grund dafür ist die meist höhere Aktivität des Enzyms CYP3A4 in der Leber. Während einer Schwangerschaft kann dieser Effekt noch zunehmen. Solche Unterschiede wirken sich auf die Wirkung und Dosierung von Arzneimitteln aus.

Ein weiteres Beispiel ist Johanniskraut: Es gilt als starker natürlicher Induktor von CYP3A4 und kann den Abbau bestimmter Medikamente erheblich beschleunigen. Das kann im schlimmsten Fall gefährlich werden, etwa wenn es zu einem Wirkverlust bei Immunsuppressiva wie Tacrolimus kommt, was eine Transplantatabstoßung zur Folge haben könnte. Auch hormonelle Verhütungsmittel, insbesondere solche mit Levonorgestrel, können durch Johanniskraut zu schnell abgebaut werden. Der Verhütungsschutz ist dann nicht mehr zuverlässig. CYP3A4-Hemmer wie Grapefruitsaft verlangsamen dagegen den Abbau – der Verhütungsschutz bleibt erhalten, doch das Risiko für Thrombosen kann steigen.

Weitere bekannte Induktoren von CYP3A4 sind Phenytoin, Rifampicin, Phenobarbital, Glukokortikoide oder bestimmte Pestizide wie DDT. Die Wirkung solcher Induktoren setzt verzögert ein – oft erst nach Tagen oder Wochen – und kann auch nach dem Absetzen noch längere Zeit anhalten. Hemmstoffe wirken dagegen meist schneller, aber auch kürzer.

CYP3A4 beeinflusst den Vitamin-D-Stoffwechsel

Das Enzym CYP3A4 ist nicht nur für den Abbau vieler Medikamente zuständig – es spielt auch eine Rolle beim Vitamin-D-Stoffwechsel, da es die aktive Form von Vitamin D im Körper inaktiviert.

Das bedeutet:
- CYP3A4-Induktoren (z. B. Johanniskraut, Rifampicin) beschleunigen den Abbau → der Vitamin-D-Spiegel kann sinken.
- CYP3A4-Hemmer (z. B. Grapefruitsaft) verlangsamen den Abbau → Vitamin D bleibt länger aktiv.

Genetische Varianten (Polymorphismen), die CYP3A4 schwächen oder verstärken, können ebenfalls den Vitamin-D-Spiegel beeinflussen (siehe Kapitel zu Vitamin D, S. 32). Mit dem Wissen über CYP3A4 und Pharmakogenetik werden sie noch klarer und individueller interpretierbar.

Was Induktoren und Hemmer bewirken

CYP3A4-Induktoren (z. B. Johanniskraut, Rifampicin, Carbamazepin, Phenytoin):

- beschleunigen den Abbau von Östrogenen und Gestagenen (z. B. Levonorgestrel)
- senken dadurch den Hormonspiegel im Blut
- können die kontrazeptive Wirkung deutlich abschwächen oder aufheben

→ Verlust des Verhütungsschutzes möglich

CYP3A4-Hemmer (z. B. Grapefruitsaft, Bergamotte):

- verlangsamen den Abbau der Sexualhormone
- erhöhen dadurch deren Blutspiegel
- Der Verhütungsschutz bleibt erhalten oder wird verstärkt.

→ erhöhtes Risiko für Nebenwirkungen, insbesondere Thrombosen

Diese Effekte betreffen vor allem orale Kontrazeptiva. Auch reine Gestagenpräparate (z. B. Levonorgestrel) sind betroffen. Bei Einnahme weiterer Medikamente ist ärztlicher Rat empfehlenswert

Auf einen Blick – CYP3A4 – zentrales Enzym im Arzneistoffwechsel

- verstoffwechselt rund 30–60 % aller gängigen Medikamente
- Aktivität individuell unterschiedlich: beeinflusst durch Genetik, Medikamente, Pflanzenstoffe und Erkrankungen

Genetische Polymorphismen

- CYP3A4*22: verminderte Enzymfunktion → erhöhter Wirkstoffspiegel
- CYP3A5*3, *6, *7: Funktionsverlust – häufig in Europa und Afrika
- CYP3A5*1 (Expressor): aktive Enzymausprägung → teils höhere Dosierung nötig
- »Poor Metabolizer«: erhöhtes Risiko für Nebenwirkungen
- Genotypisierung empfohlen bei Tacrolimus und Ciclosporin (CPIC/AMP)

Typische CYP3A4-Substrate (Auswahl)

- Immunsuppressiva: Tacrolimus, Ciclosporin
- Antidepressiva: Amitryptilin, Venlafaxin, Fluoxetin, Citalopram
- Opioide: Fentanyl, Methadon
- Statine: Atorvastatin, Simvastatin
- Psychopharmaka: Haloperidol, Risperidon
- hormonelle Kontrazeptiva: Östrogen, Progesteron
- PDE-5-Hemmer: Sildenafil, Tadalafil
- weitere: Chemotherapeutika, Antibiotika, Antimykotika

Induktoren von CYP3A4 (beschleunigter Abbau, Wirkspiegel sinkt)

- Medikamente: Rifampicin, Phenytoin, Carbamazepin, Phenobarbital, Dexamethason, Efavirenz
- Pflanzenstoffe: Johanniskraut, Knoblauch, Lakritz
- Wirkungseintritt verzögert (1–2 Wochen), Effekte halten lange an.

Inhibitoren von CYP3A4 (verlangsamter Abbau, Wirkspiegel steigt)

- Medikamente: Clarithromycin, Erythromycin, Ketoconazol, Ritonavir, Verapamil, Amiodaron
- Lebensmittel/Pflanzen: Grapefruit: starker, irreversibler Inhibitor – Wirkung hält mehrere Tage an
- Weitere: Bitterorange, Sternfrucht, Reishi, Schwarzer Pfeffer, Roter Hefereis, Gelbwurzel, Baldrian

Klinisch relevante Wechselwirkungen

- Grapefruitsaft + Tacrolimus, Calciumkanalblocker, trizyklische Antidepressiva, Benzodiazepine → erhöhte Nebenwirkungen
- Clarithromycin + Simvastatin → Risiko für Myopathie
- Verapamil + Prednisolon → verstärkte Immunsuppression
- Johanniskraut + hormonelle Kontrazeptiva → verminderter Verhütungsschutz

Weitere Hinweise

- Tacrolimus: derzeit einziges Medikament mit routinemäßiger Dosisanpassung nach *CYP3A5*-Genotyp
- Frauen: oft höhere CYP3A4-Aktivität, besonders in der Schwangerschaft
- Therapeutic Drug Monitoring (TDM) empfohlen bei Wirkstoffen mit enger therapeutischer Breite
- In der Onkologie: gezielter Einsatz von CYP3A4-Hemmung zur Wirkungsverstärkung
- CYP3A4 hemmt aktives Vitamin D → möglicher Einfluss auf Vitamin-D-Spiegel

Die Literaturstellen zu diesem Kapitel finden Sie in der Literaturliste unter den Nummern: 827–845.

CYP2D6 – genetische Vielfalt mit klinischer Bedeutung

Das Enzym CYP2D6 ist an der Verstoffwechslung vieler Medikamente beteiligt – etwa 20–25 % der klinisch eingesetzten Wirkstoffe. Obwohl es in der Leber nur einen kleinen Anteil (2–4 %) am Gesamt-CYP ausmacht, ist seine Funktion zentral.

Die Aktivität von CYP2D6 kann sich bis um das 60-Fache zwischen verschiedenen Menschen unterscheiden. Grund dafür sind genetische Unterschiede.

Genetische Grundlagen

Das *CYP2D6*-Gen ist stark polymorph: aktuell waren über 170 Stern-Allele (*) bekannt. Die Varianten werden als Haplotypen (ein Chromosom) und Diplotypen (beide Chromosomen) erfasst. Sie beeinflussen, ob CYP2D6 normal, vermindert, beschleunigt oder gar nicht funktioniert.

Genetische Veränderungen im *CYP2D6*-Gen

Das *CYP2D6*-Gen zeigt eine große genetische Vielfalt. Neben häufigen Einzelbasenveränderungen (SNPs) kommen auch komplexere Veränderungen vor:

- Einzelnukleotidvarianten (SNPs/SNVs): häufig, mit Einfluss auf die Enzymaktivität
- Insertionen und Deletionen (Indels): kleinere Gensegmentverluste oder -einfügungen
- Kopienzahlvarianten (CNVs): Einzelne Personen haben mehrere Kopien des Gens (Duplikationen) oder gar keine (Deletionen) → betrifft ca. 10–23 %.
- Hybridgene: entstehen durch Vermischung mit dem benachbarten Pseudogen *CYP2D7*

- Lage der Veränderungen: in codierenden und nichtcodierenden Regionen (z. B. Promotor, Introns)

Um den Stoffwechseltyp (Phänotyp) zuverlässig vorherzusagen, sollten Tests auch strukturelle Varianten wie Genduplikationen, Deletionen und Hybridallele erfassen.

CYP2D6: genetische Veränderungen und empfohlene Testung

Das *CYP2D6*-Gen weist eine Vielzahl von Varianten auf – darunter SNPs, kleine Insertionen/Deletionen, Genkonversionen sowie Kopienzahlvarianten (CNVs). Diese Unterschiede beeinflussen die Aktivität des Enzyms erheblich.

International abgestimmte Empfehlungen (u. a. von CPIC, AMP und PharmGKB) definieren, welche Varianten in pharmakogenetischen Tests berücksichtigt werden sollten. Ziel ist, den CYP2D6-Phänotyp zuverlässig vorhersagen zu können, da dieser maßgeblich die Wirkung vieler Medikamente bestimmt.

Entsprechend diesen Empfehlungen sollten mindestens folgende zehn Stern-Allele getestet werden:

- CYP2D6*2
- CYP2D6*3
- CYP2D6*4
- CYP2D6*5
- CYP2D6*6
- CYP2D6*9
- CYP2D6*10
- CYP2D6*17
- CYP2D6*29
- CYP2D6*41

Zusätzlich wird geprüft, ob eine Genduplikation oder -multiplikation vorliegt.

Wie aus Genvarianten ein Stoffwechseltyp wird

Die Aktivität eines Enzyms wie CYP2D6 wird aus den beiden vererbten Allelen berechnet.

Jedes Allel bekommt dabei einen bestimmten Wert:

- 0 für keine Funktion
- 0,25–0,5 für eingeschränkte Funktion
- 1 für normale Funktion

Addiert man die beiden Werte, ergibt sich ein Gesamtaktivitätswert. Je nach Ergebnis spricht man auch von:

- langsamen Verstoffwechslern (Poor Metabolizer) bei einem Wert von 0
- intermediären Verstoffwechslern bei einem Wert zwischen 0,25 und 1
- normalen Verstoffwechslern (Normal Metabolizer) bei Werten um 1 bis etwa 2
- sehr schnellen Verstoffwechslern (Ultrarapid Metabolizer) bei einem Wert über 2,25

Diese Einteilung ist Grundlage für klinische Empfehlungen zur Dosierung – etwa, um Unter- oder Überdosierungen zu vermeiden.

Diese Gruppen sind weltweit unterschiedlich verteilt. Im nordeuropäischen Raum treten PM deutlich häufiger auf, während im Mittelmeerraum und Teilen Afrikas UM bei bis zu 20% der Bevölkerung vorliegen – vermutlich ein evolutionärer Vorteil im Umgang mit vegetarischer (alkaloidhaltiger) Kost.

Internationale Fachgremien wie CPIC und PharmGKB haben Referenztabellen erstellt, die diese Zuordnung erleichtern. Für medizinisches Fachpersonal gibt es zusätzlich Leitlinien zur klinischen Bedeutung bestimmter Genvarianten.

Besonders wichtig ist CYP2D6 für den Abbau bestimmter Medikamente. Dazu zählen u. a.:

- in der Psychiatrie:
  - Antidepressiva (z. B. Amitriptylin, Venlafaxin, Fluoxetin)
  - Antipsychotika (z. B. Haloperidol, Risperidon)
- in der Kardiologie: β-Blocker (z. B. Metoprolol, Propranolol)
- in der Schmerztherapie: Opioide (z. B. Codein, Tramadol, Oxycodon)
- Antiemetika: Ondansetron, Tropisetron
- in der Onkologie: Tamoxifen

Besonders heikel: Prodrugs wie Codein wirken bei Poor Metabolizern nicht, bei Ultrarapid Metabolizern hingegen stärker und schneller als gewünscht.

Langsam, schnell oder normal – wie gut erkennen Lifestyle-Gentests Ihren Typ?

Viele Testsysteme zeigen nur die Stern-Allele, aber nicht den Metabolisiererstatus. Dieser lässt sich jedoch über öffentlich verfügbare Tabellen (z. B. PharmGKB) aus dem Genotyp ableiten. Für eine sinnvolle Einordnung der Testergebnisse ist diese Umrechnung unverzichtbar.

Für mehrere sensible Medikamente – darunter Codein, Tamoxifen, bestimmte Antidepressiva und β-Blocker – gibt es kostenfreie Empfehlungen zur Dosierungsanpassung auf Basis des CYP2D6-Genotyps. Diese Leitlinien stellt die Clinical Pharmacogenetics Implementation Consortium (CPIC) zur Verfügung. Sie sind zwar primär für Ärzt*innen gedacht, geben Ihnen jedoch als Patient*in Orientierung, welche Medikamente besonders von Ihrem Gen betroffen sein könnten. Den Link finden Sie hinten im Buch.

Antidepressiva und Genetik: Warum der Stoffwechseltyp entscheidend sein kann

Psychische Belastungen haben in den letzten Jahren deutlich zugenommen – bei Erwachsenen ebenso wie bei Kindern und Jugendlichen. Zwischen 2012 und 2022 stiegen die Verordnungszahlen bei Antidepressiva um über 30–40 %. Das wären etwa 5–7 Mio. Mensch, die solche Medikamente einnehmen, häufig über einen längeren Zeitraum. Dabei zeigen große Studien, dass nur etwa 15 % der Wirkung über den Placeboeffekt hinausgehen. Besonders bei leichten bis mittleren Depressionen ist der Nutzen medikamentöser Therapie fraglich, während Nebenwirkungen häufig auftreten.

Nicht nur die COVID-Zeit hat bei vielen Menschen tiefe Spuren hinterlassen: soziale Isolation, Zukunftsängste, Überforderung im Alltag, chronischen Stress. Auch heute noch zeigt sich diese seelische Erschöpfung vielerorts als stille Müdigkeit, Reizbarkeit, Antriebslosigkeit oder innere Leere.

Hinzu kommen neue Belastungsfaktoren: digitale Reizüberflutung, vor allem bei jungen Menschen (z. B. durch Social Media, Bildschirmzeiten, ständige Erreichbarkeit); eine permanente Informationsflut über Krisen, Krankheiten, Umweltgefahren und das Gefühl, der Welt und ihren Anforderungen nicht mehr gewachsen zu sein.

Inmitten dieser Dauerreize und Unsicherheiten wächst bei vielen der Wunsch nach Stabilität, Ruhe und echter Lebensqualität. Doch gerade in dieser Lage wirken Antidepressiva nicht immer wie erhofft: Etwa die Hälfte aller Patient*innen spricht nicht ausreichend auf Antidepressiva an. Gleichzeitig treten bei vielen Betroffenen belastende Nebenwirkungen auf. Umso wichtiger sind eine individuell passende Auswahl und Dosierung der Medikamente. Dabei spielt der genetische Stoffwechseltyp eine zentrale Rolle.

Besonders relevant ist die Genetik bei folgenden Wirkstoffgruppen:

- trizyklischen Antidepressiva: Amitriptylin, Clomipramin, Desipramin, Doxepin, Imipramin, Nortriptylin, Trimipramin
- selektiven Serotonin-Wiederaufnahmehemmern (SSRI): Citalopram, Escitalopram, Fluoxetin, Fluvoxamin, Paroxetin, Sertralin, Vortioxetin
- Serotonin-Noradrenalin-Wiederaufnahmehemmern (SNRI/SNARI): Venlafaxin, Atomoxetin
- Dopamin- und Noradrenalin-Wiederaufnahmehemmern

Für viele dieser Medikamente gibt es konkrete Empfehlungen, vor allem auf Basis der Gene *CYP2D6* und *CYP2C19* (z. B. durch CPIC). Andere Gene wie *SLC6A4* oder *HTR2A* werden zwar erforscht, sind aber derzeit noch nicht Bestandteil der klinischen Routinediagnostik.

Beispielhafte Empfehlungen zur Dosisanpassung

Amitriptylin:

- bei ultraschnellen oder langsamen Metabolisierern: besser ein alternatives Medikament wählen
- falls dennoch eingesetzt:
  - langsame Metabolisierer → 50 % reduzierte Dosis
  - intermediäre Metabolisierer → 25 % reduzierte Dosis

Paroxetin: Dosisanpassung empfohlen für sehr schnelle intermediäre und langsame Metabolisierer

Fluvoxamin und Venlafaxin: Vorsicht bei langsamen Metabolisierern! Wirkspiegel kann deutlich steigen.

Vortioxetin:

- Poor Metabolizer: Start mit reduzierter Dosis (z. B. 5 mg statt 10 mg täglich), da der Abbau verlangsamt ist und es sonst zu erhöhten Wirkspiegeln und Nebenwirkungen kommen kann.
- Ultrarapid Metabolizer: Wirkverlust möglich durch zu schnellen Abbau – daher engmaschige Überwachung der Wirksamkeit. Falls nötig: Dosisanpassung oder Wechsel des Medikaments.

Mögliche Nebenwirkungen – trotz »richtiger« Anwendung

Auch bei korrekter Einnahme und passender Dosis sind Nebenwirkungen häufig.

Dazu zählen:

- Schlafstörungen
- Magen-Darm-Beschwerden
- sexuelle Funktionsstörungen
- innere Unruhe, Angstverstärkung
- emotionale Abflachung
- Herzrhythmusstörungen
- in seltenen Fällen: Zunahme von Suizidgedanken

Diese Belastungen führen oft dazu, dass die Therapie abgebrochen wird. Eine genetisch fundierte Auswahl kann helfen, unnötige Nebenwirkungen zu vermeiden.

Was wirkt besser – und ohne Nebenwirkungen?

Antidepressiva sind nicht immer die einzige oder beste Lösung. Wenn genetische Varianten die Medikamentenverwertung erschweren oder Sie Medikamente möglichst vermeiden möchten, gibt es überzeugende Alternativen – evidenzbasiert, verträglich und oft mit breiterer Wirkung auf Körper und Seele.

Bewegung als Therapie

Regelmäßige Bewegung – z. B. Spazierengehen, Joggen, Tanzen oder Yoga – wirkt nachweislich stimmungsaufhellend und angstlösend. Aktuelle Studien zeigen: Die Effekte sind oft vergleichbar mit SSRIs, bei deutlich besserer Verträglichkeit.

Psychotherapie mit Langzeitwirkung

Besonders die kognitive Verhaltenstherapie (CBT) hat sich als effektiv und nachhaltig wirksam erwiesen. Sie hilft, belastende Denkmuster zu erkennen, neue Strategien zu entwickeln und das seelische Gleichgewicht zu stabilisieren.

Pflanzliche Unterstützung

Auch bestimmte Phytotherapeutika können hilfreich sein – vor allem bei leichten bis mittelschweren Beschwerden.

Dazu zählen u. a.:

- Johanniskraut (standardisiert, bei leichter Depression – Achtung: Wechselwirkungen!)
- Lavendelöl (oral) bei innerer Unruhe und Angst
- Safranextrakte zur Stimmungsaufhellung
- Rosenwurz (Rhodiola) zur Unterstützung bei Stress und Erschöpfung

Weitere hilfreiche Ansätze:

- Achtsamkeit und Meditation (z. B. MBSR) zur Beruhigung des Nervensystems
- Tageslicht und Naturkontakt, auch bei schlechtem Wetter

Essen, das die Stimmung hebt

Unsere Ernährung beeinflusst weit mehr als nur Gewicht oder Blutzucker – sie wirkt auch auf das Gehirn. Die richtige Auswahl an Lebensmitteln kann helfen, depressive Verstimmungen zu lindern, den Antrieb zu stärken und das emotionale Gleichgewicht zu stabilisieren.

Wichtige Nährstoffe für gute Laune sind:

- Omega-3-Fettsäuren (z. B. aus fettem Seefisch, Krill oder Algen) fördern die Bildung von Botenstoffen wie Serotonin und wirken entzündungshemmend.
- B-Vitamine (v. a. B_6, B_{12}, Folat): wichtig für den Nervenstoffwechsel – z. B. in grünem Blattgemüse, Hülsenfrüchten, Vollkorn, Eiern
- Tryptophan: eine Vorstufe von Serotonin, steckt in Nüssen, Haferflocken, Käse, Soja, Bananen
- Magnesium (z. B. in Mandeln, Kürbiskernen, Hafer, Bitterschokolade): beruhigt das Nervensystem
- Zink, Eisen, Selen: für Energie, Konzentration und emotionale Stabilität

Antidepressiva niemals eigenmächtig absetzen

Antidepressiva sollten nie plötzlich abgesetzt werden, sondern immer nur in ärztlicher Begleitung! Andernfalls kann das zu schweren Absetzsymptomen führen.

Auch der Darm spielt eine große Rolle: Ein gesundes Mikrobiom kann die Produktion stimmungsrelevanter Substanzen fördern, z. B. durch fermentierte Lebensmittel wie Sauerkraut, Kimchi, Joghurt (vegan oder klassisch) und Kombucha.

Auch ein paar generelle Ernährungstipps können hier hilfreich sein und die Stimmung stabilisieren:

- Essen Sie regelmäßig! Unterzuckerung fördert Reizbarkeit und Erschöpfung.
- Kochen Sie mit echten Lebensmitteln statt mit hochverarbeiteten Produkten.
- Kombinieren Sie frisches, saisonales Gemüse bunt – Farben machen auch auf dem Teller Freude.
- Natürliche Süße z.B. aus reifen Früchten oder Trockenfrüchten, Honig oder Ahornsirup in Maßen ist immer besser als Industriezucker.

Und noch etwas: Soziale Unterstützung und sinnstiftende Aktivitäten wirken oft besser als jedes Medikament und haben allgemein eine positive Auswirkung auf unsere Gesundheit.

CYP2D6 und Schmerzmittel

Opioide gehören zu den häufigsten Schmerzmitteln, bergen aber auch erhebliche Risiken, insbesondere bei Menschen mit genetisch verändertem Stoffwechsel. Die Funktion des Enzyms CYP2D6 spielt dabei eine zentrale Rolle:

- Ultraschnelle Metabolisierer (UM) wandeln manche Opioide (z. B. Codein) zu schnell in ihre aktive Form um – das kann zu starker Sedierung, Atemnot oder sogar lebensbedrohlichen Überdosierungen führen.
- Langsame Metabolisierer (Poor Metabolizer, PM) können die Medikamente dagegen kaum aktivieren – sie wirken nicht oder kaum, was zu Dosiserhöhungen und Nebenwirkungen führt.

Deshalb gelten bestimmte Opioide für beide Gruppen als ungeeignet. Diese Menschen sollten auf Alternativen ausweichen.

Meiden sollten Sie folgende Medikamente:

- Codein
- Tramadol
- Oxycodon
- Hydrocodon

Unabhängig von CYP2D6 und damit bessere Alternativen sind:

- Hydromorphon
- Oxymorphon
- Fentanyl
- Buprenorphin
- Levorphanol
- Remifentanil
- Naloxon (Gegenmittel bei Überdosierung)

Opioide und Alternativen

Opioide werden häufig zur Behandlung starker Schmerzen verschrieben – oft zu schnell und zu bedenkenlos, wie nicht zuletzt die weltweite Opioidkrise zeigt. Dabei handelt es sich nicht um harmlose Schmerzmittel: Sie bergen ein hohes Suchtpotenzial, insbesondere bei wiederholter oder langfristiger Anwendung, und nicht nur bei Menschen mit genetisch bedingter CYP2D6-Dysfunktion.

Zugleich gibt es zahlreiche nicht medikamentöse Verfahren, deren schmerzlindernde Wirkung heute gut untersucht und wissenschaftlich belegt ist. Dazu zählen multimodale Schmerzprogramme, körperorientierte

Achtung in der Stillzeit

CYP2D6-Ultraschnellmetabolisierer können Wirkstoffe wie Codein so rasch aktivieren, dass beim Stillen gefährlich hohe Wirkspiegel entstehen – es wurde ein Todesfall bei einem Neugeborenen dokumentiert. In Frankreich war Tramadol in den letzten Jahren die häufigste Ursache für analgetikabedingte Todesfälle. Besonders Frauen mittleren Alters greifen oft zu Codein, etwa bei unklaren Schmerzen, Nervenschmerzen, Fibromyalgie und Krebsschmerzen, ohne ihren Stoffwechseltyp zu kennen.

Methoden wie Yoga oder myofasziale Techniken, achtsamkeitsbasierte Verfahren sowie traumainformierte Therapieansätze.

Auch medikamentöse Alternativen wie Cannabinoide oder bestimmte Antidepressiva können im Einzelfall hilfreich sein, doch auch hier ist eine sorgfältige Abwägung nötig. Entscheidend ist: Schmerzbehandlung sollte individuell und ganzheitlich erfolgen, unter Berücksichtigung genetischer Besonderheiten und ohne vorschnelle medikamentöse Standardlösungen. Medikamente allein sind selten die Lösung.

Betablocker – häufig verschriebene Klassiker mit genetischem Haken

Betablocker (β-Blocker) zählen zu den am häufigsten verschriebenen Medikamenten. Sie blockieren die Wirkung der Stresshormone Adrenalin und Noradrenalin am Herzen, senken dadurch die Herzfrequenz und entlasten das Herz-Kreislauf-System. Eingesetzt werden sie u. a. bei Bluthochdruck, koronarer Herzkrankheit, Herzrhythmusstörungen und Schilddrüsenüberfunktion und zur Migräneprophylaxe.

Der Abbau einiger Betablocker – allen voran Metoprolol – erfolgt fast ausschließlich über das Enzym CYP2D6.

Das hat Folgen:

- Langsame Metabolisierer bauen den Wirkstoff zu langsam ab – es drohen Überdosierungen mit zu starkem Blutdruckabfall oder niedriger Herzfrequenz.
- Ultraschnelle Metabolisierer bauen ihn zu schnell ab – das Medikament wirkt möglicherweise nicht ausreichend.

Es wird deshalb empfohlen, Metoprolol bei langsamen Metabolisierern mit der niedrigsten Anfangsdosis zu beginnen und diese vorsichtig zu steigern oder auf andere Betablocker auszuweichen.

Hinzu kommt: Metoprolol hemmt selbst CYP2D6. Wird es gemeinsam mit anderen Medikamenten eingenommen, die ebenfalls über dieses Enzym abgebaut werden (z. B. das Antidepressivum Fluoxetin oder der Hustenstiller Dextromethorphan), kann es zu Wechselwirkungen und verstärkten Nebenwirkungen kommen.

Andere Betablocker wie Bisoprolol, Carvedilol, Nebivolol, Propranolol, Betaxolol und Acebutolol sind deutlich weniger oder gar nicht von CYP2D6 abhängig. Für sie gibt es derzeit keine genetisch basierten Dosierungsempfehlungen. Besonders Bisoprolol gilt als weitgehend unabhängig vom CYP2D6-Stoffwechsel und kann bei genetisch bedingter Metoprolol-Unverträglichkeit eine sinnvolle Alternative sein.

Für ultraschnelle Metabolisierer gibt es derzeit keine gesicherten Empfehlungen – sie gelten aber als potenziell weniger gut ansprechende Gruppe.

Wie Gene die Tamoxifen-Wirkung beeinflussen

Tamoxifen ist ein Standardmedikament bei hormonrezeptorpositivem Brustkrebs, insbesondere bei prämenopausalen Frauen. Es blockiert die Wirkung von Östrogen und kann das Rückfallrisiko deutlich senken.

Doch nicht alle Patientinnen profitieren: Etwa ein Drittel erleidet trotz Tamoxifen ein Rezidiv. Ein möglicher Grund liegt im individuellen Stoffwechsel, insbesondere in der Aktivität des Enzyms CYP2D6. Dieses Enzym wandelt Tamoxifen in seine wirksame Form Endoxifen um. Ist die CYP2D6-Aktivität vermindert – etwa durch bestimmte Genvarianten (z. B. *3, *4, *5, *6) – kann der Endoxifen-Spiegel im Blut zu niedrig ausfallen. Studien zeigen: Liegt die Konzentration unter 5,9 ng/ml, steigt das Rückfall- und Sterberisiko deutlich.

Auch bestimmte Medikamente wie Fluoxetin, Paroxetin oder Bupropion, die CYP2D6 hemmen, können die Endoxifen-Spiegel zusätzlich senken und sollten möglichst gemieden oder engmaschig überwacht werden.

Trotz der überzeugenden Datenlage empfehlen deutsche Leitlinien bislang keine routinemäßige Genotypisierung. Wer jedoch weiß, dass er ein langsamer Metabolisierer ist, kann gemeinsam mit der behandelnden Ärztin individuelle Alternativen erwägen, etwa den Einsatz von Aromatasehemmern oder eine andere Dosierung.

Was Fachgesellschaften empfehlen

Internationale Fachgesellschaften wie das Clinical Pharmacogenetics Implementation Consortium (CPIC) empfehlen bei langsamen oder intermediären CYP2D6-Metabolisierern zwei Optionen:

- den Wechsel zu einem Aromatasehemmer – insbesondere bei postmenopausalen Patientinnen,
- oder – falls das nicht möglich ist – eine erhöhte Tamoxifen-Dosis (z. B. 40 mg/Tag). Allerdings reicht diese oft nicht aus, um normale Endoxifen-Spiegel zu erreichen.

Wer Tamoxifen einnimmt, sollte bei ausbleibender Wirkung oder starken Nebenwirkungen eine CYP2D6-Genotypisierung oder eine Messung des Endoxifen-Spiegels in Erwägung ziehen. Denn oft liegt der Schlüssel zum Therapieerfolg im individuellen Stoffwechsel.

Dosierungsempfehlungen bei genetisch veränderter CYP2D6-Aktivität

Langsame Metabolisierer (ca. 10 % der Frauen): Die CPIC empfiehlt bei postmenopausalen Frauen mit stark verminderter CYP2D6-Aktivität eine Umstellung auf einen Aromatasehemmer. Ist dieser nicht möglich, kann eine Tamoxifen-Dosis von 40 mg/Tag erwogen werden – auch wenn die Endoxifen-Spiegel dadurch meist nicht vollständig normalisiert werden.

Prämenopausale Frauen: Hier wird bei Poor Metabolizern ebenfalls ein Aromatasehemmer plus ovarieller Suppression empfohlen – sofern medizinisch vertretbar.

intermediäre Metabolisierer: Bei Patientinnen mit reduzierter, aber nicht vollständig eingeschränkter CYP2D6-Aktivität kann ebenfalls eine höhere Tamoxifen-Dosis sinnvoll sein – insbesondere, wenn ein Aromatasehemmer nicht infrage kommt.

Auch andere CYP-Enzyme (CYP3A4, CYP3A5, CYP2C9, CYP2C19) sind an der Umwandlung von Tamoxifen beteiligt, spielen aber eine untergeordnete Rolle.

Was tun bei verminderter CYP2D6-Aktivität?

Genotypisierung oder Endoxifen-Spiegel-Messung kann sinnvoll sein, um die Therapie individuell anzupassen.

Bei langsamer Verstoffwechslung kommt eine Dosisanpassung oder ein Wirkstoffwechsel infrage. Auf CYP2D6-Hemmer (z. B. Fluoxetin, Paroxetin, Bupropion) sollte möglichst verzichtet werden – sie können die Wirkung von Tamoxifen verringern.

Auf einen Blick – CYP2D6

- CYP2D6 ist ein zentrales Enzym beim Abbau zahlreicher Medikamente, u. a.:
  - Antidepressiva (z. B. Fluoxetin, Venlafaxin)
  - Opioide (z. B. Codein, Tramadol)
  - Betablocker (z. B. Metoprolol)
  - Tamoxifen bei hormonabhängigem Brustkrebs
- Genetische Varianten im *CYP2D6*-Gen führen zu unterschiedlichen Stoffwechseltypen:
  - einem langsamen, intermediären, normalen oder ultraschnellen Metabolismus
  - Diese Typen bestimmen, wie gut oder schlecht ein Medikament wirkt.
  - Die Einteilung erfolgt durch Analyse beider vererbter Allele – aus den Genvarianten wird rechnerisch ein Aktivitätswert bestimmt, der zur Klassifikation führt.
- Lifestyle-Gentests liefern gelegentlich Hinweise auf den CYP2D6-Typ, sind jedoch oft unvollständig oder fehleranfällig.
- Die klinische Relevanz ist hoch:
  - Antidepressiva können ineffektiv oder unverträglich sein.
  - Opioide wirken möglicherweise nicht (z. B. bei langsamer Metabolisierung von Codein).
  - Tamoxifen schützt nur, wenn genug Endoxifen gebildet wird – abhängig von CYP2D6.
  - Auch bei »korrekter« Einnahme kann es zu Nebenwirkungen oder Wirkungslosigkeit kommen, wenn der Stoffwechseltyp nicht berücksichtigt wird.
- Internationale Fachgesellschaften wie die CPIC empfehlen für bestimmte Medikamente:
  - CYP2D6-Genotypisierung (z. B. vor Tamoxifen oder Codein)
  - ggf. Dosisanpassung oder Einsatz alternativer Wirkstoffe
- In Deutschland ist eine genetische Testung bisher nicht in den Leitlinien verankert, kann aber individuell sinnvoll sein – insbesondere bei:
  - ausbleibender Wirkung
  - ungewöhnlich starker Wirkung oder Nebenwirkungen
  - unvermeidlicher Komedikation mit CYP2D6-Hemmern
- Therapeutische Konsequenzen bei verminderter CYP2D6-Aktivität:
  - Medikamentenwechsel (z. B. Tamoxifen → Aromatasehemmer)
  - höhere Dosis (z. B. Tamoxifen 40 mg/Tag – ggf. begrenzt wirksam)
  - Medikamentenmeidung (z. B. Paroxetin bei Tamoxifen)

- ggf. Spiegelkontrolle (Endoxifen) zur Überwachung der Wirksamkeit

Die Literaturstellen zu diesem Kapitel finden Sie in der Literaturliste unter den Nummern: 846–887.

CYP2C19 und seine Relevanz für alltägliche Medikamente

Das *CYP2C19*-Gen ist hochvariabel und umfasst über 35 bekannte Varianten, darunter auch seltene Gendeletionen (PharmVar 7).

Besonders relevant ist CYP2C19 für weit verbreitete Medikamente aus folgenden Gruppen:

- Protonenpumpenhemmer (PPI)
- Clopidogrel (Blutverdünner)
- Antidepressiva

Im Folgenden steht die Medikamentengruppe der PPI im Fokus, da sie millionenfach verschrieben wird und zahlreiche Menschen betrifft.

Protonenpumpenhemmer (PPI)

Protonenpumpenhemmer wie Pantoprazol, Omeprazol oder Esomeprazol gehören zu den meistverordneten Medikamenten in Deutschland. Allein 2022 wurden rund 3,8 Milliarden Tagesdosen verschrieben (Arzneimittelreport 2023). Sie hemmen die Magensäureproduktion und gelten als Standardtherapie bei säurebedingten Beschwerden wie Reflux, Gastritis oder Magengeschwüren. Auch als Magenschutz bei NSAR-Therapie sind sie weit verbreitet.

PPI werden als inaktive Prodrugs eingenommen, im Darm aufgenommen und in der Magenschleimhaut aktiviert. Ihre Wirkung setzt meist nach zwei bis drei Tagen vollständig ein.

Die Medikamente sind kurzfristig gut verträglich, können aber bei Langzeiteinnahme zu Problemen führen – etwa durch Veränderungen des Darmmikrobioms, Nährstoffmängel (z. B. Vitamin B_{12}, Magnesium) oder ein erhöhtes Osteoporoserisiko. Auch individuelle Unterschiede im Stoffwechsel, etwa durch genetische Varianten, können die Wirkung beeinflussen – darum geht es im Folgenden.

Wechselwirkungen und genetische Relevanz von PPI

Protonenpumpenhemmer (PPI) wie Omeprazol, Pantoprazol oder Esomeprazol werden hauptsächlich über die Enzyme CYP2C19 und CYP3A4 verstoffwechselt und können diese Enzyme auch hemmen. Dadurch ergeben sich relevante Wechselwirkungen mit anderen Medikamenten.

Clopidogrel, ein gängiges Blutverdünnungsmittel, wird durch CYP2C19 aktiviert. PPI können diesen Prozess hemmen und damit die Wirksamkeit von Clopidogrel abschwächen, das Risiko für thrombotische Ereignisse steigt.

Auch die Resorption bestimmter Medikamente, etwa Atazanavir und Nelfinavir, wird durch PPI stark beeinträchtigt – bei diesen Wirkstoffen sind PPI kontraindiziert. Umgekehrt kann die Wirkung von Arzneimitteln wie Phenytoin, Warfarin, Diazepam oder Clarithromycin durch PPI verstärkt werden. CYP-Induktoren wie Johanniskraut oder Rifampicin können die PPI-Wirkung abschwächen.

Zusätzlich spielt der genetische Stoffwechseltyp (CYP2C19-Genotyp) eine Rolle. Besonders bei sogenannten Ultrarapid Metabolisierern wird der Wirkstoff so schnell abgebaut, dass die Standarddosis nicht ausreicht. Umgekehrt kann bei langsamer oder intermediärer Verstoffwechselung schon eine niedrigere Dosis ausreichen – insbesondere bei Langzeiteinnahme.

CYP2C19: Warum der Stoffwechseltyp bei PPI und Clopidogrel wichtig ist

Auch Wechselwirkungen mit anderen Medikamenten sind bei PPI relevant. Da sie CYP2C19 hemmen, können sie die Wirkung von Wirkstoffen beeinflussen, die über dieses Enzym aktiviert werden – etwa Clopidogrel. Dieses blutplättchenhemmende Mittel muss im Körper erst in seine aktive Form umgewandelt werden. Wird dieser Schritt durch genetische Varianten oder durch die gleichzeitige Einnahme bestimmter PPI gestört, bleibt die Wirkung aus, und das Risiko für erneute Herzinfarkte oder Schlaganfälle steigt.

Die CPIC empfiehlt deshalb: Bei Patient*innen mit eingeschränkter CYP2C19-Aktivität sollte auf Alternativen wie Prasugrel oder Ticagrelor ausgewichen werden, sofern keine Kontraindikation besteht. Diese Wirkstoffe wirken unabhängig vom CYP2C19-Stoffwechsel.

Clopidogrel gilt insgesamt als gut verträglich. Häufige Nebenwirkungen sind Blutungen (z. B. blaue Flecken, Nasenbluten, Magen-Darm-Blutungen) sowie gelegentlich Magen-Darm-Beschwerden wie Durchfall oder Bauchschmerzen.

Amitriptylin und Imipramin: Wirkung abhängig vom Genotyp

Amitriptylin wird über CYP2D6 und CYP2C19 verstoffwechselt – beide Enzyme beeinflussen, wie gut das Medikament wirkt und ob Nebenwirkungen auftreten. Bei sehr schnellen oder langsamen Metabolisierern eines der beiden Enzyme empfiehlt die CPIC, nach Möglichkeit auf ein alternatives Antidepressivum auszuweichen. Bei langsamen CYP2C19-Metabolisierern sollte die Dosis um etwa 50 % reduziert werden, bei intermediären CYP2D6-Metabolisierern um etwa 25 %.

Auch Imipramin, ein weiteres trizyklisches Antidepressivum, wird über CYP2C19 abgebaut. Für langsame Metabolisierer empfiehlt die CPIC entweder ein alternatives Präparat oder eine reduzierte Anfangsdosis (ca. 70 % der Standarddosis). Zusätzlich wird bei beiden Substanzen ein Therapeutisches Drug-Monitoring (TDM) empfohlen, um den Plasmaspiegel zu kontrollieren und die Erhaltungsdosis individuell anzupassen. Wichtig ist eine engmaschige klinische Überwachung, insbesondere zu Beginn der Therapie oder bei genetisch eingeschränkter Enzymaktivität.

Voriconazol: Genetik kann über Therapieerfolg entscheiden

Voriconazol wird fast ausschließlich über CYP2C19 abgebaut. Bei sehr schnellen Metabolisierern erfolgt die Verstoffwechselung so schnell, dass selbst erhöhte Dosen häufig nicht ausreichen, um wirksame Plasmaspiegel zu erreichen. In solchen Fällen empfiehlt die CPIC, ein alternatives Antimykotikum zu wählen.

Auch wenn sich trotz wiederholter Dosisanpassung kein ausreichender Wirkspiegel erzielen lässt, sollte eine CYP2C19-Genotypisierung erwogen und die Therapie ggf. umgestellt werden.

Auf einen Blick – CYP2C19

- Wichtige Rolle beim Abbau zahlreicher Medikamente: u. a. Protonenpumpenhemmer (PPI), trizyklische Antidepressiva, Clopidogrel, Voriconazol, Imipramin
- Genetische Varianten beeinflussen Wirksamkeit und Verträglichkeit deutlich.
- Stoffwechseltypen:
  - Ultrarapid Metabolizer: Wirkstoffe werden zu schnell abgebaut → Wirkung oft unzureichend
  - Poor Metabolizer: Abbau verlangsamt → Gefahr von Nebenwirkungen durch Überdosierung
  - Intermediate Metabolizer: teils eingeschränkte Wirkung oder Verträglichkeit

Medikamentenbezogene Empfehlungen

- PPI (z. B. Omeprazol, Pantoprazol):
  - Ultrarapid Mobilizer: evtl. deutlich höhere Dosis nötig (z. B. 3–5-fach)
  - Poor/Intermediate Mobilizer: geringere Dosis kann ausreichen, besonders bei Langzeittherapie
  - Achtung bei gleichzeitiger Einnahme mit Clopidogrel (Wirkungsabschwächung möglich)
- Clopidogrel:
  - Ultrarapid/Poor Metabolizer: Wirkung eingeschränkt oder wirkungslos
  - Empfehlung: Genotypisierung vor Therapiebeginn (v. a. bei kardiovaskulären Indikationen)
  - alternative Wirkstoffe: Prasugrel, Ticagrelor (nicht CYP2C19-abhängig)
- Amitriptylin: für Poor Metabolizer (CYP2C19) Dosisreduktion (ca. 50 %) oder alternatives Medikament
- Imipramin:
  - für Poor Metabolizer (CYP2C19) ca. 70 % der Standarddosis oder Präparatwechsel
  - therapeutisches Drug Monitoring (TDM) empfohlen
- Voriconazol:
  - Ultrarapid Metabolizer: Therapie oft wirkungslos trotz Dosissteigerung
  - Empfehlung: kein Voriconazol – alternative Antimykotika bevorzugen
  - bei ausbleibendem Wirkspiegel → Genotypisierung und ggf. Wechsel

Achtung: Dies gilt für Drugs, aber nicht für Prodrugs.

Die Literaturstellen zu diesem Kapitel finden Sie in der Literaturliste unter den Nummern: 888–892.

CYP2C9 – relevant für blutverdünnende und schmerzstillende Medikamente

Das Enzym CYP2C9 ist maßgeblich an der Verstoffwechselung verschiedener Medikamente beteiligt – darunter Warfarin, Ibuprofen, Phenytoin und andere nicht steroidale Antirheumatika (NSAR). Wie gut CYP2C9 bei einer Person funktioniert, hängt vom individuellen Genotyp ab – und kann die Wirkung wie auch das Risiko für Nebenwirkungen beeinflussen.

Genvarianten und Stoffwechseltyp

Jeder Mensch besitzt zwei Kopien des *CYP2C9*-Gens – eine von jedem Elternteil. Die Kombination dieser beiden Varianten ergibt den sogenannten Diplotyp, der über die Enzymaktivität entscheidet.

Vereinfacht lässt sich sagen:

- CYP2C9*1 = normale Funktion
- *2, *5, *8, *11 = eingeschränkte Funktion
- *3, *6, *13 = keine Funktion

Internationale Fachgremien wie CPIC vergeben Punktwerte zur Einstufung:

- 1,0 Punkte = normale Aktivität
- 0,5 Punkte = eingeschränkte Aktivität
- 0 Punkte = keine Aktivität

Die Summe beider Genvarianten ergibt den Metabolisierungstyp:

- 2,0 Punkte: normaler Metabolisierer
- 1,0–1,5 Punkte: intermediärer Metabolisierer (verlangsamter Abbau)
- 0,5 oder weniger: schlechter Metabolisierer (deutlich verlangsamter Abbau)

Wenn Sie also Medikamente wie Warfarin oder Ibuprofen einnehmen, kann Ihr CYP2C9-Status helfen, die richtige Dosierung zu finden. So lassen sich Überdosierungen und Nebenwirkungen vermeiden – etwa bei blutverdünnenden Medikamenten wie Warfarin, das bei langsamer Verstoffwechselung stärker wirkt als beabsichtigt. Ärzt*innen können hierfür CPIC-Leitlinien nutzen, um die Therapie auf Ihre genetischen Voraussetzungen abzustimmen.

Ein Hinweis zur Testung

Viele Gentests erfassen nur die häufigsten Varianten. Seltenere Allele wie *5, *6, *8, *11 oder *13 werden nicht immer mitgetestet – es kann also sein, dass das Ergebnis nicht alle relevanten Informationen enthält.

NSAR – Schmerzmittel mit Risiken

NSAR (nichtsteroidale Antirheumatika) sind Medikamente gegen Schmerzen, Entzündungen und Fieber. Sie werden oft bei chronischen oder akuten Schmerzen, z. B. bei Muskel- oder Gelenkbeschwerden, verschrieben und auch Kindern bei Fieber gegeben.

Beispiele für häufige NSAR sind:

- Ibuprofen
- Diclofenac
- Naproxen
- Meloxicam
- Piroxicam
- Celecoxib
- Flurbiprofen
- Indomethacin
- Tenoxicam
- Lornoxicam
- Nabumeton

Nebenwirkungen von NSAR

NSAR können Nebenwirkungen haben, diese hängen auch vom *CYP2C9*-Gen ab. Ob und wie stark NSAR Nebenwirkungen verursachen, hängt nicht nur von der Dosis ab, sondern auch davon, wie gut Ihr Körper sie abbauen kann.

Typische Nebenwirkungen betreffen:

- Magen und Darm (z. B. Magengeschwüre, Blutungen)
- Nieren (z. B. eingeschränkte Nierenfunktion)
- Herz-Kreislauf-System (z. B. Blutdruckprobleme, Herzinfarkt-Risiko)

CYP2C9 und NSAR – Warum Ihr Schmerzmittel bei Ihnen anders wirken kann

Viele Schmerzmittel aus der Gruppe der nicht steroidalen Antirheumatika (NSAR) werden über das Enzym CYP2C9 abgebaut. Wenn dieses Enzym bei Ihnen genetisch langsamer arbeitet, kann das direkte Auswirkungen auf Wirkung und Verträglichkeit haben.

Bei sogenannten intermediären oder schlechten Metabolisierern bleibt der Wirkstoff länger im Blut, weil der Abbau verzögert ist. Als Folge kann die Wirkung kann stärker und länger anhalten. Auch das Risiko für Nebenwirkungen steigt, vor allem bei Magen, Nieren und Herz.

Gerade weil viele NSAR frei verkäuflich sind, wird diese Gefahr oft unterschätzt. Ein schneller Griff zur Ibuprofen-Tablette kann problematisch sein, wenn Ihr Körper das Medikament nur langsam abbaut.

Empfehlungen für die Dosierung bei verändertem Genstatus (laut CPIC)

Intermediäre Metabolisierer sollten mit der niedrigsten möglichen Dosis beginnen, die noch eine Wirkung zeigt. Dabei müssen Blutdruck und Nierenfunktion engmaschig kontrolliert werden. Schlechte Metabolisierer müssen noch vorsichtiger sein. Hier wird empfohlen, die Initialdosis um 25–50 % zu senken.

Besonders riskant sind NSAR mit langer Halbwertszeit, z. B. Meloxicam, Piroxicam und Tenoxicam. Für Letztere wird bei schlechtem Metabolisiererstatus häufig eine alternative Schmerztherapie empfohlen.

Mit dem Alter steigt das Risiko

Die Aktivität von CYP2C9 nimmt mit dem Alter natürlicherweise ab. Ältere Menschen mit langsamem Genotyp sind daher besonders empfindlich gegen NSAR – auch bei niedrigen Dosen.

Achtung bei Cannabis-Konsum

Cannabinoide wie THC hemmen CYP2C9 zusätzlich – ebenso wie andere Enzyme (z. B. CYP2D6, CYP2B6). Das bedeutet: Wer ohnehin ein schlechter Verwerter ist und zusätzlich Cannabis konsumiert, erhöht das Risiko für unerwünschte Arzneimittelwirkungen erheblich.

Warfarin: Warum manche Menschen weniger vertragen als andere

Warfarin ist ein häufig eingesetzter Blutverdünner zur Vorbeugung gegen und Behandlung von Thrombosen und Embolien. Das Medikament wirkt über mehrere Tage und kann lebensrettend sein – aber auch gefährlich, wenn es falsch dosiert wird.

Die größte Herausforderung: Schon kleine Dosisabweichungen können zu schweren Nebenwirkungen führen, weil Warfarin nur in einem sehr engen Bereich sicher und wirksam ist.

Einer der Hauptfaktoren für die Wirkung von Warfarin ist das Enzym CYP2C9, das den Wirkstoff in der Leber abbaut. Manche Menschen tragen Genvarianten, durch die dieses Enzym langsamer oder kaum arbeitet – mit spürbaren Auswirkungen auf die Warfarin-Dosierung. Besonders relevant sind zwei Varianten:

Die Variante *2 führt dazu, dass der Abbau etwa 30–40 % langsamer erfolgt – in diesem

Fall muss die Warfarin-Dosis entsprechend reduziert werden. Noch deutlicher ist der Effekt bei der Variante *3: Hier verlangsamt sich der Abbau um 80–90 %, was eine deutliche Dosisanpassung notwendig macht, um Blutungen zu vermeiden.

Genetischer Test schützt nicht immer – Vorsicht bei seltenen Varianten

Ein Gentest hilft, die passende Anfangsdosis besser zu wählen. Doch er hat Grenzen: Standardtests prüfen meist nur die häufigsten Genvarianten. Wer eine seltene oder bisher unerforschte Variante trägt, wird dabei als »normaler Typ« (Wildtyp) eingestuft – obwohl der Stoffwechsel in Wirklichkeit deutlich verlangsamt oder ultraschnell ist. So eine falsche Einstufung kann zu gefährlicher Fehldosierung führen.

Die CPIC-Leitlinien weisen daher darauf hin, dass solche genetisch gesteuerten Dosierungsempfehlungen nicht immer sicher sind, wenn seltene Varianten ungetestet bleiben. In der Zukunft könnten aber moderne Genanalysen wie NGS (Next Generation Sequencing) bald alle relevanten Varianten gleichzeitig erfassen und dieses Problem beheben.

Wann lohnt sich ein Gentest und wann nicht?

Ein genetischer Test ist besonders sinnvoll, wenn Warfarin zum ersten Mal verordnet wird, z. B. nach einer Operation, bei Vorhofflimmern oder Thrombose. Wer jedoch schon länger gut auf Warfarin eingestellt ist, braucht keinen Test mehr. Die individuell passende Dosis ist in diesen Fällen meist bereits gefunden.

Phenytoin – wirksam, aber nicht für jeden geeignet

Phenytoin (und sein verwandtes Medikament Fosphenytoin) wird zur Akut- und Dauerbehandlung von Epilepsie eingesetzt, besonders bei schweren Anfällen, die auf Benzodiazepine nicht ansprechen (sog. Status epilepticus). Auch bei bestimmten Herzrhythmusstörungen kommt es zum Einsatz.

Heute wird Phenytoin jedoch seltener verschrieben, weil:

- es viele Wechselwirkungen mit anderen Medikamenten hat,
- die Dosierung schwierig ist und
- die individuelle Verträglichkeit stark schwankt (große pharmakokinetische Variabilität).

Wechselwirkungen sind ausführlich z. B. in der Gelben Liste dokumentiert.

Phenytoin: Genetik, Risiken und Dosierung

Phenytoin wird im Körper über das Enzym CYP2C9 abgebaut. Manche Menschen tragen die genetischen Varianten CYP2C9*2 und *3, die diesen Abbau deutlich verlangsamen. Die Folge: Das Medikament bleibt länger im Blut, Nebenwirkungen wie Schwindel, Koordinationsprobleme oder schwere Hautreaktionen können leichter auftreten.

Besondere Vorsicht ist beim sogenannten HLA-B*15:02-Allel geboten: Wer diese Variante (häufig bei Menschen ost- und südostasiatischer Herkunft) trägt, hat ein stark erhöhtes Risiko für seltene, aber lebensbedrohliche Hautreaktionen: das Stevens-Johnson-Syndrom (SJS) und die toxische epidermale Nekrolyse (TEN). In diesen Fällen kann sich die Haut großflächig ablösen.

Deshalb empfehlen internationale Leitlinien:

- Vor Beginn einer Behandlung mit Phenytoin sollten Patienten auf *CYP2C9* und HLA-B*15:02 getestet werden, besonders, wenn sie asiatischer Herkunft sind.
- Wird HLA-B*15:02 nachgewiesen, darf Phenytoin nicht neu verschrieben werden; ein anderes Medikament ist sicherer.

Das Ergebnis des CYP2C9-Tests bestimmt die Dosierung: Bei intermediärem und langsamem Stoffwechseltyp muss die Erhaltungsdosis um etwa 25–50 % reduziert werden, regelmäßige ärztliche Kontrollen sind ein Muss.

Mit einem Gentest vor Start der Therapie lässt sich das Risiko für schwere Nebenwirkungen deutlich senken und die Behandlung individuell anpassen. Sprechen Sie vor der Einnahme von Phenytoin mit Ihrem Arzt über mögliche genetische Tests.

Wechselwirkungen – besonders bei Phenytoin beachten

Phenytoin ist ein starker CYP-Enzym-Induktor. Es beeinflusst den Abbau vieler Medikamente, z. B.:

- Antikrebsmedikamente
- Immunsuppressiva
- Psychopharmaka
- Lipidsenker
- Antimykotika
- oraler Kontrazeptiva
- Warfarin

Umgekehrt gilt: CYP2C9-Hemmer (z. B. bestimmte Antimykotika) können zu Überdosierung und Toxizität von Phenytoin führen.

Achtung bei Genotypisierungsfehlern

Wie auch bei Warfarin oder NSAR weist die CPIC-Leitlinie darauf hin: Standardtests erfassen nicht alle CYP2C9-Varianten. Seltene Mutationen bleiben oft unentdeckt, was zu Fehleinschätzungen führen kann. Deshalb ist eine klinische Überwachung in jedem Fall unverzichtbar, auch bei negativem Testergebnis.

Auf einen Blick – *CYP2C9*

- *CYP2C9* ist wichtig für den Abbau vieler Medikamente, z. B. NSAR (Ibuprofen), Warfarin und Phenytoin.
- Genvarianten wie *2 und *3 verlangsamen den Abbau – Risiko für Nebenwirkungen steigt.
- Aktivitätsscore (0–2) ergibt sich aus den Genvarianten und bestimmt den Metabolisierer-Typ.
- Intermediäre und schlechte Metabolisierer benötigen oft niedrigere Dosierungen.
- Warfarin-Dosis hängt auch von *VKORC1*, *CYP4F2* und anderen Genen ab – genetisch gesteuerte Anpassung möglich, aber mit Vorsicht bei seltenen Varianten.
- Phenytoin HLA-B*15:02: hohes Risiko für schwere Hautreaktionen (SJS/TEN) – bei positivem Test nicht anwenden.
- Auch bei negativem HLA-Test: Engmaschige Überwachung bleibt Pflicht.
- Phenytoin hat viele Wechselwirkungen – v. a. mit Psychopharmaka, Antimykotika, Kontrazeptiva, Warfarin.
- Cannabis hemmt CYP2C9 – kann Wirkspiegel ungewollt erhöhen.
- CYP2C9-Stoffwechsel nimmt mit dem Alter ab – Dosisanpassung bei Älteren oft nötig.

- Standardtests erfassen nicht alle Genvarianten – falsch negative Ergebnisse sind möglich.
- Gentests sind v. a. vor Therapiebeginn sinnvoll, ersetzen aber keine ärztliche Begleitung.

Die Literaturstellen zu diesem Kapitel finden Sie in der Literaturliste unter den Nummern: 893–894.

Phase-II-Enzyme und weitere spannende Gene

Nachdem Sie jetzt die wichtigsten genetischen Unterschiede bei den häufigsten Phase-I-Enzymen (v. a. CYP2C9) kennen, geht es im nächsten Abschnitt um weitere Gene, darunter viele aus der sogenannten Phase-II-Entgiftung – etwa GSTs, NATs, UGTs – sowie ausgewählte Gene mit potenzieller Bedeutung für Ihre Gesundheit.

DPYD (Dihydropyrimidin-Dehydrogenase) – wenn Chemotherapie zur Gefahr wird

Das *DPYD*-Gen enthält die Bauanleitung für das Enzym Dihydropyrimidin-Dehydrogenase (DPD) – zuständig für den Abbau von 5-Fluorouracil (5-FU) und verwandten Wirkstoffen wie Capecitabin, Tegafur und Flucytosin.

Durch einen genetisch bedingter Mangel an DPD werden diese Medikamente möglicherweise nicht ausreichend abgebaut – mit teils lebensbedrohlichen Nebenwirkungen. DPD-Mangel ist selten (vollständig ca. 0,1–0,5 % der Bevölkerung), aber bis zu 9 % tragen Genvarianten, die die DPD-Aktivität zumindest teilweise verringern.

Wann werden 5-FU und verwandte Medikamente eingesetzt?

5-FU und Capecitabin sind weit verbreitete Chemotherapeutika, u. a. bei:

- Darmkrebs (kolorektales Karzinom, Analkarzinom)
- Brustkrebs (Mammakarzinom)
- Magen- und Bauchspeicheldrüsenkrebs
- Speiseröhrenkrebs
- Hauttumoren im Kopf-Hals-Bereich
- Auch in der Dermatologie wird 5-FU äußerlich eingesetzt, oft in Kombination mit Salizylsäure, z. B. bei Warzen, aktinischen Keratosen oder oberflächlichen Basaliomen.
- Flucytosin, ein FU-Verwandter, wird zur Behandlung schwerer Pilzinfektionen verwendet.

Warum ist DPYD so wichtig?

Ist die Aktivität des DPD-Enzyms vermindert oder fehlt sie ganz, kann 5-FU im Körper nicht ausreichend entgiftet werden. Die Folgen sind zum Teil massive Nebenwirkungen wie starker Durchfall, Erbrechen und Entzündungen der Schleimhäute. Auch das Blutbild kann sich verändern, etwa durch einen Abfall der weißen Blutkörperchen. Hinzu kommen häufig starke Erschöpfung, schmerzhafte Entzündungen im Mund- und Rachenraum (Mukositis) sowie das sogenannte Hand-Fuß-Syndrom, bei dem es zu Rötungen, Schwellungen und Schmerzen an den Extremitäten kommt. In 10 bis 40 Prozent der Fälle treten schwere toxische Reaktionen auf, in seltenen Fällen kann es sogar zu therapiebedingten Todesfällen kommen – Schätzungen zufolge bei 0,2 bis 1 Prozent der Behandelten.

Wie kann man DPD-Mangel erkennen?

Es gibt zwei Möglichkeiten, einen DPD-Mangel festzustellen: Entweder über eine

Blutuntersuchung (z.B. durch Messung von Uracil oder der Enzymaktivität in weißen Blutkörperchen) – oder über einen Gentest. In der Praxis wird fast ausschließlich der Gentest genutzt.

Dabei werden vier häufige Varianten im *DPYD*-Gen geprüft: DPYD*2A, DPYD*13, c.2846A>T und Haplotyp B3. Diese können die Aktivität des DPD-Enzyms deutlich verringern oder ganz ausschalten. Die Variante *2A gilt als besonders schwerwiegend, da sie zu einem vollständigen Funktionsverlust führt.

Wenn zwei solcher Varianten gleichzeitig vorliegen – also eine von jedem Elternteil –, spricht man von einem vollständigen DPD-Mangel. Die Enzymaktivität ist dann nicht mehr nachweisbar, und die betroffene Person darf bestimmte Medikamente wie 5-FU oder Capecitabin nicht erhalten. Liegt nur eine Variante vor, ist die Aktivität eingeschränkt. In diesem Fall sollte die Therapie mit einer deutlich reduzierten Dosis begonnen werden. Bei unauffälligem Testergebnis ist eine Standarddosierung möglich, allerdings weiterhin unter sorgfältiger Kontrolle. Diese Empfehlungen werden von internationalen Fachgesellschaften wie EMA, BfArM, DGHO, FDA und CPIC unterstützt.

Warum ist ein DYPD-Test nicht Standard?

Trotz klarer Empfehlungen ist die *DPYD*-Testung in der klinischen Praxis noch nicht Standard. Die Leitlinie für kolorektales Karzinom bezeichnet sie nur als »diagnostische Option« – entsprechend selten findet sie statt. Viele Patienten werden auch erst nach Auftreten schwerer Nebenwirkungen getestet. Dabei gibt es gut Gründe für eine Testung.

Die PREPARE-Studie zeigte (bei Patient*innen mit Genotyp-angepasster Dosis):

- 90% weniger schwere Nebenwirkungen
- weniger Krankenhausaufenthalte
- geringere Folgekosten

Die DGHO empfiehlt eine differenzierte, risikoadaptierte Therapieplanung basierend auf den vier Hauptvarianten und die DPWG (NL) fordert die verbindliche Testung vor Therapiebeginn.

Wichtige Ergänzungen

Auch andere Gene können beeinflussen, wie gut 5-FU vertragen wird – z.B. *MTHFR* oder die *TYMS*. Zudem werden derzeit weitere Genvarianten wie rs4294451 erforscht, die in Zukunft bei der Risikobewertung eine größere Rolle spielen könnten. Die genetische Nomenklatur folgt den internationalen Standards (HGVS/HUGO), was für die Auswertung medizinischer Befunde relevant ist.

Ein Gentest vor Beginn einer 5-FU-haltigen Therapie kann also im Ernstfall Leben retten und ist besonders dann sinnvoll, wenn es in der Vergangenheit bereits starke Nebenwirkungen auf 5-FU gab, wenn eine Therapie nach dem FOLFOX-Schema geplant ist oder wenn Folinsäure eingesetzt wird, da sie die Wirkung von 5-FU zusätzlich verstärken kann.

Falls Sie betroffen sind oder eine solche Therapie bevorsteht, dürfen Sie den Gentest selbst aktiv ansprechen – insbesondere dann, wenn in Ihrer Familie bereits belastende Erfahrungen mit dieser Medikamentengruppe gemacht wurden.

> Die Literaturstellen zu diesem Kapitel finden Sie in der Literaturliste unter den Nummern: 908–915.

UGT1A1

Das Enzym UGT1A1 hilft dabei, bestimmte Medikamente im Körper abzubauen, besonders das Chemotherapeutikum Irinotecan, das bei fortgeschrittenem Darmkrebs und kleinzelligem Lungenkrebs eingesetzt wird. Irinotecan wird zunächst in seine wirksame Form namens SN-38 umgewandelt. Anschließend sorgt UGT1A1 dafür, dass SN-38 wieder abgebaut und ausgeschieden werden kann.

Ist die Funktion von UGT1A1 genetisch eingeschränkt, wird SN-38 langsamer abgebaut und kann sich im Körper ansammeln. Das kann zu schweren Nebenwirkungen führen, vor allem zu Neutropenie, also einem gefährlich starken Abfall der weißen Blutkörperchen, und zu massivem Durchfall, besonders bei höheren Irinotecan-Dosen.

Genetische Varianten

Einige Menschen tragen genetische Varianten des *UGT1A1*-Gens, die zu einer verlangsamten Enzymaktivität führen.

Besonders relevant sind:

- UGT1A1*28 (in der europäischen Bevölkerung ca. 12 %)
- UGT1A1*6 (v. a. in asiatischen Populationen)

Träger dieser Varianten gelten als intermediäre oder langsame Metabolisierer. Ein erhöhtes Risiko besteht vor allem bei homozygotem Vorliegen (z. B. *28/*28 oder *6/*6) oder bei Kombinationen (z. B. *6/*28).

Dosierungsempfehlungen für Irinotecan

Die Dutch Pharmacogenetics Working Group (DPWG) gibt folgende Empfehlungen:

- normale Metabolisierer (*1/*1): keine Dosisanpassung erforderlich
- intermediäre Metabolisierer (*1/*28, *1/*6): normale Startdosis, aber engmaschige Überwachung
- langsame Metabolisierer (*28/*28, *6/*6, *6/*28): reduzierte Anfangsdosis mit schrittweiser Steigerung möglich, abhängig von der Verträglichkeit (z. B. Neutrophilenzahl)

Trotz klarer Empfehlungen wird der Gentest in der Praxis häufig nicht durchgeführt, obwohl die gesetzlichen Krankenkassen in Deutschland ihn seit Oktober 2022 bezahlen.

Weitere Substanzen, die von UGT1A1 abgebaut werden

Neben Irinotecan ist UGT1A1 auch für den Abbau anderer Substanzen verantwortlich, darunter:

- Sexualhormone
- Kortikosteroide
- Gallensäuren
- Retinoide
- Bilirubin

Bei den meisten dieser Stoffe zeigt sich jedoch keine klinisch relevante Toxizität. Eine Ausnahme sind bestimmte antivirale Medikamente bei HIV-Infektion, bei denen UGT1A1 ebenfalls eine Rolle spielt.

Gilbert-Syndrom und Crigler-Najjar-Syndrom

Das Gilbert-Syndrom (auch Morbus Meulengracht) ist eine harmlose Stoffwechselvariante mit verminderter UGT1A1-Aktivität (etwa 3–10 % der Bevölkerung). Typisch sind leicht erhöhte Bilirubinwerte, insbesondere bei Stress oder Fasten. Eine Behandlung ist nicht erforderlich.

Dagegen ist das Crigler-Najjar-Syndrom eine seltene, schwere Erkrankung mit fast vollständigem UGT1A1-Ausfall. Die Folge ist eine lebensbedrohliche Hyperbilirubinämie, die u.a. zu einem sogenannten Kernikterus (Hirnschädigung durch Bilirubin) führen kann. Hier sind aggressive Therapien bis hin zur Lebertransplantation nötig.

Auf einen Blick – *UGT1A1*

- Eine *UGT1A1*-Genotypisierung kann schwerwiegende Nebenwirkungen unter Irinotecan verhindern.
- Besonders bei höheren Dosen oder vor Kombinationstherapien ist sie medizinisch sinnvoll.
- Internationale Fachgesellschaften wie EMA, FDA und DPWG empfehlen den Test. Auch das BfArM hat dies über einen Rote-Hand-Brief kommuniziert.
- Die Umsetzung in der Routine bleibt jedoch bislang lückenhaft.

Die Literaturstelle zu diesem Kapitel finden Sie in der Literaturliste unter der Nummer: 916.

NAT2: So beeinflusst Ihr Typ die Arzneiwirkung

N-Acetyltransferasen (NATs) gehören zu den wichtigsten Enzymen der Phase-II-Entgiftung. Besonders NAT2 beeinflusst, wie schnell bestimmte Medikamente im Körper abgebaut werden.

Je nach genetischer Veranlagung unterscheidet man drei sogenannte Acetylierer-Typen:

- Langsame Acetylierer: setzen bestimmte Wirkstoffe verzögert um. Das kann das Risiko für Nebenwirkungen erhöhen, z.B. bei Isoniazid oder Sulfonamiden. Typische Genvarianten sind NAT2*5, NAT2*6 oder NAT2*7.
- Intermediäre Acetylierer: zeigen eine mittlere Aktivität. Sie tragen meist eine Kombination aus schneller und langsamer Variante, etwa NAT2*4/*5 oder *4/*6.
- Schnelle Acetylierer: bauen entsprechende Substanzen besonders zügig ab. Das kann zu einer verminderten Wirkung führen. Typischerweise liegt hier die Variante NAT2*4 vor.

Die individuelle Acetylierer-Eigenschaft kann die Verträglichkeit und Wirksamkeit bestimmter Medikamente erheblich beeinflussen. Sie erklärt auch, warum manche Menschen empfindlicher reagieren als andere.

Wirkstoffe wie die nachfolgenden werden über NAT2 abgebaut:

- Isoniazid (Tuberkulosemittel)
- Dapson (u.a. bei Hautkrankheiten)
- Sulfasalazin (bei chronisch entzündlichen Darmerkrankungen)
- Procainamid und Hydralazin (bei Herz-Kreislauf-Erkrankungen)
- Amifampridin
- Nitrazepam
- u.v.m.

Tuberkulostatika: Isoniazid und der Einfluss des NAT2-Genotyps

Tuberkulose ist in Deutschland selten, weltweit jedoch eine der häufigsten Infektionskrankheiten. Aufgrund zunehmender Migration steigt auch hierzulande die Zahl der Fälle. Ein zentrales Medikament der Erstlinientherapie ist Isoniazid – es wird über das Enzym NAT2 verstoffwechselt.

Der Acetylierer-Typ beeinflusst die Wirksamkeit und Sicherheit der Behandlung:

- Schnelle Metabolisierer bauen Isoniazid so zügig ab, dass es zu Therapieversagen, Rückfällen oder sogar Resistenzen kommen kann.
- Langsame Acetylierer hingegen zeigen häufiger Nebenwirkungen, insbesondere Lebertoxizität und Hepatitis.

Aus diesem Grund fordern viele Fachleute, die Dosierung von Isoniazid am Acetylierer-Genotyp auszurichten. Studien zeigen, dass eine genetisch gesteuerte Therapie die Behandlungsergebnisse deutlich verbessern kann. Auch bei anderen Tuberkulosemedikamenten wie Rifampicin (mit dem Gen *SLCO1B1*) könnte die Dosierung künftig pharmakogenetisch angepasst werden.

Hydralazin

Hydralazin (HYD) wird zur Behandlung von Bluthochdruck eingesetzt, auch in der Schwangerschaft. Wie Isoniazid wird es über das Enzym NAT2 verstoffwechselt. Je nach Acetylierertyp können Wirkung und Nebenwirkungen stark variieren.

- Langsame Acetylierer weisen deutlich höhere Hydralazinspiegel im Blut auf. Das kann die blutdrucksenkende Wirkung verstärken, erhöht aber auch das Risiko für Nebenwirkungen – besonders bei Dosen ab 200 mg täglich.
- Schnelle Acetylierer hingegen bauen den Wirkstoff so rasch ab, dass die Plasmaspiegel zu niedrig sein können, um eine ausreichende Wirkung zu erzielen.

In Studien zeigten sich bis zu 15-fache Unterschiede in den Hydralazin-Plasmaspiegeln, allein abhängig vom Acetyliererstatus. Nur bei langsamen Acetylierern ließ sich eine signifikante Blutdrucksenkung feststellen – allerdings auch mit vermehrten Nebenwirkungen.

Daher wird eine genetisch gesteuerte Dosierung empfohlen:

- schnelle/intermediäre Acetylierer: 50–100 % höhere Anfangsdosis (bis max. 300 mg/Tag)
- langsame Acetylierer: vorsichtige Dosiswahl wegen erhöhter Wirksamkeit und möglicher Nebenwirkungen

Sulfalazin

Sulfasalazin wird häufig bei chronisch-entzündlichen Darmerkrankungen wie Colitis ulcerosa oder Morbus Crohn sowie bei verschiedenen Formen von Arthritis, etwa rheumatoider Arthritis, eingesetzt. Der Wirkstoff ist ein Prodrug, das im Körper in zwei aktive Bestandteile gespalten wird: Sulfapyridin und 5-Aminosalicylsäure. Sulfapyridin wirkt entzündungshemmend und wird vor allem über das Enzym NAT2 abgebaut. Genau hier liegt der Unterschied: Langsame Acetylierer bauen Sulfapyridin nur unzureichend ab. Das kann die Wirkstoffspiegel stark erhöhen, und damit das Risiko für Nebenwirkungen.

Eine große Metaanalyse zeigte, dass langsame Acetylierer ein dreifach erhöhtes Risiko für Nebenwirkungen haben. Sie brechen die Behandlung häufiger wegen Unverträglichkeiten ab als andere. Angesichts dieser Daten raten Fachgesellschaften zu einer genetisch gestützten Dosisanpassung, insbesondere, wenn Nebenwirkungen auftreten oder eine Langzeittherapie geplant ist.

Metamizol

Metamizol zählt zu den meistverordneten Schmerzmitteln mit entzündungshemmender, fiebersenkender und krampflösender

Wirkung, insbesondere im deutschsprachigen Raum. Der Wirkstoff ist ein Prodrug, an dessen Verstoffwechslung das Enzym NAT2 beteiligt ist.

Bei langsamen Acetylierern kann es häufiger zu Überempfindlichkeitsreaktionen kommen. Es gibt außerdem Hinweise auf ein erhöhtes Risiko für bestimmte Leukämieformen bei Säuglingen, wenn die Mutter langsame Acetyliererin ist und in der Schwangerschaft Metamizol einnimmt.

Auch bei bestimmten Krebsmedikamenten, etwa Amonafid, wurden schwerwiegende Nebenwirkungen wie Knochenmarksdepressionen mit dem Acetyliererstatus in Verbindung gebracht.

Auf einen Blick – N-Acetyltransferasen (NATs)

- N-Acetyltransferasen (NATs) spielen eine zentrale Rolle im Phase-2-Metabolismus vieler Medikamente.
- Je nach Genetik lassen sich drei Acetylierer-Typen unterscheiden: langsam, intermediär und schnell.
- Zu den betroffenen Wirkstoffgruppen zählen Tuberkulostatika, Blutdrucksenker, Krebsmedikamente und entzündungshemmende Arzneimittel.
- Ob ein Wirkstoff schnell oder langsam verstoffwechselt wird, beeinflusst sowohl Wirkung als auch Nebenwirkungsrisiken – vor allem bei Prodrugs oder Medikamenten mit enger therapeutischer Breite.
- Deshalb gilt: In Zukunft sollte der NAT2-Genotyp verstärkt in die individuelle Dosierungsentscheidung einbezogen werden.

Die Literaturstellen zu diesem Kapitel finden Sie in der Literaturliste unter den Nummern: 917–937.

Statine und Cholesterin

Herz-Kreislauf-Erkrankungen zählen zu den häufigsten Todesursachen in Deutschland: Allein im Jahr 2022 starben laut Herzbericht knapp 217 000 Menschen an den Folgen einer Herzkrankheit. Die häufigste Ursache waren verengte Blutgefäße durch Atherosklerose, sowohl im Herzen (Herzinfarkt) als auch im Gehirn (Schlaganfall).

Ein zentraler Risikofaktor für diese Gefäßverengungen ist ein erhöhter LDL-Cholesterinspiegel. Cholesterin selbst ist zwar lebenswichtig – es wird für Zellwände, Hormone und Gallensäuren gebraucht – doch zu viel des »falschen« Cholesterins (S. 100) kann problematisch werden.

Wenn erhöhtes Cholesterin in der Familie liegt

Einige Menschen haben von Geburt an einen genetisch bedingten hohen LDL-Wert – das nennt man familiäre Hypercholesterinämie (FH). Diese erblich bedingte Störung betrifft etwa 1 von 200–500 Menschen, bleibt aber oft unerkannt.

Dabei ist das Risiko für Herzinfarkte bei FH stark erhöht, vor allem bei:

- LDL-Werten über 325 mg/dl
- Herzinfarkt vor dem 30. (homozygot) oder 50. Lebensjahr (heterozygot)
- tendinösen Xanthomen (Fetteinlagerungen an Sehnen)
- Greisenbogen (Arcus corneae) bei jungen Menschen

Eine genetische Testung kann hier entscheidende Hinweise liefern – nicht nur für Betroffene selbst, sondern auch für ihre Familienangehörigen.

Während LDL-Cholesterin als »böses« Cholesterin gilt, schützt HDL-Cholesterin vor Gefäßverkalkung. HDL ist jedoch oft vermindert bei:

- Rauchen
- Bewegungsmangel
- Übergewicht
- Diabetes
- bestimmten Medikamenten (z. B. Kortison oder hormonelle Verhütung)

LDL-Cholesterinwerte > 325 mg/dl sind nach den »Dutch Lipid Clinic Criteria« nahezu beweisend für eine FH. Erhöhte Cholesterinwerte auch bei Menschen ohne familiäre Hypercholesterinämie liegen ab 240 mg/dL, 6,21 mmol/l) vor. Man spricht dann von einer Hypercholesterinämie. Gesamtcholesterin allein sagt jedoch wenig aus. Regelmäßige Messungen – insbesondere bei Risikopersonen – können helfen, rechtzeitig gegenzusteuern

Mutationen bei familiärer Hypercholesterinämie

Eine genetische Testung kann zur Sicherung der Diagnose beitragen, führt zu einer besseren Prognoseabschätzung und ermöglicht vor allem für die Familie eine frühere Diagnostik und entsprechende Therapie. Das Risiko einer koronaren Herzerkrankung ist ca. 8-fach erhöht, wenn eine der folgenden Mutationen vorliegt.

Häufige Genmutationen bei FH sind:

- *LDLR*-Gen (85–90 %)
- *APOB*-Gen (2–7 %)
- *PCSK9*-Gen (< 3 %)
- sehr selten, autosomal rezessiv: *LDLRAP1*-Gen

Je nach Schweregrad und genetischem Befund kann das Risiko für eine frühe koronare Herzkrankheit massiv erhöht sein – bis zu 20-fach bei der homozygoten Form. Auch deshalb empfehlen Fachgesellschaften zunehmend eine genetische Testung, insbesondere bei frühem Herzinfarkt oder auffällig hohen LDL-Werten trotz gesunder Lebensweise.

Statine bei hohem Cholesterin

Neben gesunder Ernährung und Bewegung gelten Statine als wichtigste Behandlungsoption bei Hypercholesterinämie. In schweren Fällen können auch Antikörpertherapien oder sogar eine Lipoprotein-Apherese notwendig werden.

Behandlungsziele laut Leitlinien:

- LDL-Senkung um > 50 % oder
- LDL-Zielwert < 100 mg/dl (2,6 mmol/l),
- bei manifester Atherosklerose sogar < 70 mg/dl (1,8 mmol/l)

Die American Heart Association empfiehlt Statine für alle Erwachsenen zwischen 40 und 75 Jahren mit LDL-Werten von 70–189 mg/dl und einem 10-Jahres-Risiko von ≥ 7,5 % für Herzinfarkt oder Schlaganfall.

Was tun bei Nebenwirkungen?

Obwohl Statine wirksam sein können, berichten etwa 10–15 % der Patient*innen über Muskelbeschwerden – sogenannte SAMS (statinassoziierte Muskelsymptome). Diese reichen von Verspannungen, Muskelschmerzen und Schwäche bis hin zu seltenen, aber schweren Komplikationen wie Myopathie oder Rhabdomyolyse (Muskelzerfall). Auch Konzentrationsprobleme, Müdigkeit, Schlafstörungen oder erhöhte Blutzuckerwerte treten bei manchen Menschen auf.

In solchen Fällen empfiehlt sich:
- ein Auslassversuch,
- eine Dosisanpassung oder
- die Umstellung auf ein anderes Statin – idealerweise nach pharmakogenetischer Analyse (z. B. *SLCO1B1*, *CYP3A4*).

Ursachen für Nebenwirkungen können sein:
- genetische Unterschiede beim Abbau des Medikaments
- gleichzeitige Einnahme anderer Medikamente
- Wechselwirkungen mit Lebensmitteln (z. B. Grapefruitsaft)

Gibt es Alternativen zu Statinen?

Neben anderen Medikamenten wie Ezetimib (hemmt Cholesterinaufnahme im Darm), Bempedoinsäure, PCSK9-Antikörpern oder neuen mRNA-basierten Lipidsenkern gibt es zunehmend auch nichtmedikamentöse Strategien mit belegter Wirksamkeit, die je nach Genetik, Lebensstil und Risikoprofil kombiniert werden können:
- Ernährung gezielt anpassen:
  - mehr ungesättigte Fettsäuren (Leinöl, Avocados, Fisch, Nüsse)
  - weniger Transfette und Zucker
  - Ballaststoffe (Hafer, Flohsamen, Gemüse) binden Cholesterin im Darm
  - pflanzliche Cholesterinsenker: Artischocke, Bergamotte, Knoblauch, grüner Tee
- Bewegung täglich einbauen: 30 Minuten Ausdauer oder Krafttraining pro Tag senken LDL und erhöhen HDL
- Gewicht (v. a. Bauchfett) reduzieren: Schon 5–10 % Gewichtsreduktion verbessern Blutfette und Entzündungswerte
- Entzündungen senken: Omega-3-Fettsäuren, Intervallfasten, Schlaf und Stressabbau helfen
- Coenzym Q10 ergänzen: vor allem bei Muskelbeschwerden unter Statinen (100–200 mg täglich)

Ohne Kenntnis des eigenen LDL-Spiegels und individuellen Risikos ist keine gezielte Therapie möglich. Regelmäßige Cholesterinmessungen, z. B. bei der Gesundheitsuntersuchung ab 35, sind daher essenziell.

Wer Statine nicht gut verträgt oder ihnen kritisch gegenübersteht, sollte sich nicht entmutigen lassen: Es gibt fundierte Alternativen, besonders dann, wenn die Genetik mit einbezogen wird.

Genetik und Statinwirkung – warum nicht jeder gleich reagiert

Auch die Wirkung und Verträglichkeit von Statinen hängen stark von der individuellen Genetik ab.

SLCO1B1

Dieses Gen kodiert für ein Transportprotein namens OATP1B1, das den Transport von Statinen in die Leberzellen steuert. Eine häufige Variante (rs4149056) kann den Transport verlangsamen – die Folge: mehr Statin im Blut, höheres Risiko für Muskelbeschwerden (Myopathie).
- Risiko bei TT (normal): kein erhöhtes Risiko
- Risiko bei CT: ca. 5-fach erhöht
- Risiko bei CC: bis zu 17-fach erhöht

CYP3A4/5

steuert den Abbau lipophiler Statine wie Simvastatin, Lovastatin, Atorvastatin. Genetische Varianten oder Wechselwirkungen mit anderen Medikamenten (z. B. Blutdrucksenker) oder Lebensmitteln (z.B. Grapefruit) können zu erhöhten Wirkspiegeln und Nebenwirkungen führen.

CYP2C9

ist wichtig für Fluvastatin. Varianten wie CYP2C9*2/*3 verlangsamen den Abbau – das Risiko für Nebenwirkungen steigt.

ABCG2

transportiert Statine aus Zellen heraus. Bei einer genetischen Variante dieses Gens (rs2231142) ist z. B. der Effekt von Rosuvastatin stärker – aber auch das Risiko für Nebenwirkungen.

HMGCR, CETP, APOE

Diese Gene beeinflussen, wie gut Statine das LDL senken oder das HDL erhöhen. Bei bestimmten Varianten sprechen Betroffene weniger gut auf Statine an.

Ein einfacher Gentest kann helfen, die individuell passende Statintherapie zu finden.

Auf einen Blick – Genetik bei Statinen

- CYP-Enzyme (Leberstoffwechsel)
  - CYP3A4, CYP3A5: relevant für Atorvastatin, Simvastatin, Lovastatin – Polymorphismen oder Hemmung (z.B. durch Grapefruit) können Nebenwirkungen verstärken
  - CYP2C9: wichtig bei Fluvastatin – bestimmte Varianten (*2, *3) erhöhen das Risiko für Muskelschäden
- Rosuvastatin: kaum CYP-abhängig, daher geringeres Interaktionsrisiko
- Gene für Transportproteine
  - *SLCO1B1*: Eingeschränkte Transportfunktion (z.B. bei Variante rs4149056) führt zu erhöhtem Statinspiegel und höherem Risiko für Muskelschäden – besonders bei Simvastatin.
  - *ABCG2*: Varianten können Wirkung und Nebenwirkungen von Rosuvastatin verstärken.
  - *ABCA1/ABCG1*: beeinflussen den Lipidtransport und das individuelle Therapieansprechen.
- Weitere genetische Faktoren
  - *HMGCR*: Bestimmte Varianten können die LDL-senkende Wirkung von Statinen verringern.
  - *CETP, APOE*: beeinflussen die Reaktion auf Statine im Hinblick auf HDL- und LDL-Werte.
- Mögliche Alternativen bei Statinunverträglichkeit
  - Ezetimib: hemmt die Cholesterinaufnahme im Darm.
  - Bempedoinsäure: wirkt ähnlich wie Statine, aber mit anderer Zielstruktur – oft besser verträglich.
  - PCSK9-Hemmer: Antikörpertherapie, sehr wirksam bei familiärer Hypercholesterinämie
  - mRNA-basierte Lipidsenker: neue Therapieoption in Entwicklung
  - nicht medikamentös: regelmäßige Bewegung, Gewichtsabnahme, Omega-3-Fettsäuren, mediterrane Ernährung, Pflanzensterine
- Bei Muskelproblemen oder bekannten genetischen Risikovarianten sollte eine pharmakogenetische Testung erwogen werden, damit die passende Therapie oder mögliche Alternativen gezielt ausgewählt werden können.

Die Literaturstellen zu diesem Kapitel finden Sie in der Literaturliste unter den Nummern: 404, 938–961.

Genetik besonderer wichtiger Erkrankungen

Manche Krankheiten haben eine starke genetische Komponente – sie werden also nicht nur vom Lebensstil beeinflusst, sondern auch vom Erbgut.

Gene mit Einfluss auf das Alzheimer- und Thrombose-Risiko

Manche Erkrankungen haben eine stärkere genetische Komponente als andere und werden daher in erheblicherem Maße davon beeinflusst.

Gene spielen bei Krankheiten eine unterschiedlich große Rolle. Manche Krankheiten entstehen fast ausschließlich durch Veränderungen im Erbgut, bei anderen ist es eher ein Zusammenspiel aus Veranlagung und Lebensstil. Während z.B. eine seltene Erbkrankheit fast immer genetisch bedingt ist, braucht es bei vielen Volkskrankheiten zusätzlich äußere Auslöser wie Stress, Ernährung oder Bewegung.

GUCY1A3-Gen

Mich hat eine Studie sehr fasziniert, die 2019 in *European Heart Journal* veröffentlicht wurde. Die Forscher*innen stellten die spannende Frage, ob eine genetische Variante im *GUCY1A3*-Gen die Wirksamkeit von Aspirin in der Primärprävention kardiovaskulärer Erkrankungen beeinflusst. Für die Studie wurden große Datenmengen ausgewertet – von 23 294 Frauen aus der Women's Genome Health Study (WGHS) und 22 071 männlichen Ärzten der Physicians' Health Study (PHS). In Europa und den USA nehmen Millionen Menschen niedrig dosiertes Aspirin zur Vorbeugung von Herzinfarkt oder Schlaganfall, obwohl das zunehmend kritisch gesehen wird.

GUCY1A3

GUCY1A1 und *GUCY1B3* sind zwei Gene, die gemeinsam ein Enzym namens lösliche Guanylylcyclase (sGC) bilden. Dieses Enzym spielt eine wichtige Rolle im Blut: Wenn der Körper das Signalstoffgas Stickstoffmonoxid (NO) ausschüttet, sorgt dieses Enzym dafür, dass Blutplättchen nicht so leicht verklumpen. Es schützt also vor Blutgerinnseln.

Gibt es Veränderungen (Varianten) im Gen *GUCY1A1*, kann diese Schutzfunktion gestört werden. Dadurch steigt das Risiko, eine Herzkrankheit wie die koronare Herzkrankheit zu bekommen.

Die zentrale Frage lautet: Könnte man durch Kenntnis des GUCY1A3-Genotyps vorhersagen, wer von Aspirin profitiert und wer nicht? Aspirin wirkt, indem es irreversibel die Thrombozyten-Cyclooxygenase (COX-1) hemmt. Dadurch sinkt die Bildung von Thromboxan A2, einem Stoff, der die Plättchen aktiviert. Ziel ist, Infarkte und Schlaganfälle verhindern. Das funktioniert gut in der Sekundärprävention, also nach einem Herzinfarkt. Aber in der Primärprävention ist die Datenlage zwiespältig, v.a. wegen des erhöhten Blutungsrisikos.

In Studien wurde untersucht, wie der GUCY1A3-Genotyp die Wirkung von niedrig dosiertem Aspirin beeinflusst, insbesondere im Hinblick auf Herz-Kreislauf-Erkrankungen. Dabei zeigte sich, dass rund 60% der Teilnehmenden die Genvariante GG trugen, bei der Aspirin mit einer Schutzwirkung verbunden war: In dieser Gruppe traten 21 Prozent weniger schwere kardiovaskuläre Ereignisse auf. Bei etwa 31% der Teilnehmenden mit dem GA- oder AG-Genotyp zeigte sich hingegen eine unerwartete Zunahme schwerer Ereignisse um 39 Prozent. Die seltene Variante AA war mit nur 9% vertreten; aufgrund der geringen Fallzahl lässt sich hier keine verlässliche Aussage zur Wirkung treffen. Es scheinen also nur Menschen mit dem Risiko-Genotyp GG tatsächlich von Aspirin in der Primärprävention zu profitieren. Bei allen anderen ist der Nutzen zweifelhaft oder es droht sogar ein Schaden.

Noch immer nehmen Millionen Menschen ASS »vorsorglich«, obwohl Fachgesellschaften (z.B. American Heart Association, American College of Cardiology) seit 2019 davon abraten, Aspirin zur Primärprävention bei über 70-Jährigen einzusetzen. Studien zeigen: Wenn gleichzeitig Blutdruck- und Cholesterinsenker gegeben werden, bringt Aspirin kaum noch zusätzlichen Schutz, erhöht aber das Blutungsrisiko.

Für mich persönlich heißt das: Hätte ich ein hohes Risiko für Herz-Kreislauf-Erkrankungen und den GG-Genotyp, würde ich niedrig dosiertes Aspirin in Betracht ziehen, zusammen mit blutdruck- und cholesterinsenkenden Maßnahmen. Hätte ich jedoch GA, AG oder AA, würde ich Aspirin möglichst meiden.

Die Literaturstellen zu diesem Kapitel finden Sie in der Literaturliste unter den Nummern: 962–972

Alzheimer & Co.: die genetischen Hintergründe von Demenzerkrankungen

Demenz ist weltweit eine der häufigsten und folgenreichsten Erkrankungen im Alter. Laut WHO leiden rund 55 Millionen Menschen daran, jedes Jahr kommen etwa 10 Millionen Neuerkrankungen hinzu. Bis 2050 wird sich diese Zahl voraussichtlich mehr als verdreifachen. Frauen sind dabei besonders betroffen: Zwei Drittel aller Erkrankten sind weiblich – und auch der Großteil der Pflegearbeit wird von Frauen geleistet.

Das Wort Demenz stammt vom lateinischen *de mens* (dt.: weg vom Geist) und beschreibt den zunehmenden Verlust geistiger Fähigkeiten. Am häufigsten betrifft es das Gedächtnis, aber auch Sprache, Aufmerksamkeit, Orientierung und Alltagskompetenz.

Alzheimer als häufigste Form der Demenz

Die Alzheimer-Krankheit ist die häufigste Form der Demenz, sie macht rund 60–70 % aller Fälle aus.

Typisch sind:

- Ablagerungen von Eiweißen im Gehirn (Tau-Protein und Amyloid-β)
- fortschreitender Nervenzellverlust
- Abnahme der Gehirnmasse

Die Erkrankten verlieren nach und nach die Fähigkeit, Informationen zu verarbeiten. Auch erworbene Fähigkeiten und das Erinnerungsvermögen gehen zunehmend verloren.

Ursachen: primäre vs. sekundäre Demenz

Demenzformen werden in der Regel in primäre und sekundäre Demenzen unterteilt. Primäre Demenzen entstehen durch Veränderungen im Gehirn selbst – etwa bei Morbus Alzheimer oder anderen neurodegenerativen Erkrankungen. Sie machen rund 90 Prozent aller Fälle aus. Zwar gelten sie bisher als nicht heilbar, doch viele Formen – insbesondere Alzheimer – gelten heute als beeinflussbar oder teilweise vorbeugbar, etwa durch Lebensstilfaktoren. Sekundäre Demenzen sind seltener (etwa 10 Prozent) und entstehen als Folge anderer Erkrankungen wie Stoffwechselstörungen, Infektionen oder Nebenwirkungen von Medikamenten. Sie sind oft besser behandelbar – vor allem, wenn die zugrunde liegende Ursache erkannt und behoben wird.

Sekundäre Demenzen können z. B. durch folgende Faktoren ausgelöst werden:

- Stoffwechselstörungen (z. B. Vitaminmangel)
- Vergiftungen (z. B. Alkohol, Medikamente)
- Infektionen
- Schädel-Hirn-Trauma
- Hirntumoren oder Abflussstörungen der Gehirnflüssigkeit

Früh oder spät einsetzend? Die genetische Unterscheidung

Auch bei der Alzheimer-Krankheit unterscheidet man zwei Formen – eine sehr seltene vererbbare und eine weitaus häufigere, später einsetzende Variante:

Familiäre (früh einsetzende) Alzheimer-Krankheit Diese Form ist sehr selten und macht nur etwa 0,5 bis 1 Prozent aller Fälle aus. Sie tritt meist vor dem 65. Lebensjahr auf und wird autosomal-dominant vererbt – d. h., eine Mutation in nur einem der beiden Gene reicht für die Weitergabe aus.

Typisch ist eine genetische Veränderung in einem der drei folgenden Gene:

- *APP* (Amyloid-Vorläuferprotein)
- *PSEN1* (*Presenilin 1*)
- *PSEN2* (*Presenilin 2*)

Eine genetische Diagnostik sollte hier ausschließlich durch Fachärztinnen und Fachärzte für Humangenetik erfolgen.

Sporadische (spät einsetzende) Alzheimer-Krankheit Diese sogenannte late-onset Alzheimer's disease (LOAD) betrifft etwa 99 Prozent aller Erkrankten. Sie beginnt in der Regel ab dem 65. Lebensjahr. Die wichtigsten Risikofaktoren sind das Alter und bestimmte genetische Varianten, vor allem im *APOE*-Gen. Auch Umwelt- und Lebensstilfaktoren (z. B. Bewegung, Ernährung, vaskuläre Gesundheit) können das Erkrankungsrisiko beeinflussen.

Wer ist besonders gefährdet?

Das Risiko, an Demenz zu erkranken, steigt deutlich mit dem Alter – und ist bei Frauen höher als bei Männern. Während in der Altersgruppe von 65 bis 69 Jahren etwa 1,9 Prozent der Menschen betroffen sind, liegt der Anteil bei über 90-Jährigen bereits bei über 36 Prozent. Frauen sind in allen Altersgruppen häufiger betroffen, was teilweise mit ihrer höheren Lebenserwartung erklärt wird. Besonders hoch ist das Risiko auch bei Menschen mit Trisomie 21 (Down-Syndrom): Bei ihnen entwickelt sich im Laufe des Lebens in fast allen Fällen eine Alzheimer-Demenz.

Neben dem Alter spielen auch genetische Faktoren eine wichtige Rolle bei der Entstehung von Alzheimer, insbesondere bei der spät einsetzenden, sporadischen Form. Am besten untersucht ist das *APOE*-Gen, vor allem die Variante APOE4, die das Erkrankungsrisiko deutlich erhöht. Daneben gibt es weitere Gene, die mit einem erhöhten Risiko in Verbindung stehen, etwa *APOC1*, *TOMM40*, *SORCS1*, *BCHE* und *BDNF*.

Diese Gene beeinflussen verschiedene Prozesse im Gehirn – etwa den Fettstoffwechsel, den Abbau von Eiweißen, die Reizweiterleitung oder die Energieversorgung von Nervenzellen. Sie wirken selten isoliert, sondern meist im Zusammenspiel. Deshalb werden heute auch sogenannte polygene Risikoscores genutzt, um das Gesamtrisiko besser einzuschätzen.

In den folgenden Abschnitten möchte ich Ihnen erklären, was diese Gene im Einzelnen bedeuten und wie relevant sie für die Einschätzung eines persönlichen Alzheimer-Risikos sein können.

APOE-Gen – das Schlüsselgen bei Alzheimer

Das *APOE*-Gen (Apolipoprotein E) spielt eine zentrale Rolle im Fettstoffwechsel und beeinflusst, wie Fette und Cholesterin im Körper transportiert werden – auch im Gehirn. Es hilft dabei, Zellmembranen zu stabilisieren, beschädigte Nervenzellen zu reparieren und oxidativen Stress abzuwehren. Damit trägt es wesentlich zur Gehirngesundheit bei.

Die drei APOE-Varianten: E2, E3 und E4

Jeder Mensch besitzt zwei Kopien des *APOE*-Gens – eine von der Mutter, eine vom Vater. Daraus ergeben sich sechs mögliche Kombinationen, die das persönliche Alzheimer-Risiko unterschiedlich stark beeinflussen.

Die häufigste Kombination ist APOE3/APOE3. Sie gilt als neutraler Referenztyp mit durchschnittlichem Risiko und Erkrankungsalter. Wer dagegen eine oder zwei APOE4-Varianten trägt, hat ein deutlich erhöhtes Risiko, je nach Kombination bis zum Zwölffachen im Vergleich zur Referenzgruppe. Zugleich setzt die Erkrankung bei diesen Menschen meist früher im Leben ein.

Am höchsten ist das Risiko bei APOE4/APOE4, am geringsten bei APOE2/APOE2. Diese seltene Variante scheint sogar schützend zu wirken und kann das Erkrankungsalter deutlich nach hinten verschieben. Personen mit APOE2/APOE3 tragen ein leicht verringertes Risiko, während APOE2/APOE4 in der Gesamtwirkung als leicht erhöht gilt.

Wichtig zu wissen: Je mehr APOE4-Kopien vorhanden sind, desto höher ist das Risiko und desto früher kann die Erkrankung beginnen. APOE4 ist jedoch kein Diagnosekriterium. Viele Menschen mit dieser Variante bleiben gesund, und umgekehrt können auch Menschen ohne APOE4 an Alzheimer erkranken.

Genetische Beratung bei APOE4/4

Studien zeigen, dass Personen mit zwei APOE4-Kopien (APOE4/APOE4) ein besonders hohes Erkrankungsrisiko und ein deutlich früheres Auftreten der Symptome haben. Bei ihnen wird inzwischen von einer genetischen Form der Alzheimer-Krankheit gesprochen. In solchen Fällen ist eine individuelle humangenetische Beratung sinnvoll – insbesondere zur Planung von Prävention und Lebensstilmaßnahmen.

Die APOE-Genotypisierung ist in Deutschland durch das Gendiagnostikgesetz geregelt. Wer einen Test macht, hat jederzeit das Recht, sich nicht über das Ergebnis informieren zu lassen. Eine gute Beratung vor und nach der Testung ist daher wichtig.

APOE und moderne Therapien

Bislang gibt es keine Heilung für Alzheimer, aber sogenannte Disease-Modifying Therapies (DMTs), wie z. B. monoklonale Antikörper (Lecanemab, Donanemab), zeigen erste Erfolge – besonders im Frühstadium. Dabei spielt der APOE-Genotyp eine wichtige Rolle, denn *APOE4*-Träger*innen reagieren möglicherweise anders auf diese Medikamente. Deshalb wird der *APOE*-Status zunehmend in der personalisierten Medizin berücksichtigt.

Ein Gen mit Vergangenheit

Interessanterweise hatte APOE4 trotz der gesundheitlichen Risiken heute evolutionsbiologisch wohl auch Vorteile, etwa beim Schutz vor Infektionen und bei der Nährstoffverwertung in Zeiten des Mangels. In der modernen Umwelt mit höherer Lebenserwartung überwiegen jedoch seine negativen Effekte.

APOC1 – Mitspieler bei erhöhtem Risiko

Neben *APOE* gibt es weitere Gene, die das Alzheimerrisiko beeinflussen können – vor allem dann, wenn sie gemeinsam mit APOE4 auftreten. Eines davon ist *APOC1*, ein Gen aus derselben Genregion wie *APOE*. Es spielt eine Rolle im Fettstoffwechsel des Gehirns und könnte das Risiko für Alzheimer zusätzlich erhöhen, wenn bestimmte Varianten vorliegen.

Das *APOC1*-Gen ist eng mit dem Fettstoffwechsel im Gehirn verbunden, ähnlich wie *APOE*. Beide Gene liegen auf demselben Chromosom und wirken vermutlich zusammen, wenn es um die Entstehung von Alzheimer geht.

Was bedeutet das für das Risiko? Eine bestimmte Variante des *APOC1*-Gens – der sogenannte »ins/ins«-Genotyp – tritt bei Alzheimer-Patient*innen häufiger auf als bei Gesunden. Dieses erhöhte Risiko scheint jedoch nur dann bedeutsam zu sein, wenn gleichzeitig eine APOE4-Variante vorliegt. Ohne APOE4 spielt *APOC1* offenbar kaum eine Rolle.

In mehreren Bevölkerungsgruppen, darunter Menschen europäischer Herkunft, Asiaten und karibische Hispanics, wurde ein Zusammenhang zwischen *APOC1* und Alzheimer festgestellt. Bei Afroamerikanern hingegen zeigte sich dieser Effekt nicht. Eine Metaanalyse von 17 Studien bestätigte den weltweiten Zusammenhang zwischen dieser Genvariante und einem erhöhten Alzheimerrisiko – in Kombination mit APOE4.

Demenz und Alzheimer vorbeugen: Das können Sie selbst tun

Unabhängig vom genetischen Risiko – und gerade bei APOE4-Träger*innen – sind nichtmedikamentöse Maßnahmen besonders wichtig. Studien zeigen, dass ein gesunder Lebensstil das Alzheimerrisiko deutlich senken kann, selbst bei ungünstiger Veranlagung:

- Regelmäßige Bewegung: Ideal sind Ausdauer- und Koordinationssport.
- geistige Aktivität: z. B. Lernen, Lesen, Musik machen, neue Erfahrungen
- soziale Kontakte: aktiv bleiben, eingebunden sein
- mediterrane Ernährung: pflanzenbasiert, reich an gesunden Fetten und Antioxidantien
- Blutzucker- und Blutdruckkontrolle: besonders wichtig bei ApoE4
- Schlaf und Stressregulation: ausreichend Ruhe, bewusster Umgang mit Belastungen
- Rauchstopp und sehr maßvoller Alkoholkonsum

Diese Maßnahmen greifen dort an, wo Alzheimer häufig seinen Anfang nimmt: bei chronischer Entzündung, oxidativem Stress und gestörter Energieversorgung der Nervenzellen. Sie sind nicht nur präventiv sinnvoll, sondern können auch im frühen Krankheitsstadium eine stabilisierende Wirkung haben.

TOMM40 – Risiko durch Energieverlust in den Zellen

Das *TOMM40*-Gen sorgt für den Transport von Eiweißen in die Mitochondrien, die Kraftwerke unserer Zellen. Störungen in diesem Prozess können die Energieversorgung der Gehirnzellen beeinträchtigen und so zum geistigen Abbau beitragen.

Bestimmte TOMM40-Varianten sind mit einem erhöhten Alzheimerrisiko assoziiert, insbesondere bei Menschen europäischer und asiatischer Herkunft. Selbst bei Gesunden wurden Zusammenhänge mit abnehmender Sprachleistung beobachtet.

Wichtig ist die Länge einer T-Sequenz (rs10524523):

- L (Long): höheres Risiko bei APOE4-Träger*innen
- VL (Very Long): früherer Krankheitsbeginn bei APOE3/3-Träger*innen

TOMM40 beeinflusst das Alzheimerrisiko also nicht allein, sondern vor allem im Zusammenspiel mit *APOE* – es wirkt als sogenannter Risikomodifikator.

SORCS1 – Transportgen mit möglicher Schutzwirkung

Das *SORCS1*-Gen gehört zur Familie der sogenannten VPS10p-Domänenrezeptoren, einer Gruppe von fünf verwandten Genen (*SORLA*, *SORT1*, *SORCS1*, *SORCS2* und *SORCS3*). Diese Eiweiße steuern Transport- und Signalprozesse innerhalb der Zellen und sind besonders im Nervensystem aktiv.

SORCS1 ist am Recycling des Amyloid-Vorläuferproteins (APP) beteiligt – eines Schlüsselprozesses in der Alzheimer-Entstehung. Ein funktionierendes *SORCS1* könnte dazu beitragen, schädliche Amyloid-β-Ablagerungen im Gehirn zu verhindern, indem es deren Bindung an andere Proteine blockiert.

Genvarianten und Risiko
Zwei genetische Varianten (SNPs rs10884402 und rs950809) wurden besonders intensiv untersucht. In einer großen Studie mit der chinesischen Han-Bevölkerung zeigte sich, dass das A-Allel von rs10884402 mit einem niedrigeren Alzheimer-Risiko assoziiert war, vor allem bei Personen ohne APOE4.

Auch in anderen Bevölkerungsgruppen – etwa französischen, karibischen und hispanischen – fanden sich Zusammenhänge zwischen SORCS1-Varianten und Alzheimer. Neben *SORCS1* gilt inzwischen auch das verwandte Gen *SORL1* als Risikofaktor bei der spät einsetzenden Alzheimer-Krankheit.

BCHE-Gen: Einfluss auf den Verlauf und die Behandlung von Alzheimer

Das *BCHE*-Gen codiert für das Enzym Butyrylcholinesterase, das – zusammen mit der bekannteren Acetylcholinesterase – an der Regulation von Nervensignalen beteiligt ist. Es hilft beim Abbau von Botenstoffen im Gehirn und beeinflusst damit indirekt Gedächtnis, Aufmerksamkeit und Denkvermögen.

K-Variante (rs1803274)

Eine bestimmte Genvariante, die sogenannte K-Variante, führt zu einer bis zu 30% verringerten Enzymaktivität. Diese Variante wird oft gemeinsam mit einer weiteren seltenen Mutation (rs1799807) vererbt, die die Aktivität zusätzlich beeinflussen kann. Diese Variante wurde in mehreren Studien mit einem erhöhten Alzheimer-Risiko in Verbindung gebracht – unabhängig vom APOE-Status. Besonders auffällig: Träger*innen beider Risikovarianten (APOE4 und BCHE-K) zeigen häufig einen schnelleren Krankheitsverlauf. Gleichzeitig sprechen diese Personen besser auf cholinesterasehemmende Medikamente an – das sind Wirkstoffe, die den Abbau von Botenstoffen im Gehirn verlangsamen.

Die BCHE-K-Variante gilt nicht als Hauptursache, kann aber den Verlauf und die Therapieansprechbarkeit bei Alzheimer beeinflussen, vor allem in Kombination mit APOE4.

BDNF und Alzheimer

Wir haben schon ausgiebig über BDNF (S. 150) gesprochen. Hier noch einmal verkürzt das Wichtigste im Zusammenhang mit Alzheimer. Das *BDNF*-Gen (brain-derived neurotrophic factor) ist entscheidend für die Gesundheit der Nervenzellen. Es unterstützt das Wachstum und die Regeneration von Synapsen – also jener Kontaktstellen im Gehirn, an denen Informationen verarbeitet und weitergeleitet werden. BDNF ist damit besonders wichtig für Lernen, Gedächtnis und Denkprozesse.

Bei Menschen mit Alzheimer sinken die BDNF-Spiegel im Gehirn – je weiter die Erkrankung fortschreitet, desto ausgeprägter ist dieser Rückgang. Forscher vermuten deshalb, dass genetische Varianten im *BDNF*-Gen das Risiko für kognitive Störungen beeinflussen könnten.

Val66Met-Variante

Eine häufige Genveränderung ist der sogenannte Val66Met-Polymorphismus (rs6265). Dabei wird an einer bestimmten Stelle im Gen die Aminosäure Valin (Val) durch Methionin (Met) ersetzt.

Diese Variante kann:

- den Transport von BDNF-mRNA in Nervenzellen beeinträchtigen
- die Fähigkeit des Gehirns verringern, neue Verbindungen zu bilden
- bei älteren Menschen den kognitiven Abbau beschleunigen

Der Einfluss von Val66Met ist nicht bei allen Menschen gleich stark. Metaanalysen zeigen, dass insbesondere Frauen europäischer Herkunft mit dieser Variante ein erhöhtes Alzheimer-Risiko haben. Dies wird allerdings kontrovers diskutiert. Bei asiatischen Bevölkerungsgruppen zeigte sich kein klarer Zusammenhang.

Besonders ausgeprägt ist der Effekt bei Personen, die sowohl APOE4 als auch das BDNF-Met-Allel tragen: Sie zeigen oft stärkere Gedächtnisdefizite und eine schnellere Schrumpfung des Hippocampus, einer zentralen Gedächtnisregion im Gehirn.

Was lässt sich beeinflussen?

Die gute Nachricht: BDNF ist sehr stark durch den Lebensstil beeinflussbar – ganz unabhängig von der Genvariante.

Folgende Maßnahmen können die *BDNF*-Ausschüttung nachweislich erhöhen:

- körperliche Bewegung, insbesondere Ausdauertraining wie zügiges Gehen, Radfahren oder Schwimmen
- ausreichender Schlaf
- intermittierendes Fasten oder längere Essenspausen
- mediterrane bzw. pflanzenbasierte Ernährung mit viel Gemüse, Obst, gesunden Fetten (z.B. Olivenöl), Nüssen und Fisch
- Nahrungsergänzungsmittel wie Curcumin, Omega-3-Fettsäuren und eventuell Resveratrol
- kognitive Aktivität – z.B. neue Dinge lernen, musizieren, Gespräche
- Stressabbau, z.B. durch Achtsamkeit, Naturkontakt oder Entspannungsverfahren

Laut Forschung gelten rund 45 % aller Demenzfälle als vermeidbar oder verzögerbar – vorausgesetzt, man setzt früh an. Neben Bewegung, Ernährung und geistiger Aktivität spielen auch Hörvermögen, soziale Einbindung, Gefäßgesundheit und seelisches Gleichgewicht eine Rolle.

Polygene Risikoscores, Testung und Prävention

Neben einzelnen Varianten von *APOE*, *BDNF* oder *TOMM40* wurden in großen Studien viele weitere Genorte identifiziert, die das Risiko für eine Alzheimer-Erkrankung beeinflussen. Diese Erkenntnisse stammen vor allem aus sogenannten genomweiten Assoziationsstudien (GWAS).

Daraus entstehen sogenannte polygene Risikoscores: Dabei werden viele kleine genetische Risikobeiträge aus unterschiedlichen Genen kombiniert und zu einem Gesamtwert zusammengefasst. Solche Scores ermöglichen eine individuelle Risikoeinschätzung, auch wenn keine klassische Hochrisikovariante wie APOE4/4 vorliegt.

Diese Verfahren sind noch nicht in der Routinediagnostik etabliert, könnten aber künftig helfen, frühzeitig Personen mit erhöhtem Risiko zu identifizieren – z.B. im Rahmen präventiver Programme oder für die Teilnahme an Studien.

Genetische Testung: ja oder nein?

Gerade bei spät einsetzender, sporadischer Alzheimer-Krankheit wird häufig diskutiert, ob eine genetische Testung sinnvoll ist. Ein Argument gegen die Testung lautet: Es gibt keine klare therapeutische Konsequenz. Dem steht jedoch eine wichtige Gegenposition gegenüber: Wer sein genetisches Risiko kennt, kann frühzeitig mit gezielter Prävention beginnen.

Auch die neuen Disease-Modifying Therapies (DMTs) – also krankheitsverändernde Medikamente wie Lecanemab oder Donanemab – wirken vor allem in sehr frühen Stadien. Der APOE-Genotyp spielt dabei eine wichtige Rolle, da Träger*innen von APOE4 anders auf diese Medikamente reagieren. Deshalb ist die APOE-Genotypisierung Bestandteil der personalisierten Medizin in diesem Bereich.

Auf einen Blick – Demenz, Alzheimer und Gene

Demenzerkrankungen nehmen weltweit stark zu – vor allem durch die alternde Bevölkerung. Laut WHO sind derzeit rund 55 Millionen Menschen betroffen, bis 2050 könnte sich diese Zahl verdreifachen.

- Die häufigste Form ist Alzheimer. Sie ist gekennzeichnet durch:
  - Ablagerungen von Amyloid-β und Tau im Gehirn
  - fortschreitenden Nervenzellverlust
  - ein deutlich höheres Erkrankungsrisiko für Frauen
- Zwei Formen werden unterschieden:
  - familiäre Alzheimer: selten, beginnt früh, wird autosomal-dominant vererbt
  - sporadische Alzheimer: häufig, beginnt meist ab 65 Jahren
- Genetische Risikofaktoren: Am bekanntesten ist APOE4-Allel, das das Risiko deutlich erhöht. Weitere beteiligte Gene sind *APOC1*, *TOMM40*, *SORCS1*, *BCHE* und *BDNF*.
- **Aber:** Rund 45 % aller Demenzerkrankungen gelten durch gezielte Lebensstilmaßnahmen als vermeidbar oder verzögerbar.
- Früherkennung durch Gentests kann helfen, Risikopersonen rechtzeitig zu identifizieren. Das schafft die Grundlage für:
  - gezielte Prävention
  - individuelle medizinische Begleitung
  - ggf. frühzeitigen Einsatz neuer Therapien (z. B. Lecanemab, Donanemab)

Die Literaturstellen zu diesem Kapitel finden Sie in der Literaturliste unter den Nummern: 973–1018.

Genetik des Thrombose-Risikos

Thrombosen sind Blutgerinnsel, die ein Gefäß verschließen können – entweder in Venen oder Arterien. Besonders gefährlich sind venöse Thrombosen, wenn sich ein Teil des Gerinnsels löst und eine Lungenembolie verursacht. Arterielle Thrombosen können zum Herzinfarkt oder Schlaganfall führen.

Risikofaktoren im Überblick

Thrombosen entstehen meist durch ein Zusammenspiel mehrerer Faktoren.

Dazu zählen:

- genetische Veranlagung (z. B. Faktor-V-Leiden, Prothrombin-Mutation)
- hormonelle Verhütung

- Schwangerschaft und Wochenbett
- Operationen, Immobilisation, Langstreckenflüge
- Rauchen, Übergewicht
- Alter (steigendes Risiko ab ca. 70 Jahren)
- Frauen sind in bestimmten Lebensphasen besonders gefährdet – etwa bei hormoneller Verhütung oder während der Schwangerschaft.

Was ist Thrombophilie?

Von Thrombophilie spricht man, wenn die Blutgerinnung durch erbliche Faktoren gestört ist. Dabei liegt meist eine Mutation in einem bestimmten Gen vor, die die Gerinnungsneigung erhöht. Diese genetischen Veränderungen werden autosomal-dominant vererbt – das heißt, bereits ein verändertes Allel kann das Risiko deutlich erhöhen.

Besonders relevant für das Thromboserisiko sind zwei genetische Veränderungen:

- Faktor-V-Leiden-Mutation (G1691A)
  - betrifft etwa 5–10 % der Bevölkerung in Mitteleuropa
  - erhöht vor allem das Risiko für venöse Thrombosen
- Prothrombin-Mutation (Faktor II, G20210A)
  - tritt bei rund 1–3 % der Menschen auf
  - führt zu einer erhöhten Gerinnungsneigung durch vermehrte Bildung von Gerinnungsfaktoren

Die Kombination dieser Mutationen mit weiteren Risikofaktoren, z. B. Pille + Rauchen + Übergewicht, kann das Risiko erheblich steigern.

Gene und Thromboserisiko

Genetische/ medizinische Situation	Thromboserisiko (Vergleich zur Normalbevölkerung)
hormonelle Verhütung allein	ca. 4-fach
Faktor-V-Leiden heterozygot (ein mutiertes Allel)	5–10-fach
heterozygot + hormonelle Verhütung	ca. 30-fach
Faktor-V-Leiden homozygot (beide Allele mutiert)	ca. 50–80-fach
homozygot + hormonelle Verhütung	über 200-fach

Warum genetische Risiken kennen?

Wer weiß, dass er genetisch vorbelastet ist, kann gezielter vorsorgen. Das ist besonders für junge Frauen wichtig, die hormonell verhüten möchten. Auch bei Familienanamnese, wiederholten Thrombosen oder Risikosituationen (z. B. OPs) ist eine genetische Abklärung sinnvoll. Zahlreiche Labore bieten heute entsprechende Testungen im Rahmen von Vorsorgepanels an. Einen guten Überblick bietet z. B. CeGaT – Genetische Vorsorge für Thrombosen.

Faktor-V-Leiden-Mutation (rs6025 G>A)

Die Faktor-V-Leiden-Mutation ist eine häufige genetische Variante, die das Risiko für venöse Thrombosen deutlich erhöhen kann. Sie entsteht durch den Austausch der Base Guanin (G) gegen Adenin (A) im Gen, das den Bauplan für den Gerinnungsfaktor V liefert (c.1601G>A, auch 1691G>A genannt). Dadurch wird an Position 506 die Aminosäure Arginin durch Glutamin ersetzt. Diese Veränderung führt dazu, dass der Gerinnungsfaktor V nicht mehr ausreichend abgebaut werden kann.

Die Mutation ist bei Menschen europäischer Abstammung mit einer Häufigkeit von etwa 5–10% recht verbreitet, bei Personen afrikanischer oder ostasiatischer Herkunft jedoch selten. Besonders problematisch wird es, wenn weitere Risikofaktoren dazukommen – etwa die Einnahme hormoneller Verhütungsmittel. Die Übersicht (S. 202) zeigt, wie stark das Risiko für eine Thrombose je nach genetischer Veranlagung und Lebensstilfaktoren ansteigt.

Diese Daten verdeutlichen, warum eine genetische Abklärung – vor allem bei Frauen mit Thrombose in der Familie oder vor der Einnahme von Verhütungsmitteln – sinnvoll sein kann.

Neben Faktor V-Leiden und der Prothrombin-Mutation (Faktor II, G20210A) sind weitere seltene genetische Ursachen für Thrombophilie bekannt:

- *SERPINC1* (Antithrombinmangel)
- *PROC* (Protein-C-Mangel)
- *PROS1* (Protein-S-Mangel)

Diese Varianten treten allerdings nur bei weniger als 1% der Bevölkerung auf und sind meist mit einer familiären Häufung schwerer Thrombosen verbunden.

Das *MTHFR*-Gen, das im Zusammenhang mit erhöhtem Homocystein-Spiegel steht, wurde bereits im Kapitel zu Vitamin B_{12} (S. 50) besprochen. Seine Bedeutung bei Thrombosen ist umstritten, es könnte aber als zusätzlicher Co-Faktor eine Rolle spielen.

PAI-1 4G/5G-Polymorphismus (rs1799889)

Ein weiterer genetischer Risikofaktor für venöse Thrombosen betrifft das *SERPINE1*-Gen. Es enthält die Bauanleitung für den Plasminogenaktivator-Inhibitor Typ 1 (PAI-1) – ein Eiweiß, das die Auflösung von Blutgerinnseln reguliert.

Beim sogenannten 4G/5G-Polymorphismus im Promotorbereich des Gens handelt es sich um eine Variante, die die PAI-1-Produktion beeinflusst. Träger*innen des 4G-Allels bilden in der Regel mehr PAI-1, was dazu führt, dass Blutgerinnsel langsamer abgebaut werden.

- Menschen mit dem Genotyp 4G/4G haben die höchsten PAI-1-Spiegel.
- Bei 4G/5G sind die Werte mittel.
- 5G/5G-Träger*innen haben tendenziell die niedrigsten Spiegel und somit auch das geringste Thromboserisiko.

Die Bedeutung des Polymorphismus wird unterschiedlich bewertet, doch insbesondere in Kombination mit anderen genetischen oder erworbenen Risikofaktoren kann eine 4G-Homozygotie die Thrombosegefahr erhöhen.

***ITGB* (rs5918 Leu>Pro)**

Das Glykoprotein IIIa (auch β3-Integrin, codiert durch das *ITGB3*-Gen) ist ein wichtiger Bestandteil der Thrombozytenmembran und spielt eine zentrale Rolle bei der Blutgerinnung. Eine genetische Variante – der sogenannte PlA1/A2-Polymorphismus (rs5918, Leu33Pro) – beeinflusst die Reaktionsbereitschaft der Blutplättchen.

- PlA1 (Leu) ist die normale Variante.
- PlA2 (Pro) ist die veränderte Form, bei der Leucin durch Prolin ersetzt wird – was die Bindung an Fibrinogen verstärkt und die Thrombozytenaggregation fördert.

Es ergeben sich folgende Risikokonstellationen

- A1/A1 (Leu/Leu): Wildtyp – normales Risiko
- A1/A2 (Leu/Pro): heterozygot – leicht erhöhtes Risiko
- A2/A2 (Pro/Pro): homozygot – höheres Risiko (selten)

Eine Metaanalyse aus dem Jahr 2024 zeigt: Das PlA2-Allel (C-Variante) ist mit einem signifikant erhöhten Risiko für ischämische Schlaganfälle assoziiert, insbesondere bei homozygoten Träger*innen. Zudem spricht diese Variante schlechter auf Aspirin an, das häufig zur Hemmung der Thrombozytenaggregation eingesetzt wird.

Was tun bei genetisch erhöhtem Thromboserisiko?

Auch wenn keine allgemeine Testempfehlung besteht, kann das Wissen um genetische Risiken, z. B. Faktor V-Leiden, Prothrombin-Mutation, PAI-1 4G/4G oder PlA2/PlA2, zu einer besseren Vorsorge beitragen. Besonders wichtig ist dies für Frauen, die hormonelle Verhütungsmittel einnehmen möchten, da sich Risiken erheblich potenzieren können.

Empfehlenswerte Maßnahmen bei erhöhtem Risiko sind:

- keine hormonellen Verhütungsmittel ohne ärztliche Abklärung (Anamnese, ggf. genetische Testung)
- Verzicht auf Rauchen
- Bewegung, Gewichtsreduktion
- Stützstrümpfe auf langen Reisen
- ausreichend Flüssigkeit trinken
- blutverdünnende Medikamente (nach ärztlicher Einschätzung)
- pharmakogenetische Analyse bei Einnahme von Gerinnungshemmern (z. B. Warfarin, Clopidogrel), da Gene wie *CYP2C9* und *CYP2C19* die Wirkung beeinflussen können

Auf einen Blick – Thrombosen

- Thrombosen entstehen durch ein Zusammenspiel aus Lebensstil, hormonellen Einflüssen und genetischer Veranlagung. Einige häufige genetische Varianten erhöhen nachweislich das Risiko für venöse oder arterielle Gefäßverschlüsse:
- Faktor-V-Leiden-Mutation (rs6025): häufig bei Menschen europäischer Herkunft (5–10 %); erhöht das Thromboserisiko deutlich – besonders in Kombination mit hormoneller Verhütung.
- Prothrombin-Mutation (Faktor II, rs1799963): ebenfalls verbreitet (1–3 %); steigert das Risiko für venöse Thrombosen.
- PAI-1 4G/5G-Polymorphismus (rs1799889): beeinflusst die Auflösung von Blutgerinnseln; 4G/4G-Träger*innen haben höhere PAI-1-Spiegel und ein erhöhtes Thromboserisiko.
- *ITGB3* rs5918 (PlA1/A2): führt zu stärkerer Thrombozytenaggregation; das PlA2-Allel ist mit erhöhtem Risiko für ischämische Schlaganfälle assoziiert und verringert die Wirkung von Aspirin.
- Besonders relevant ist genetisches Wissen für:
  - Frauen, die eine hormonelle Verhütung planen
  - Personen mit familiärer Thrombosevorgeschichte
  - Menschen mit weiteren Risikofaktoren wie Adipositas, Rauchen, Bewegungsmangel

Wer sein genetisches Risiko kennt, kann gezielter vorbeugen, etwa durch Lebensstilmaßnahmen, medikamentöse Prävention und individuelle Therapiewahl.

Die Literaturstellen zu diesem Kapitel finden Sie in der Literaturliste unter den Nummern: 1019–1025.

Tumorgenetik – der Schlüssel zur personalisierten Krebstherapie

Tumorgenetik ermöglicht Therapien, die exakt auf die genetischen Eigenschaften eines Tumors zugeschnitten sind – für gezieltere, wirksamere und besser verträgliche Behandlungen.

Krebs und Gene – wie hängt das zusammen?

Grundlage für eine individuellere und damit verträglichere Krebstherapie ist die molekulargenetische Analyse des Tumorgewebes, denn kein Tumor gleicht dem anderen.

Ziel der sogenannten Tumorgenetik ist es, den »genetischen Fingerabdruck« des Tumors zu entschlüsseln. So können Therapien gezielt auf die individuellen molekularen Eigenschaften abgestimmt werden. Das nennt man personalisierte oder präzisionsmedizinische Krebstherapie.

Im Zentrum stehen dabei sogenannte Biomarker – genetische oder molekulare Merkmale, die Rückschlüsse auf den Krankheitsverlauf und die Wirksamkeit bestimmter Therapien erlauben. Solche Biomarker lassen sich entweder direkt im Tumorgewebe oder in Blutproben nachweisen.

Eine Analyse von über 350 Studien zeigt: Wer eine zielgerichtete Therapie auf Basis solcher Marker erhält, profitiert deutlich mehr – die Ansprechrate ist fast fünfmal so hoch wie bei einer Standardbehandlung ohne molekulare Diagnostik.

Die fünf häufigsten Tumorarten in Deutschland sind:

- Brustkrebs (Mammakarzinom)
- Prostatakrebs (Prostatakarzinom)
- Lungenkrebs (Bronchialkarzinom)
- Darmkrebs (Kolonkarzinom)
- schwarzer Hautkrebs (malignes Melanom)

Nicht alle Behandlungsformen werden hier erläutert. Im Fokus stehen genetisch fundierte, zielgerichtete Therapieansätze, die helfen, Krebs individueller und wirksamer zu behandeln.

Die Literaturstelle zu diesem Kapitel finden Sie in der Literaturliste unter der Nummer: 1026.

Brustkrebs – Einblicke in die molekulare Diagnostik

Brustkrebs ist die häufigste Krebserkrankung bei Frauen in Deutschland – jedes Jahr erhalten rund 74 500 Frauen (und immer wieder auch Männer) diese Diagnose. Doch kein Brustkrebs ist wie der andere: Jeder Tumor hat seinen eigenen genetischen Fingerabdruck. Genau darin liegt die Chance, ihn gezielt und individuell zu behandeln.

Welche Tumorarten gibt es?

Die meisten bösartigen Brusttumoren entstehen in den Milchgängen. Man spricht dann vom »invasiven Karzinom ohne speziellen Typ« (NST). Seltener entwickeln sich Tumoren aus den Drüsenläppchen – sie werden als invasiv-lobuläres Karzinom bezeichnet. Beide lassen sich gut von Krebsvorstufen wie dem Carcinoma in situ abgrenzen.

Zur genaueren Charakterisierung des Tumors werden bei der Biopsie in der Regel folgende Marker bestimmt:

- Östrogenrezeptor (ER)
- Progesteronrezeptor (PR)
- HER2-Rezeptor (ein Wachstumsfaktor-Rezeptor)
- Proliferationsaktivität (Teilungsrate der Tumorzellen)

Diese Merkmale geben Hinweise darauf, wie aggressiv der Tumor wächst und welche Therapien am ehesten Erfolg versprechen.

Was bedeutet das für die Behandlung?

Brustkrebs ist nicht gleich Brustkrebs. Die moderne Medizin unterscheidet heute verschiedene molekulare Subtypen, die sich in Wachstum, Verlauf und Therapieansprechen deutlich unterscheiden. Grundlage ist eine genaue Analyse der Tumorzellen – insbesondere hinsichtlich bestimmter Marker wie Hormonrezeptoren, HER2 und der Zellteilungsrate.

Zu den wichtigsten Brustkrebs-Subtypen gehören:

- Hormonrezeptor-positive Tumoren (ER/PR+): Diese Tumoren wachsen unter dem Einfluss von Östrogen und/oder Progesteron. Sie sprechen meist gut auf eine antihormonelle Therapie an.
- HER2-positive Tumoren: Sie zeigen eine Überexpression des Wachstumsfaktor-Rezeptors HER2. Diese Form ist besonders aggressiv, heute aber gut behandelbar – etwa durch zielgerichtete Antikörpertherapien.
- Triple-negative Tumoren (TNBC): Diese Tumoren tragen keine der drei typischen Marker (ER, PR, HER2). Sie treten häufiger bei jüngeren Frauen auf und verlaufen oft aggressiver. Die Behandlung erfolgt meist mit Chemo- und Immuntherapien.

Je nach Subtyp kommen unterschiedliche Medikamente infrage. Ziel ist heute möglichst eine brusterhaltende Operation, ergänzt durch Bestrahlung und eine individuell angepasste systemische Therapie.

Hormonrezeptor-positive Tumoren

Etwa 70 % der Brusttumoren tragen Östrogen- und/oder Progesteronrezeptoren. Damit reagieren sie empfindlich auf Hormonsignale, was gezielt therapeutisch genutzt werden kann.

Die Behandlung erfolgt durch antihormonelle Wirkstoffe:

- Tamoxifen: blockiert die Hormonwirkung direkt am Rezeptor
- Aromatasehemmer: senken die körpereigene Östrogenproduktion (v. a. nach den Wechseljahren geeignet)

Die Therapie wird meist über fünf bis zehn Jahre durchgeführt und kann das Rückfallrisiko deutlich senken.

Wichtig zu wissen: Die Wirksamkeit von Tamoxifen hängt vom Enzym CYP2D6 (S. 167) ab, das es erst in seine aktive Form umwandelt. Eine genetische Testung kann helfen, individuelle Unterschiede in der Wirkung zu ermitteln.

HER2-positive Tumoren
Rund 15–20% der Patientinnen haben eine Überexpression des HER2-Rezeptors, der das Zellwachstum stark antreibt.

Das macht den Tumor aggressiver, aber auch angreifbar:

- Antikörpertherapie (z.B. Trastuzumab, Pertuzumab): blockiert HER2 gezielt
- Antikörper-Wirkstoff-Konjugate (z.B. T-DM1, Trastuzumab-Deruxtecan): kombinieren Zielgerichtetheit mit zytotoxischer Wirkung
- Tyrosinkinasehemmer (z.B. Neratinib): besonders bei HER2-Mutationen

Auch Tumoren mit niedriger HER2-Expression (»HER2-low«) können heute in bestimmten Fällen behandelt werden.

Triple-negativer Brustkrebs (TNBC)
Triple-negative Tumoren sind weder hormonempfindlich noch HER2-positiv. Daher entfallen viele klassische Therapien.

Es bleiben:

- Chemotherapie
- Immuntherapie (z.B. mit Checkpoint-Inhibitoren), vor allem bei PD-L1-positiven Tumoren
- Antikörper-Wirkstoff-Konjugate (z.B. Sacituzumab-Govitecan), die auf TROP2 abzielen

TNBC ist oft mit genetischen Mutationen in den Genen *BRCA1* und *BRCA2* assoziiert – was weitere Therapieoptionen eröffnet.

BRCA1-/2-Mutationen: Schlüssel zu gezielter Therapie
Die Gene *BRCA1* und *BRCA2* sind für die Reparatur von DNA-Schäden zuständig. Mutationen erhöhen das Risiko für Brust- und Eierstockkrebs deutlich. Betroffene profitieren oft von PARP-Hemmern wie Olaparib, die gezielt eine DNA-Reparatur blockieren – eine Schwachstelle der Tumorzellen, die normale Zellen weniger betrifft.

Genexpressionstests: Chemotherapie ja oder nein?

Bei hormonabhängigem Brustkrebs im Frühstadium helfen spezielle Tests, den Nutzen einer Chemotherapie besser einzuschätzen.

Die bekanntesten sind:

- Oncotype DX: 21-Gene-Signatur mit Risikoscore (0–100)
- EndoPredict: 12 Gene plus klinische Parameter (EPclin)
- Prosigna-Test: 50 Gene plus klinische Variablen

Solche Tests können viele Frauen vor einer unnötigen Chemotherapie bewahren und werden unter bestimmten Bedingungen von den Krankenkassen bezahlt.

Wenn die Hormontherapie nicht mehr wirkt

Ein Teil der Tumoren spricht im Verlauf nicht mehr auf Hormontherapie an.

Mögliche Auslöser sind:

- CDK4/6-Aktivierung: lässt sich mit CDK-Hemmern wie Palbociclib bremsen
- ESR1-Mutationen: aktivieren den Östrogenrezeptor dauerhaft
- PI3K-/AKT-/mTOR-Fehlregulation: gezielte Hemmung durch Alpelisib, Capivasertib, Everolimus

Solche Resistenzmechanismen lassen sich durch Liquid Biopsy (Bluttest unter Anwendung von Tumor-DNA und Mutationsanalyse) frühzeitig erkennen.

Auf einen Blick – Brustkrebs

- Brustkrebs ist die häufigste Krebserkrankung bei Frauen in Deutschland (jährlich ca. 74 500 neue Fälle).
- Jeder Tumor hat seinen individuellen genetischen Fingerabdruck. Das ermöglicht eine gezielte, personalisierte Behandlung.

Tumorarten und Subtypen:
- Die meisten bösartigen Tumoren entstehen in den Milchgängen (»invasives Karzinom ohne speziellen Typ«, NST).
- Seltener ist das invasiv-lobuläre Karzinom (aus Drüsenläppchen).
- Tumorarten werden von Krebsvorstufen (Carcinoma in situ) abgegrenzt.

Wichtige molekulare Marker für Diagnostik und Therapie:
- Östrogenrezeptor (ER)
- Progesteronrezeptor (PR)
- HER2-Rezeptor
- Proliferationsaktivität (Ki67)

Molekulare Subtypen:
- Hormonrezeptor-positive Tumoren (ER/PR+): sprechen meist auf antihormonelle Therapie an (z. B. Tamoxifen, Aromatasehemmer).
- HER2-positive Tumoren: früher aggressiver Verlauf, heute gezielte Therapien mit Antikörpern und Tyrosinkinasehemmern.
- Triple-negative Tumoren (TNBC): keine der drei Marker; häufig aggressiv, Therapie meist Chemo-/Immuntherapie. Oft mit BRCA1-/2-Mutationen assoziiert.

Genetische Besonderheiten/Diagnostik:
- BRCA1-/2-Mutationen: deutlich erhöhtes Brust- und Eierstockkrebsrisiko, Therapieoption PARP-Hemmer
- Molekulare Diagnostik kann auch weitere Gene wie *PIK3CA* und (optional) *NTRK* umfassen, vor allem bei metastasiertem Brustkrebs.
- Genexpressionstests (z. B. Oncotype DX, EndoPredict, Prosigna) helfen, die Notwendigkeit einer Chemotherapie im Frühstadium besser zu beurteilen.

Weitere molekulare Mechanismen/Therapiezielstrukturen:
- bei Resistenz gegen Hormontherapie: Mutationen im *ESR1*-Gen, Aktivierung von CDK4/6, Fehlregulation von PI3K/AKT/mTOR
- Liquid Biopsy (Nachweis von Tumor-DNA im Blut) kann Resistenzmechanismen früh erkennen.

Die Literaturstellen zu diesem Kapitel finden Sie in der Literaturliste unter den Nummern: 1025–1027.

Genetik des Prostatakarzinoms

Etwa ein Viertel aller Krebsfälle bei Männern betrifft die Prostata. Das Risiko steigt mit dem Alter, doch auch genetische Faktoren spielen eine zentrale Rolle – vor allem bei familiär gehäuftem Auftreten. Ist ein naher Verwandter betroffen, verdoppelt sich das Risiko; bei mehreren betroffenen Familienmitgliedern kann es sich um ein hereditäres Prostatakarzinom handeln.

Typisch dafür sind:
- drei betroffene Verwandte ersten Grades,

- Betroffene in drei aufeinanderfolgenden Generationen oder
- zwei Brüder mit Erkrankungsbeginn vor dem 56. Lebensjahr.

Neben der Familiengeschichte erhöhen auch vererbbare Genveränderungen das Risiko – darunter besonders:

- *BRCA2* (3–8-faches Risiko, v. a. bei jungen Patienten)
- *BRCA1*, *HOXB13*, Lynch-Syndrom-Gene (*MLH1*, *MSH2*, *MSH6*, *PMS2*)
- SNPs in über 100 Genen (kumulativ bedeutsam)

Diese Varianten betreffen vor allem Gene, die an der Reparatur von DNA-Schäden beteiligt sind. Genetische Tests auf solche Keimbahnmutationen werden inzwischen von Leitlinien empfohlen, u. a. bei familiärer Vorbelastung oder metastasiertem Prostatakrebs.

Diagnostik und Einteilung

Die Diagnose erfolgt meist durch Biopsie, ergänzt durch Bildgebung. Die Einteilung richtet sich nach TNM-Klassifikation und dem Gleason-Score, der das Tumorgewebe je nach Abweichung vom Normalgewebe bewertet. Ein niedriger Score (< 7) spricht für eine günstige Prognose.

Therapien im Überblick

Welche Behandlung infrage kommt, hängt von Stadium, Ausbreitung und Tumorbiologie ab. Möglich sind:

- Abwarten (bei langsamem Wachstum und niedrigem Risiko)
- Operation oder Strahlentherapie (bei lokal begrenzten Tumoren)
- Hormontherapie, ggf. kombiniert mit Chemo- oder Radionuklidtherapie (bei Metastasen)
- zielgerichtete Therapien oder Immuntherapie (bei genetischen Besonderheiten)

Im metastasierten Stadium gilt heute meist die Kombination aus Androgendeprivation (Testosteronentzug) plus einem modernen Androgenrezeptor-Hemmer oder CYP17A1-Inhibitor (z. B. Enzalutamid, Abirateron) als Standard. Diese Kombination verbessert die Überlebenschance deutlich.

Zielgerichtete Therapien und genetische Marker

Bei rund einem Drittel der fortgeschrittenen Fälle finden sich genetische Veränderungen in DNA-Reparaturgenen wie *BRCA1/2* oder *ATM*. Bei solchen Mutationen können PARP-Inhibitoren gezielt eingesetzt werden – auch beim Prostatakarzinom. Auch Patienten mit PTEN-Verlust profitieren möglicherweise von einer Kombination aus Ipatasertib (AKT-Hemmer) und Abirateron.

Weitere relevante genetische Marker sind:

- Mismatch-Repair-Defizienz (MMR) oder Mikrosatelliteninstabilität (MSI): Hier kann eine Immuntherapie mit Pembrolizumab wirksam sein.
- HRR-Defekte (homologe Rekombination): PARP-Inhibitoren wirken auch hier, selbst ohne *BRCA*-Mutation.

Auf einen Blick – Prostatakarzinom

- Prostatakarzinome treten häufig im Alter auf (ca. 25 % aller Krebserkrankungen bei Männern).
- Familiäre Häufungen und hereditäre Formen (z. B. *BRCA1/2*, *HOXB13*, Lynch-Syndrom) erhöhen das Risiko deutlich.

- Genetische Tests (Keimbahn- und somatische Mutationen) sind zunehmend wichtig für Risikoeinschätzung und Therapieplanung.
- Gleason-Score und Tumorstadium bestimmen das Vorgehen: von »watchful waiting« bis radikaler Therapie.
- klassische Therapien: Operation, Strahlentherapie, Hormonentzug (ADT), Chemotherapie

Neue Therapieansätze:
- Androgenrezeptor-Antagonisten oder CYP17A1-Inhibitor (z. B. Enzalutamid, Abirateron)
- PARP-Inhibitoren bei HRR-Mutationen (v. a. BRCA1/2)
- Radionuklid-Therapie mit Lutetium-PSMA bei mCRPC (Prostatakrebs, der trotz Hormonentzug weiterwächst und bereits Metastasen gebildet hat)
- Immuntherapie (z. B. Pembrolizumab) bei MMR-Defizienz oder MSI
- AKT-Inhibitoren (z. B. Ipatasertib) bei PTEN-Verlust
- Genetische Veränderungen können zur Diagnose familiärer Disposition führen und ermöglichen Vorsorge in Risikofamilien.

Das Ziel ist eine personalisierte und genetisch fundierte Therapie mit bestmöglichem Nutzen für den Einzelnen.

Die Literaturstellen zu diesem Kapitel finden Sie in der Literaturliste unter den Nummern: 1027–1047.

Kolonkarzinom – genetische Risikofaktoren und familiäre Syndrome

Darmkrebs gehört zu den häufigsten Krebserkrankungen. Genetische Risiken, die nur durch ein einzelnes Gen verursacht werden, spielen dabei nur eine geringe Rolle. Nur etwa 3–5 % der Neuerkrankungen sind genetisch bedingt. Dennoch gibt es einige gut beschriebene Syndrome, bei denen das Risiko erheblich erhöht ist. Eine familiäre Belastung liegt allerdings bei 10–30 % der Fälle vor.

Lynch-Syndrom (HNPCC)

Das Lynch-Syndrom ist die häufigste erbliche Ursache für Darmkrebs. Es betrifft etwa eine von 500 Personen, in Deutschland sind schätzungsweise bis zu 400 000 Menschen betroffen. Nicht alle Träger*innen erkranken, aber das Risiko für ein kolorektales Karzinom bis zum 80. Lebensjahr liegt ohne Vorsorge bei 25–60 %. Weitere Krebsarten, wie Gebärmutter-, Magen- oder Harnwegstumoren, treten ebenfalls gehäuft auf, meist in jüngeren Jahren.

Genetische Ursache

Das Syndrom wird autosomal-dominant vererbt. Jedes Kind eines Betroffenen hat also ein 50 %iges Risiko, die Mutation zu tragen.

Ausgelöst wird es durch eine Keimbahnmutation in einem der folgenden DNA-Reparatur-Gene (sog. Mismatch-Repair-Gene):
- *MLH1*
- *MSH2*
- *MSH6*
- *PMS2*

Auch bestimmte Veränderungen im *EPCAM*-Gen können das Lynch-Syndrom auslösen, indem sie das *MSH2*-Gen inaktivieren. Selten entsteht das Syndrom auch durch epigenetische Veränderungen, etwa durch Methylierung von *MLH1*.

Fällt eines dieser Gene aus, können DNA-Schäden nicht mehr korrekt repariert werden. Die Folge ist eine hohe Mutationsrate in den Zellen und ein erhöhtes Tumorrisiko. Nachweisbar ist dies oft durch eine sogenannte Mikrosatelliteninstabilität (MSI) im Tumorgewebe.

Diagnostik

Das Lynch-Syndrom kann durch folgende Diagnostik nachgewiesen werden:

- Immunhistochemie: zeigt den Verlust des betroffenen Reparaturproteins
- molekulargenetischer Test: sichert die Diagnose über den Nachweis der Keimbahnmutation
- Liquid Biopsy: bei metastasierten Tumoren möglich

Eine humangenetische Beratung ist integraler Bestandteil der Diagnostik.

Klinische Hinweise

Da das Lynch-Syndrom keine spezifischen Symptome verursacht, wurden Kriterien entwickelt, um auffällige Familienkonstellationen zu erkennen:

- Amsterdam-Kriterien
- Bethesda-Kriterien

Sie helfen dabei zu entscheiden, wann eine genetische Testung sinnvoll ist. Dennoch erfüllen nur etwa 60 % der betroffenen Familien die Amsterdam-Kriterien. Daher wird heute ein breiteres Screening empfohlen.

Vorsorge und Therapie

Früherkennung ist entscheidend, denn der Krebs tritt oft früher und aggressiver auf:

- Koloskopie ab dem 25. Lebensjahr – jährlich
- Magenspiegelung ab 30–35 Jahren (inkl. Biopsie auf Helicobacter pylori)
- gynäkologische Vorsorge:
  - ab dem 30. Lebensjahr: transvaginaler Ultraschall und Endometriumbiopsien
  - evtl. präventive Entfernung von Gebärmutter und Eierstöcken
- Urinanalyse/Urinzytologie
- Pankreasscreening (in speziellen Fällen)

Bei Patient*innen mit Mikrosatelliteninstabilität können sogenannte Checkpoint-Inhibitoren eine sehr wirksame Behandlungsoption darstellen – auch das wurde bereits im Kapitel zum Prostatakarzinom (S. 210) erwähnt.

Familiäre adenomatöse Polyposis (FAP)

Die familiäre adenomatöse Polyposis ist eine seltene, erblich bedingte Erkrankung, bei der sich im Dickdarm und Enddarm Hunderte bis Tausende von Polypen (Vorstufen von Krebs) bilden können – oft schon im Jugendalter. Wird FAP nicht rechtzeitig erkannt und behandelt, entwickelt sich bei nahezu 100 % der Betroffenen im Laufe des Lebens Darmkrebs, meist vor dem 40. Lebensjahr.

Genetische Ursache

Verantwortlich ist eine Mutation im *APC*-Gen, das für ein Tumorsuppressorprotein (APC-Protein) codiert. Dieses Protein reguliert normalerweise das Zellwachstum, insbesondere über den Wnt/β-Catenin-Signalweg. Bei einem Gendefekt funktioniert der Abbau von β-Catenin nicht mehr – es sammelt sich an, gelangt in den Zellkern und aktiviert Wachstumsfaktoren, die eine unkontrollierte Zellteilung auslösen.

Vererbung
Die Erkrankung wird autosomal-dominant mit nahezu vollständiger Penetranz vererbt. Das heißt, jedes Kind eines Betroffenen hat ein 50 %iges Risiko, die Mutation zu erben. Es besteht jedoch eine große Bandbreite im Erscheinungsbild: Manche entwickeln sehr viele Polypen, andere deutlich weniger.

Krankheitsverlauf und Risiken
Bereits in jungen Jahren entstehen Polypen im Kolon und Rektum. Ohne vorbeugende Operation entwickelt sich fast immer ein kolorektales Karzinom (CRC). In der Folge können auch weitere Mutationen auftreten (z. B. in den Genen *KRAS* oder *TP53*), die das Fortschreiten zum Krebs zusätzlich begünstigen. Besonders häufig entstehen Tumoren bei FAP im linken Dickdarm.

Peutz-Jeghers-Syndrom (PJS)

Das Peutz-Jeghers-Syndrom ist eine sehr seltene, autosomal-dominant vererbte Erkrankung, die sich meist schon im Jugendalter zeigt.

Typisch sind:
- dunkle Pigmentflecken auf Haut und Schleimhäuten (v. a. Lippen, Mund, Finger)
- viele Polypen im gesamten Magen-Darm-Trakt (sog. Hamartome)

Ursache ist meist eine Mutation im *STK11*-Gen, das bei etwa 70 % der Betroffenen verändert ist. Dieses Gen wirkt vermutlich als Tumorsuppressor – fällt es aus, steigt das Risiko für zahlreiche gut- und bösartige Tumoren.

Komplikationen bei PJS
Schon vor dem 30. Lebensjahr können Polypen zu Blutungen oder Darmverschlüssen führen. Ab dem 30. Lebensjahr steigt das Risiko für bösartige Tumoren: Darmkrebs (Kolonkarzinom) sowie Magen-, Brust-, Hoden- und Bauchspeicheldrüsenkrebs.

Adenom-Karzinom-Sequenz
Darmkrebs entsteht meist nicht plötzlich, sondern entwickelt sich über viele Jahre aus gutartigen Vorstufen – den sogenannten Polypen. Diese kleinen Wucherungen der Darmschleimhaut sind anfangs harmlos. Doch wenn bestimmte genetische Veränderungen hinzukommen, kann sich aus einem Polypen allmählich ein bösartiger Tumor entwickeln. Dieser Prozess wird als Adenom-Karzinom-Sequenz bezeichnet.

Die gute Nachricht: Dieser schleichende Verlauf bietet eine große Chance, denn Polypen lassen sich bei einer Darmspiegelung frühzeitig entdecken und entfernen, bevor sie gefährlich werden. Genau deshalb ist die Darmkrebsvorsorge so wichtig.

Wichtige Prognosefaktoren
Ein zentrales Kriterium zur Einschätzung der Prognose ist das UICC-Stadium, das sich aus folgenden Komponenten zusammensetzt:
- T-Stadium: Größe und Tiefe des Tumors
- N-Stadium: Befall von Lymphknoten
- M-Stadium: Vorhandensein von Fernmetastasen

Zusätzlich relevant ist die Lokalisation des Tumors. Rechtsseitige Karzinome (im aufsteigenden Dickdarm) haben meist eine schlechtere Prognose bei fortgeschrittenen Stadien.

Sie zeigen häufiger:
- Hypermethylierung (CIMP-Phänotyp)
- Mikrosatelliteninstabilität (MSI)
- *BRAF*-Mutationen

Therapieansatz: chirurgische Entfernung
Die chirurgische Entfernung spielt eine zentrale Rolle in der Therapie, vor allem, wenn der Tumor heilbar ist. Oft folgt darauf eine adjuvante Chemotherapie, um verbliebene Krebszellen zu bekämpfen.

Therapieansatz: Chemotherapie
Die klassische Chemotherapie basiert meist auf 5-Fluorouracil (5-FU) in Kombination mit Folinsäure (FA). Diese Kombination ist als 5-FU/FA-Schema bekannt und bildet die Grundlage vieler Behandlungspläne.

Je nach Stadium und Ziel der Therapie kommen erweiterte Schemata zum Einsatz, etwa:
- FOLFOX: 5-FU + FA + Oxaliplatin
- FOLFIRI: 5-FU + FA + Irinotecan

optional kombiniert mit Bevacizumab, einem Medikament, das die Gefäßneubildung im Tumor hemmt

Vor Beginn einer 5-FU-Therapie sollte ein *DPYD*-Gen-Test erfolgen: Manche Menschen bauen 5-FU nur sehr langsam ab, was zu schweren Nebenwirkungen führen kann. Eine genetische Vorabdiagnostik kann hier lebenswichtig sein (siehe Kapitel Pharmakogenetik von 5-FU (S. 183)).

Therapieansatz: Strahlen-Chemo-Kombination
Bei Rektumkarzinomen (Enddarmkrebs) wird häufig vor der Operation eine kombinierte Bestrahlung und Chemotherapie durchgeführt (sog. neoadjuvante Therapie). Ziel ist es, den Tumor zu verkleinern und eine vollständige Entfernung zu erleichtern.

Therapieansatz: zielgerichtete Therapien
Bei fortgeschrittenem oder metastasiertem Darmkrebs wird die Behandlung zunehmend an die genetischen Eigenschaften des Tumors angepasst. Dafür sind vor Therapiebeginn folgende molekulargenetische Tests wichtig:
- MSI-Status: Mikrosatelliteninstabilität oder -stabilität
- Mutationen in *RAS* und *BRAF*
- *DPYD*-Polymorphismen (für 5-FU-Verstoffwechselung)
- *PIK3CA*-Status
- *HER2*-Amplifikation
- *POLE*-Mutationen

Diese Ergebnisse helfen bei der Auswahl passender Medikamente – etwa EGFR-Hemmer, Checkpoint-Inhibitoren oder anderen zielgerichteten Substanzen. Eine präzise genetische Analyse kann auch hier die Therapie wesentlich wirksamer und verträglicher machen.

Therapieansatz: MSI-Bestimmung
Bei etwa 10–15 % aller kolorektalen Karzinome lässt sich eine sogenannte Mikrosatelliteninstabilität (MSI) nachweisen. Dabei handelt es sich um eine Störung der DNA-Reparatur, die zu einer erhöhten Mutationsrate im Tumorgewebe führt. Das Besondere ist, dass MSI häufig beim Lynch-Syndrom (HNPCC) auftritt. Abgesehen davon findet sich MSI-high (MSI-H) nur bei etwa 3–5 % der Patienten mit metastasiertem Kolonkarzinom.

Für MSI-H-Tumoren stehen heute neue Behandlungsmöglichkeiten zur Verfügung. Besonders wichtig: Diese Patienten können mit einem Checkpoint-Inhibitor behandelt werden – dem Immuntherapeutikum Pembrolizumab. Diese Therapie kann in bestimmten Fällen sogar eine klassische Chemotherapie ersetzen oder ergänzen, mit teils sehr guter Wirksamkeit.

RAS-Mutation

Etwa die Hälfte aller Darmkrebspatient*innen hat eine Mutation im *KRAS*- oder *NRAS*-Gen. Diese führt dazu, dass Wachstumsreize in den Zellen dauerhaft weitergegeben werden – auch wenn der EGFR (Epidermal Growth Factor Receptor; dt.: epidermaler Wachstumsfaktorrezeptor) blockiert ist.

Wichtig für die Therapie:

- Bei *RAS*-Mutationen wirken EGFR-Antikörper wie Cetuximab oder Panitumumab nicht. Deshalb wird vor Therapiebeginn der *RAS*-Status bestimmt.
- bei mutierten Tumoren: Chemotherapie ohne EGFR-Antikörper (z. B. FOLFOX).
- bei nicht mutierten Tumoren (Wildtyp) und linksseitigem Primärtumor: Kombination mit EGFR-Antikörper möglich. Diese Patienten sprechen besser an.

Wenn der Tumor trotz Erstbehandlung weiterwächst, wird die Therapie angepasst, z. B. durch Kombination von VEGF-Hemmern (z. B. Bevacizumab) mit Chemotherapie – auch bei RAS-Mutationen wirksam. Die genetische Analyse hilft also, wirksame Therapien gezielt auszuwählen und unnötige Belastungen zu vermeiden.

BRAF-Mutation

Eine Mutation im *BRAF*-Gen findet sich bei etwa 8–12 % aller kolorektalen Karzinome und ist mit einer deutlich ungünstigeren Prognose verbunden – das mediane Überleben liegt bei unter einem Jahr. Deshalb wird empfohlen, die Erstlinientherapie bei diesen Patient*innen möglichst intensiv und frühzeitig breit aufzustellen.

Wichtig zu wissen:

- Bei über 95 % aller BRAF-Mutationen handelt es sich um die V600E-Variante.
- BRAF ist ein zentrales Enzym im MAPK-Signalweg (RAS/RAF/MEK), der die Zellteilung steuert.
- Eine Mutation im *BRAF*-Gen führt zu einer dauerhaften Aktivierung des Signalwegs und damit zu unkontrollierter Zellvermehrung.

Therapeutische Optionen

Für Patient*innen mit BRAF-V600E-Mutation steht heute eine zielgerichtete Kombinationstherapie zur Verfügung: Encorafenib (BRAF-Inhibitor) + Cetuximab (EGFR-Antikörper). Diese chemotherapiefreie Doppelblockade ist zugelassen für Patient*innen, die bereits eine systemische Vortherapie erhalten haben.

Die prognostische Bedeutung der BRAF-Mutation hängt auch vom Mikrosatellitenstatus (MSI oder MSS) ab. Eine genauere Einordnung erfolgt durch molekulare Diagnostik und wird im Zusammenhang mit anderen Biomarkern weiter unten diskutiert.

HER-2

HER2 ist ein Eiweiß auf der Oberfläche von Zellen, das bei manchen Tumoren – auch beim Darmkrebs – in zu großer Menge vorkommt. Man spricht dann von einer HER2-Überexpression oder Genamplifikation. Das bedeutet: Die Krebszellen senden übermäßig viele Wachstumssignale aus, was das Tumorwachstum fördern kann.

In solchen Fällen kann HER2 gezielt behandelt werden. Erste Studien zeigen, dass die Kombination aus Trastuzumab und Lapatinib bei HER2-positivem, fortgeschrittenem Darmkrebs wirksam sein kann – auch wenn andere Therapien nicht mehr geholfen haben. Noch ist diese Behandlung nicht offiziell zugelassen, aber sie gilt als vielversprechender Ansatz für die Zukunft.

PIK3CA

Bei manchen Patient*innen mit Darmkrebs liegt eine Veränderung im sogenannten PI3K-Signalweg vor. Dieser reguliert das Zellwachstum. Wenn bestimmte Gene in diesem Signalweg mutiert sind – vor allem das *PIK3CA*-Gen –, können sich Zellen unkontrolliert teilen. Solche Mutationen kommen bei etwa 10–20 % der Betroffenen vor. Es wird vermutet, dass diese Tumoren schlechter auf bestimmte Therapien wie Anti-EGFR-Antikörper ansprechen. Interessanterweise zeigte eine große Studie, dass Patient*innen mit PIK3CA-Mutation länger lebten, wenn sie nach der Krebsdiagnose regelmäßig Aspirin einnahmen. Der PI3K-Signalweg gilt daher als wichtiges Ziel für künftige, individuell zugeschnittene Therapien.

POLE

Ein seltener Subtyp von Darmkrebs entsteht durch eine Mutation im sogenannten *POLE*-Gen. Diese Tumoren haben oft besonders viele Mutationen, was sie empfindlich für eine Immuntherapie mit sogenannten Checkpoint-Hemmern macht. Deshalb gelten POLE-mutierte Tumoren derzeit als eher günstig in ihrer Prognose.

Zukünftig wird ein neuer Ansatz an Bedeutung gewinnen: der Nachweis von zirkulierender Tumor-DNA (ctDNA) im Blut. Dabei werden winzige Bruchstücke der Tumor-DNA im Blut gemessen. Sie könnten helfen, das Rückfallrisiko besser einzuschätzen und die Therapie noch gezielter auf die jeweilige Patientin bzw. den jeweiligen Patienten abzustimmen.

Weitere Risikofaktoren für Darmkrebs

Neben genetischen Ursachen gibt es viele weitere Einflüsse, die das Risiko für Darmkrebs erhöhen können.

Vorstufen des Darmkrebses

Oft entwickeln sich Darmtumoren aus gutartigen Vorstufen, insbesondere kolorektalen Adenomen (auch Darmpolypen genannt). Das Risiko für deren Entstehung steigt vor allem ab dem mittleren Lebensalter.

Chronisch-entzündliche Darmerkrankungen

Bestimmte Erkrankungen wie Colitis ulcerosa und Morbus Crohn erhöhen ebenfalls das Darmkrebsrisiko, da sie zu anhaltenden Entzündungen im Darm führen.

Lebensstil und Ernährung

Ein ungesunder Lebensstil trägt maßgeblich zur Entstehung von Darmkrebs bei.

Wichtige Risikofaktoren sind u. a.:

- ballaststoffarme und fettreiche Ernährung
- hoher Konsum von rotem Fleisch und verarbeiteten Wurstwaren
- zu wenig Gemüse
- regelmäßiger Alkoholkonsum und Rauchen
- Bewegungsmangel und Übergewicht (Adipositas)
- Vitamin-D-Mangel
- Diabetes mellitus
- hohe Nitratbelastung

Genetische Faktoren

Die Genetik spielt bei Darmkrebs eine kleinere Rolle als bei einigen anderen Krebsarten, sollte bei familiärer Häufung jedoch nicht unterschätzt werden. Wenn Darmkrebs in der Familie vorkommt, steigt das Risiko, daran zu erkranken. In solchen Fällen kann eine gezielte genetische Abklärung helfen, gefährdete Personen frühzeitig zu erkennen und durch Vorsorge oder Therapie das Erkrankungsrisiko zu senken.

Auf einen Blick – Darmkrebs

Häufigkeit und Entstehung

- Kolorektale Karzinome sind eine der häufigsten Krebsarten.
- Entstehung meist über Jahre aus gutartigen Polypen (Adenom-Karzinom-Sequenz)
- Genetische Veränderungen spielen zentrale Rolle.

Familiäre Veranlagung

- Familiäre adenomatöse Polyposis (FAP):
  - Keimbahnmutation im APC-Gen
  - Hunderte bis Tausende Polypen, meist in jungem Alter

  Attenuierte FAP: weniger Polypen, aber gleiche Genveränderung
- Lynch-Syndrom (HNPCC):
  - Defekte in Mismatch-Reparaturgenen (z. B. MLH1, MSH2)
  - erhöhtes Risiko für Darm-, Endometrium- u. a. Karzinome

Sporadischer Darmkrebs und APC

- Auch ohne familiäre Vorbelastung ist das APC-Gen bei 70–80 % aller Tumoren verändert.
- führt zur Fehlregulation des Wnt-Signalwegs
- β-Catenin staut sich auf → fördert unkontrolliertes Zellwachstum.

Therapiestrategien

- chirurgische Entfernung (zentrale Maßnahme)
- Chemotherapie:
  - Basis: 5-FU + Folinsäure (5-FU/FA)
  - Kombis: FOLFOX (mit Oxaliplatin), FOLFIRI (mit Irinotecan)
- Strahlen-Chemo (bei Rektumkarzinom):
  - vor OP zur Tumorverkleinerung
  - neoadjuvant mit 5-FU

Pharmakogenetik und 5-FU

- vor Einsatz: Test auf DPYD-Polymorphismen
- Verlangsamter Abbau kann zu schweren Nebenwirkungen führen.

Zielgerichtete Therapien

- Therapiewahl zunehmend abhängig von Tumorgenetik
- wichtige Marker:
  - *RAS* (*KRAS*/*NRAS*): bei Mutation kein Anti-EGFR möglich
  - *BRAF*: Mutation = schlechtere Prognose
  - MSI-Status (Mikrosatelliteninstabilität): Immuntherapie möglich
  - *HER2*, *PIK3CA*, *POLE*: experimentelle oder gezielte Optionen

RAS-Mutationen

- etwa 50 % der Tumoren betroffen
- RAS-mutierte Tumoren: keine EGFR-Antikörper
- RAS-Wildtyp + linksseitiger Tumor → EGFR-Blockade möglich

HER2 bei Darmkrebs

- Überexpression bei manchen metastasierten Tumoren
- Kombination Trastuzumab + Lapatinib zeigt gute Wirkung (off-label)

Die Literaturstellen zu diesem Kapitel finden Sie in der Literaturliste unter den Nummern: 1048–1053.

Bronchialkarzinom (Lungenkrebs)

In Deutschland ist Lungenkrebs eine der häufigsten Krebsarten: Jährlich erkranken rund 35 000 Männer und 22 000 Frauen daran. In Ländern wie China ist Lungenkrebs sogar die häufigste Tumorerkrankung.

Lungenkrebs wird nach der internationalen TNM-Klassifikation in Stadien eingeteilt, je nachdem, wie groß der Tumor ist und ob er bereits Lymphknoten oder andere Organe befallen hat. Entscheidend für Prognose und Behandlung ist die genaue Art des Tumors:

nicht kleinzelliges Bronchialkarzinom (NSCLC, ca. 85 %)

- wird weiter unterteilt in Plattenepithelkarzinome und Adenokarzinome
- Heilungschancen sind hier meist besser.

kleinzelliges Bronchialkarzinom (SCLC, ca. 15 %)

- wächst sehr schnell und wird meist erst im fortgeschrittenen Stadium entdeckt
- daher deutlich schlechtere Prognose

Risikofaktoren für Lungenkrebs sind:

- Rauchen (wichtigster Faktor, auch Passivrauchen!)
- Kontakt mit krebserregenden Stoffen (z. B. Asbest, Quarzstaub)
- radioaktive Strahlung (z. B. Radon)
- Luftverschmutzung (Dieselabgase, Feinstaub)
- familiäre Vorbelastung (genetische Faktoren)
- chronische Lungenerkrankungen oder Infektionen
- ungesunde Ernährung, Alkohol, Bewegungsmangel

Besonders riskant ist das Rauchen: Bei Männern sind 90 % der Lungenkrebsfälle auf das Rauchen zurückzuführen, bei Frauen mindestens 60 %. Je mehr und je länger jemand raucht (gemessen in »Packungsjahren«), desto größer ist das Risiko. Auch E-Zigaretten sind nicht harmlos – ihr Dampf enthält neben Nikotin auch giftige Stoffe wie Formaldehyd.

Früherkennung rettet Leben

Wird Lungenkrebs früh entdeckt, kann er in vielen Fällen noch geheilt werden. Die Überlebensrate liegt dann bei etwa 80 %. Daher wird aktuell über ein Lungenkrebsscreening für starke Raucher nachgedacht; eine Einführung in Deutschland ist möglicherweise ab 2025 geplant.

Genetik des Bronchialkarzinoms

Nicht alle Menschen mit Lungenkrebs haben geraucht. Besonders beim sogenannten Adenokarzinom – einer Unterform des Lungenkrebses – spielen bei rund 10–15 % der Betroffenen genetische Ursachen eine Rolle. Das gilt vor allem für Nichtraucher*innen.

Zu den möglichen genetischen Risikofaktoren gehört eine familiäre Häufung: Wenn ein naher Verwandter an Lungenkrebs erkrankt ist, kann das eigene Risiko um etwa 50 % erhöht sein.

Ein weiterer Faktor ist das Li-Fraumeni-Syndrom. Dabei handelt es sich um eine erbliche Veränderung im Gen *TP53*, das normalerweise Tumorwachstum verhindert. Es erhöht auch das Risiko für andere Krebsarten. Betroffene Familien sollten regelmäßig Kontrolluntersuchungen (z. B. MRT) machen.

Die EGFR-Suszeptibilität, eine seltene angeborene Veränderung im *EGFR*-Gen, kann das

Risiko für Lungenkrebs ebenfalls erhöhen. Frühzeitige Vorsorge (ab dem 20. Lebensjahr alle zwei Jahre MRT) ist hier sinnvoll.

Ein weiterer Risikofaktor ist die familiäre Lungenfibrose, eine genetisch bedingte Lungenerkrankung, bei der das Gewebe vernarbt. In etwa 20% der Fälle liegt eine Veranlagung vor (z. B. SFTPA1/SFTPA2-Mutationen). Auch hier ist das Krebsrisiko erhöht.

Wann ist ein Gentest sinnvoll?

Bei einem fortgeschrittenen Lungenkrebs, vor allem beim sogenannten nicht kleinzelligen Lungenkarzinom (NSCLC), können Gentests helfen, gezielt wirksame Therapien auszuwählen.

Wichtige Gene mit klinisch relevanten Veränderungen, die häufig getestet werden:

- *EGFR*
- *ALK*
- *ROS1*
- *KRAS*
- *BRAF*
- *RET*
- *HER2*
- *MET* (inkl. Exon-14-Skipping)
- andere Marker: PD-L1 (für Immuntherapie relevant)

Diese Tests sind vor allem ab Stadium III wichtig. Meist erfolgt die Analyse mithilfe moderner Methoden wie Next Generation Sequencing (NGS) oder Liquid Biopsy (Bluttest statt Gewebeprobe).

Überblick über die Behandlung

Die Wahl der Therapie hängt in erster Linie vom Krankheitsstadium ab – also davon, wie groß der Tumor ist, ob Lymphknoten befallen sind oder bereits Metastasen vorliegen. In frühen Stadien (Stadium I und II) besteht häufig die Möglichkeit einer Heilung durch eine Operation, eventuell ergänzt durch Bestrahlung oder Chemotherapie. Auch bei lokal fortgeschrittenem Krebs (Stadium III) kann eine Heilung noch möglich sein, meist durch eine Kombination aus Chemo- und Strahlentherapie, teils gefolgt von einer Operation.

In den fortgeschrittenen Stadien (Stadium IV) verlagert sich der Fokus je nach Situation auf eine individuell abgestimmte Behandlung. Liegt nur eine einzelne Metastase vor, kann unter Umständen auch hier noch eine Heilung angestrebt werden. Bei weiter gestreuter Erkrankung steht hingegen die Lebensqualität im Vordergrund.

Gerade bei fortgeschrittenem nicht kleinzelligem Lungenkrebs spielt die Tumorgenetik eine entscheidende Rolle. Zielgerichtete Therapien, die bestimmte genetische Veränderungen im Tumor angreifen, sowie Immuntherapien eröffnen heute deutlich bessere Perspektiven als früher – oft mit weniger Nebenwirkungen und längerer Wirksamkeit. Voraussetzung dafür ist eine molekulargenetische Untersuchung des Tumors, die wichtige Hinweise für die individuell passende Behandlung liefert.

Personalisierte Therapien: die Rolle genetischer Veränderungen

Immer mehr Patient*innen mit Lungenkrebs profitieren heute von einer sogenannten personalisierten Therapie. Dabei wird gezielt gegen die genetischen Schwachstellen des Tumors vorgegangen.

Ein klassisches Beispiel ist die EGFR-Mutation, bei der das Zellwachstum dauerhaft »eingeschaltet« ist. Medikamente wie Osimertinib oder Afatinib blockieren gezielt diesen

Signalweg. Bei bestimmten Mutationen wie Exon-19-Deletionen oder L858R zeigen sie sehr gute Wirksamkeit. Kommt es im Verlauf zu einer Resistenz, kann mithilfe eines Bluttests nach der T790M-Mutation gesucht und die Behandlung angepasst werden.

Auch KRAS-Mutationen, die besonders häufig bei Raucher*innen auftreten, galten lange als kaum behandelbar. Inzwischen stehen erste Medikamente zur Verfügung, z. B. Sotorasib, das gezielt die G12C-Variante angreift. Leider wirkt es nur bei dieser Unterform – andere KRAS-Mutationen erfordern neue Strategien, an denen derzeit intensiv geforscht wird.

Ebenfalls gut behandelbar sind ALK-Translokationen, vor allem bei jungen Nichtraucher*innen. Medikamente wie Alectinib, Lorlatinib und andere blockieren gezielt das veränderte Genprodukt – oft mit sehr guter Wirkung. Allerdings können auch hier Resistenzen entstehen, sodass die Therapien regelmäßig angepasst werden müssen.

Seltener, aber therapeutisch ebenso bedeutsam sind Veränderungen in *ROS1*, *BRAF*, *RET*, *MET*, *NTRK* oder *HER2*. Auch für diese Mutationen gibt es inzwischen zugelassene Medikamente oder vielversprechende Studien.

Wenn keine Mutation gefunden wird

Auch ohne therapierelevante Mutation gibt es wirksame Optionen. Liegt eine hohe Expression des Immunmarkers PD-L1 vor (≥ 50 %), kann eine Immuntherapie mit einem sogenannten Checkpoint-Hemmer wie Pembrolizumab direkt zu Beginn eingesetzt werden. Bei niedrigeren Werten erfolgt in der Regel eine Chemotherapie, evtl. kombiniert mit einem Angiogenese-Hemmer (z. B. Bevacizumab).

Für Patient*innen mit Plattenepithelkarzinomen oder anderen Subtypen stehen ebenfalls Checkpoint-Inhibitoren wie Nivolumab oder Atezolizumab zur Verfügung – häufig in Kombination mit anderen Medikamenten.

Neue Therapien in Entwicklung

Die Forschung rund um Lungenkrebs schreitet schnell voran.

Zu den innovativen Ansätzen gehören:

- Antikörper-Wirkstoff-Konjugate: Diese kombinieren einen Antikörper mit einem Zellgift und bringen es direkt zur Tumorzelle. Beispiele: Datopotamab-Deruxtecan, Trastuzumab-Deruxtecan (HER2), Telisotuzumab Vedotin (c-MET).
- CAR-T-Zell-Therapie: Noch in der Entwicklung. Dabei werden körpereigene Immunzellen genetisch verändert und gegen den Tumor programmiert.
- mRNA-Impfstoffe: Es wird an einem therapeutischen Impfstoff (BNT116) gegen NSCLC gearbeitet, der ab 2026 verfügbar sein könnte.

Auf einen Blick – Bronchialkarzinoms

- Lungenkrebs zählt zu den häufigsten Tumoren in Deutschland. Hauptformen: nicht kleinzellig (NSCLC, ca. 85 %) und kleinzellig (SCLC, ca. 15 %).
- Rauchen ist der wichtigste Risikofaktor, gefolgt von Schadstoffen (Asbest, Radon), Luftverschmutzung und genetischer Veranlagung.
- Früherkennung erhöht die Heilungschancen erheblich. Ein Screeningprogramm für starke Raucher ist geplant.
- Genetische Ursachen spielen v. a. bei Nichtraucher*innen eine Rolle – z. B. fami-

liäre Häufung, TP53- oder EGFR-Veranlagung, genetische Lungenfibrose.
- Molekulargenetische Tests sind heute Standard bei NSCLC ab Stadium III und zeigen, ob eine zielgerichtete oder immunbasierte Therapie möglich ist.
- wichtige Gene: *EGFR*, *KRAS*, *ALK*, *ROS1*, *BRAF*, *RET*, *HER2*, *MET*; zusätzlich Immunmarker PD-L1.
- Zielgerichtete Therapien sind oft wirksamer und verträglicher als klassische Chemotherapie.
- Immuntherapie ist möglich, wenn keine Mutation vorliegt, aber PD-L1 hoch ist.
- Neue Ansätze wie mRNA-Impfstoffe oder CAR-T-Zell-Therapie befinden sich in der Entwicklung.

Die Literaturstellen zu diesem Kapitel finden Sie in der Literaturliste unter den Nummern: 1054–1074.

Malignes Melanom (schwarzer Hautkrebs)

Wenn von Hautkrebs die Rede ist, denken viele zuerst an das maligne Melanom, auch schwarzer Hautkrebs genannt. Dabei ist es eigentlich der seltenste, aber zugleich gefährlichste Typ. Weitaus häufiger tritt der sogenannte weiße Hautkrebs auf, also Basalzell- und Plattenepithelkarzinome. Diese wachsen meist langsam und metastasieren selten. Ganz anders das maligne Melanom: Es entwickelt sich aus den pigmentbildenden Zellen (Melanozyten) und kann früh streuen. Zwar macht es nur etwa 5 % der Hautkrebserkrankungen aus, doch seine Häufigkeit nimmt seit Jahren deutlich zu.

Das ist relevant, weil in Deutschland das Melanom mittlerweile auf Platz 5 der häufigsten bösartigen Tumoren steht. Etwa zwei Drittel der Fälle werden durch UV-Strahlung ausgelöst – vor allem, wenn die Haut nicht dauerhaft, sondern immer wieder plötzlich intensiver Sonne ausgesetzt wird, etwa im Urlaub. Die UV-Strahlung schädigt nicht nur die DNA, sondern schwächt auch das Immunsystem der Haut. Besonders betroffen sind hellhäutige Menschen mit vielen Muttermalen, Kinder und Jugendliche.
In Frühstadien bestehen sehr gute Heilungschancen. Deshalb ist Früherkennung entscheidend.

Risikofaktoren für ein malignes Melanom

Das Risiko für ein malignes Melanom wird durch mehrere Faktoren beeinflusst, sowohl genetische als auch äußere.

Zu den wichtigsten gehören:

- Hauttyp und Haarfarbe: Menschen mit heller Haut, blonden oder roten Haaren haben ein deutlich erhöhtes Risiko.
- Anzahl der Pigmentmale (Nävi): Je mehr, desto höher das Risiko – besonders bei atypischen oder großen Muttermalen.
- UV-Exposition: Intensive Sonnenbestrahlung, besonders im Kindesalter, sowie häufige Sonnenbrände gelten als zentrale Auslöser.
- Immunschwäche: Organtransplantierte oder HIV-Infizierte haben ein höheres Risiko.
- niedriger Vitamin-D-Spiegel: Studien zeigen Hinweise auf einen Zusammenhang mit einem erhöhten Risiko und einer schlechteren Prognose.
- familiäre Vorbelastung: Etwa 10 % der Erkrankten haben Angehörige ersten Grades mit Melanomdiagnose.

- genetische Veränderungen: Zahlreiche genetische Varianten, z. B. im *CDKN2A*- oder *BRAF*-Gen, können das Risiko zusätzlich erhöhen.

Familiäres Risiko: Wenn Hautkrebs in der Familie liegt

Bei rund 10% der Menschen mit einem malignen Melanom ist auch ein naher Verwandter betroffen – meist ein Elternteil oder Geschwisterteil. In solchen Fällen spricht man von familiären Melanomen. Besonders relevant ist dabei das Gen *CDKN2A*, das als wichtigster erblicher Risikofaktor gilt. Studien zeigen, dass etwa ein Drittel der Familien mit mehreren Erkrankungsfällen eine Mutation in diesem Gen aufweisen: *CDKN2A* reguliert das Zellwachstum. Ist es verändert, funktioniert diese Kontrolle nicht mehr zuverlässig: Tumorzellen können sich leichter unkontrolliert vermehren. Wer eine solche Mutation trägt, hat ein deutlich erhöhtes Risiko, an einem Melanom zu erkranken, und oft auch an Bauchspeicheldrüsenkrebs.

In Familien mit mehreren Melanomfällen kann ein Gentest helfen, das persönliche Risiko besser einzuschätzen und gemeinsam mit Fachärzt*innen über sinnvolle Vorsorge- und Schutzmaßnahmen zu entscheiden.

Selbstkontrolle

Regelmäßige Selbstkontrollen helfen, verdächtige Veränderungen früh zu erkennen.

Besonders wichtig ist die sogenannte ABCDE-Regel:

- Asymmetrie
- Begrenzung (unregelmäßig?)
- Color (mehrere Farbtöne?)
- Durchmesser (größer als 5 mm?)
- Erhabenheit oder Evolution (Veränderung?)

In Deutschland ist ab dem 35. Lebensjahr alle zwei Jahre ein kostenloses Hautkrebsscreening möglich, ein Angebot, das man unbedingt wahrnehmen sollte.

Was hilft bei der Diagnose?

Nicht immer ist ein Melanom leicht von einem harmlosen Pigmentfleck zu unterscheiden, auch nicht unter dem Mikroskop. In solchen Fällen kommen zusätzliche Verfahren wie immunhistochemische Methoden oder molekulargenetische Tests zum Einsatz. Bestimmte genetische Marker (z. B. *RREB1*, *MYB*, *CCND1*) können helfen, die Diagnose abzusichern.

Vitamin D hemmt Hautkrebswachstum

Studien zeigen, dass ein niedriger Vitamin-D-Spiegel mit einem erhöhten Risiko für Melanome und einer schlechteren Prognose in Verbindung stehen kann. Offenbar wirkt die durch UV-Strahlung angeregte körpereigene Vitamin-D-Bildung hemmend auf die Entstehung von Hautkrebs – zumindest im Reagenzglas konnte dieser Effekt auf Melanozyten und Keratinozyten nachgewiesen werden.

Auch genetische Unterschiede spielen eine Rolle: Bestimmte Varianten (SNPs) im Vitamin-D-Rezeptor (VDR) könnten das individuelle Risiko für Melanome oder den Verlauf der Erkrankung beeinflussen.

Genetische Veränderungen

Etwa 10% der Melanom-Patient*innen haben nahe Verwandte mit derselben Diagnose – ein Hinweis auf familiäre Risikofaktoren. In betroffenen Familien finden sich häufig Keimbahnmutationen im Gen *CDKN2A*, das als wichtiger Tumorsuppressor wirkt.

Darüber hinaus wurden in großen Studien zahlreiche genetische Varianten identifiziert, die das Melanomrisiko leicht erhöhen können.

Diese sogenannten SNPs (Einzelnukleotid-Polymorphismen) betreffen u. a. Gene, die an folgenden Prozessen beteiligt sind:

- Neurogenese: Entwicklung und Funktion von Nervenzellen (z. B. *MTAP*, *PLA2G6*, *ASIP*)
- Telomererhaltung: Schutz der Chromosomenenden, wichtig für Zellalterung (z. B. *OBFC1*, *PARP1*, *FTO*)
- Pigmentierung: Bestimmung von Haut- und Haarfarbe sowie UV-Empfindlichkeit (z. B. *MC1R*, *OCA2*, *TYR*, *SLC45A2*)

Solche genetischen Risikoprofile lassen sich heute mithilfe polygenetischer Risikoscores erfassen. Diese befinden sich jedoch noch in der Entwicklung; eine Anwendung in der ärztlichen Routine ist bislang nicht empfohlen.

Frühe und späte Mutationen in der Melanomentstehung

Die meisten Melanome entstehen nicht plötzlich, sondern entwickeln sich schrittweise durch Anhäufung somatischer Mutationen, die im Lauf des Lebens in einzelnen Hautzellen auftreten. Diese Mutationen entstehen vor allem durch UV-Strahlung.

Frühstadien (z. B. dysplastische Nävi) zeigen oft BRAF-V600E-Mutationen, eine typische Veränderung bei jungen Patient*innen mit heller Haut. In intermediären Läsionen finden sich häufiger NRAS-Mutationen sowie zusätzliche Treibermutationen.

Mit zunehmendem Alter steigt die Gesamtzahl der Mutationen – besonders in Genen wie *BRAF*, *PIK3CA*, *HRAS* und *FGFR3*. Bei fortgeschrittenen Melanomen treten vermehrt TERT-Promotor-Mutationen, TP53- und PTEN-Veränderungen sowie eine Inaktivierung von *CDKN2A* auf. Wichtig ist aber, dass nicht alle Melanome dieselben Mutationen tragen. Je nach Lokalisation und UV-Belastung unterscheiden sich die genetischen Muster.

Genetische Veränderungen beim Melanom – was bedeutet das für mich?

Beim malignen Melanom gibt es verschiedene genetische Veränderungen, die den Krankheitsverlauf und die Behandlung beeinflussen können. Die häufigste ist die sogenannte BRAF-Mutation. Sie tritt vor allem bei Menschen auf, die sich nur gelegentlich intensiver Sonnenstrahlung aussetzen, etwa im Urlaub. Für diese Mutation gibt es heute gut wirksame Medikamente.

Andere genetische Veränderungen (z. B. in den Genen *NRAS*, *NF1*, *C-KIT*) kommen bei speziellen Unterformen wie Schleimhautmelanomen oder chronisch geschädigter Haut vor. Auch Tumoren ohne erkennbare Mutation (sogenannte Triple-Wildtyp-Melanome) sind möglich.

Eine genetische Analyse des Tumors hilft, die passende Therapie zu finden, besonders in fortgeschrittenen Stadien. Nicht alle Veränderungen sind behandelbar, aber bei bestimmten Mutationen stehen heute gezielte Medikamente zur Verfügung.

Therapie

Die Behandlung des malignen Melanoms richtet sich nach dem Tumorstadium, das über die TNM- bzw. UICC-Klassifikation bestimmt wird. Melanome, die früh erkannt werden, sind in etwa zwei Dritteln der Fälle heilbar. Bei Fernmetastasen (Stadium IV) liegt die 5-Jahres-Überlebensrate bei etwa 55 %.

Um das Stadium genau zu bestimmen, wird häufig eine Sentinel-Lymphknoten-Biopsie durchgeführt – dabei wird der erste Lymphknoten entfernt, in den sich Tumorzellen ausbreiten könnten. Inzwischen gibt es molekulare Tests wie den Merlin-Test, die eine Aussage über die Metastasierungswahrscheinlichkeit auch ohne chirurgischen Eingriff ermöglichen.

In den frühen Stadien (Stadium I und II) kann eine Operation mit ausreichendem Sicherheitsabstand oft zur Heilung führen. Bei Risikomelanomen oder bei Tumoren mit Lymphknotenbefall (Stadium III) schließt sich eine adjuvante Therapie an, um das Rückfallrisiko zu senken.

Adjuvante Therapien beim Melanom

Nach der operativen Entfernung eines Melanoms kann je nach Stadium eine zusätzliche (adjuvante) Behandlung notwendig sein, um das Rückfallrisiko zu senken.

In Stadium II kann eine unterstützende Immuntherapie erfolgen, entweder durch eine unspezifische Immunstimulation mit Interferon oder mit sogenannten PD-1-Inhibitoren, die gezielt das Immunsystem gegen verbliebene Tumorzellen aktivieren.

In Stadium III kommen in der Regel Checkpoint-Inhibitoren zum Einsatz – also Medikamente, die gezielt Bremsen des Immunsystems lösen. Liegt eine BRAF-Mutation vor, kann zusätzlich eine gezielte Kombinationstherapie mit BRAF- und MEK-Hemmern erwogen werden.

In Stadium IV, wenn der Tumor vollständig entfernt (reseziert) werden konnte, erfolgt die Nachbehandlung ebenfalls mit Checkpoint-Inhibitoren. Bei bestimmten genetischen Veränderungen – vor allem BRAF-Mutationen – ist auch eine zielgerichtete Therapie möglich.

Genetisch basierte Therapien

Ein zentraler Fortschritt in der Melanomtherapie ist die Nutzung genetischer Informationen für eine individuell angepasste Behandlung. Viele moderne Therapien setzen gezielt an mutierten Signalwegen an, die das Tumorwachstum fördern.

Zielgerichtete Inhibitoren bei BRAF-/MEK-Mutationen

Bei etwa 40–60 % der die Haut betreffenden Melanome liegt eine *BRAF*-Mutation (v. a. V600E) vor. In diesen Fällen können sogenannte *BRAF*-Inhibitoren (z. B. Dabrafenib, Vemurafenib) eingesetzt werden, meist kombiniert mit *MEK*-Inhibitoren wie Trametinib, um Resistenzen zu vermeiden und die Wirksamkeit zu erhöhen. Diese Kombinationen greifen gezielt in den überaktiven MAPK/ERK-Signalweg ein.

Immuntherapie mit Checkpoint-Inhibitoren

Melanomzellen können das Immunsystem durch sogenannte Immun-Checkpoints wie PD-1 und CTLA-4 blockieren. Medikamente wie Nivolumab, Pembrolizumab oder Ipilimumab setzen hier an, heben diese Blockaden auf und reaktivieren die körpereigene Tumorabwehr. In Stadium IV kann so bei etwa 40 % der Patient*innen ein dauerhaftes Ansprechen erzielt werden.

mRNA-Impfstoffe: personalisierte Immunantwort

Ein innovativer Ansatz basiert auf individuell entwickelten mRNA-Vakzinen, die genau auf die genetischen Merkmale des Tumors abgestimmt sind. Erste Studien zeigen: In Kombination mit Checkpoint-Inhibitoren wie Cemiplimab kann ein mRNA-Impfstoff bei metastasiertem Melanom wirksam sein – insbesondere, wenn andere Therapien versagen. Die mRNA vermittelt dem Immunsystem gezielt, welche Tumorantigene es bekämpfen soll.

Adoptive T-Zell-Therapie (TILs, CAR-T-Zellen)
Dabei werden körpereigene tumorspezifische Abwehrzellen außerhalb des Körpers aktiviert und vermehrt – etwa tumorinfiltrierende Lymphozyten (TILs) oder genetisch veränderte CAR-T-Zellen. Diese Zellen werden anschließend zurückgegeben und greifen gezielt die Tumorzellen an. Auch natürliche Killerzellen werden hier erprobt. Erste Verfahren sind in den USA bereits zugelassen.

KIT-Mutationen und Tyrosinkinasehemmer
Bei seltenen Melanom-Subtypen (z. B. Schleimhautmelanom) mit KIT-Mutationen können Tyrosinkinasehemmer wie Imatinib, Dasatinib oder Sunitinib eine Therapieoption sein, auch wenn sie in Deutschland noch nicht regulär zugelassen sind.

TVEC-Injektion
Eine neue Methode ist die Injektion eines gentechnisch veränderten Herpes-Virus (TVEC) direkt in den Tumor, also eine lokale Immuntherapie. Es zerstört Tumorzellen lokal oder regt das Immunsystem zur gezielten Bekämpfung an.

Auf einen Blick – schwarzer Hautkrebs

- Das maligne Melanom ist die gefährlichste, aber nicht die häufigste Form von Hautkrebs. Es entsteht aus pigmentbildenden Zellen (Melanozyten) und kann früh streuen.
- Die Zahl der Neuerkrankungen nimmt zu – besonders bei hellhäutigen Menschen, die sich intensiver Sonnenstrahlung aussetzen. Häufig betroffen sind Urlaubsregionen und Körperstellen, die nicht dauerhaft der Sonne ausgesetzt sind.
- Wichtige Risikofaktoren: heller Hauttyp, viele oder atypische Muttermale, Sonnenbrände (v. a. in der Kindheit), Immunschwäche, familiäre Vorbelastung, genetische Veränderungen.
- In etwa 10 % der Fälle besteht ein familiäres Risiko. Mutationen im *CDKN2A*-Gen gelten als wichtigster erblicher Faktor.
- Eine regelmäßige Selbstkontrolle nach der ABCDE-Regel sowie das Hautkrebs-screening ab 35 Jahren sind wichtige Maßnahmen zur Früherkennung.
- Niedrige Vitamin-D-Spiegel stehen mit einem schlechteren Verlauf in Zusammenhang. Auch genetische Varianten im Vitamin-D-Rezeptor (VDR) könnten das Risiko beeinflussen.
- Melanome entstehen meist durch eine schrittweise Anhäufung somatischer Mutationen – ausgelöst vor allem durch UV-Strahlung. Häufige frühe Mutationen: *BRAF*, *NRAS*, *NF1*; später: *TERT*, *TP53*, *CDKN2A*.
- Eine genetische Analyse des Tumors liefert wichtige Hinweise für die Therapie – vor allem bei fortgeschrittenem oder metastasiertem Melanom.
- Therapie je nach Stadium: frühe Stadien oft heilbar durch Operation; in späteren Stadien kommen Immun- oder zielgerichtete Therapien zum Einsatz.
- Adjuvante Therapien (nach OP) senken das Rückfallrisiko – z. B. mit Checkpoint-Inhi-

bitoren oder gezielten Medikamenten bei BRAF-Mutation.
- Moderne Therapien nutzen genetisches Wissen:
  - BRAF-/MEK-Hemmer blockieren gezielt mutierte Signalwege.
  - Immuntherapien (z. B. Nivolumab, Pembrolizumab) aktivieren die körpereigene Abwehr.
  - mRNA-Impfstoffe und adoptive T-Zell-Therapien eröffnen neue Wege in der Behandlung.
  - KIT-Inhibitoren und TVEC-Injektionen ergänzen das Therapiespektrum bei besonderen Subtypen.

Die Literaturstellen zu diesem Kapitel finden Sie in der Literaturliste unter den Nummern: 1074–1111.

Aktive Gesundheitsvorsorge: Wie Sie Ihr Krebsrisiko wirksam senken können

Ich habe es schon mehrfach in diesem Buch erwähnt: Auch wenn die genetische Veranlagung eine Rolle spielt, ist niemand den eigenen Genen schicksalhaft ausgeliefert. Es gibt zahlreiche evidenzbasierte Maßnahmen, mit denen Sie aktiv dazu beitragen können, das eigene Krebsrisiko zu senken.

Ernährung und Mikronährstoffe

Eine überwiegend pflanzenbasierte Ernährung mit viel Gemüse, Obst, Hülsenfrüchten, Nüssen und Vollkornprodukten senkt das Risiko für verschiedene Krebsarten deutlich. Wichtig ist, möglichst bunt und abwechslungsreich zu essen, um ein breites Spektrum schützender Mikronährstoffe zu erhalten. Rotes und verarbeitetes Fleisch, Zucker, übermäßig Fett und Salz sowie stark verarbeitete Produkte sollten Sie meiden.

Ein gesicherter Schutz durch Vitamine oder Mineralstoffe über allgemeine Nahrungsergänzungsmittel ist laut aktuellen Studien nicht belegt und kann bei Überdosierung schaden. Dennoch ist eine ausgewogene Versorgung mit bestimmten Mikronährstoffen – insbesondere bei vorhandenen Mängeln – wichtig. Vitamin D, Jod, Selen oder Eisen sollten bei nachgewiesenem Mangel gezielt ergänzt werden.

Ein besonders interessantes Forschungsfeld bildet aktuell Spermidin, ein natürlicher Stoff, der in Lebensmitteln wie Vollkornprodukten, Pilzen, Soja und gereiftem Käse vorkommt. Spermidin fördert die sogenannte Autophagie, einen wichtigen zellulären Reinigungs- und Reparaturmechanismus. Durch die Unterstützung dieser Prozesse kann Spermidin dazu beitragen, die Zellgesundheit zu erhalten und möglicherweise alters- und krebsbedingte Veränderungen zu verzögern. Daher wird Spermidin intensiv auf sein Potenzial in der Krebsprävention hin untersucht und gilt als vielversprechender natürlicher Baustein einer gesunden Lebensweise.

Daneben wirken zahlreiche Pflanzenstoffe aus einer gesunden Kost antioxidativ, entzündungshemmend und zellschützend. Besonders Polyphenole, die beispielsweise in Olivenöl, grünem Tee, Trauben, Beeren und einigen Gewürzen vorkommen, können Mutationen und chronische Entzündungen reduzieren – wichtige Faktoren bei der Krebsentstehung.

Es werden außerdem weitere Substanzen mit Potenzial zur Krebsprävention untersucht:

- Nicotinamid-Adenin-Dinukleotid (NAD+), das wichtig für Zellenergie und Reparatur ist
- Senolytika, natürliche Wirkstoffe, die gezielt gealterte, schädliche (seneszente) Zellen eliminieren. Bekannte natürliche Senolytika sind die Flavonoide Fisetin (in Erdbeeren, Äpfeln), Quercetin (in Zwiebeln, Beeren), Curcumin (aus Kurkuma), Resveratrol (in Trauben, Beeren) und Luteolin (in Sellerie, Petersilie). Diese unterstützen die Entfernung von »Zombie-Zellen«, die chronische Entzündungen fördern und Zellalterung begünstigen. Senolytika entfernen in präklinischen Modellen seneszente Zellen; erste klinische Studien liefern bereits Hinweise auf einen möglichen Nutzen beim Menschen, eine umfassende Evidenz fehlt jedoch noch.

Lebensstil, Bewegung und Entspannung

Regelmäßige körperliche Aktivität zählt zu den wichtigsten Faktoren, um das Krebsrisiko zu senken. Bewegung unterstützt nicht nur die Gewichtskontrolle, sondern beeinflusst auch den Stoffwechsel, die Hormonproduktion und das Immunsystem positiv. Durch das Trainieren der Muskeln werden entzündungsfördernde Prozesse im Körper reduziert und die Fähigkeit des Körpers, schädliche Zellveränderungen zu bekämpfen, gestärkt. Außerdem hilft körperliche Aktivität, Insulinspiegel und andere Stoffwechselparameter im gesunden Bereich zu halten, was das Risiko für verschiedene Krebsarten deutlich senkt.

Im Gegensatz dazu erhöhen Übergewicht und Fettleibigkeit das Risiko für viele Tumorarten, darunter Darm-, Brust- und Gebärmutterkrebs. Bewegungsmangel führt zu einer Verschlechterung dieser Risikofaktoren und begünstigt zusätzlich chronische Entzündungen, die als ein Grundpfeiler der Krebsentstehung gelten. Auch das Rauchen zählt zu den wichtigsten vermeidbaren Ursachen für Krebs und beeinträchtigt die Immunabwehr massiv. Ein hoher Alkoholkonsum steigert ebenfalls das Risiko, insbesondere für Leber-, Mund- und Speiseröhrenkrebs. Schlafmangel und ein gestörter Schlaf-wach-Rhythmus belasten den Körper und das Immunsystem und sind zunehmend mit einem erhöhten Krebsrisiko in Verbindung gebracht worden.

Zur Unterstützung der körperlichen Gesundheit spielen auch psychische Faktoren eine wesentliche Rolle. Achtsamkeits- und Mind-Body-Techniken wie Meditation, Yoga, Tai Chi oder Qigong helfen, Stress abzubauen, und fördern das emotionale Gleichgewicht. Chronischer Stress wirkt sich negativ auf das Immunsystem aus und kann Entzündungsprozesse verstärken, was die Anfälligkeit für Krankheiten einschließlich Krebs erhöht. Regelmäßige Entspannungsübungen verbessern nicht nur das Wohlbefinden, sondern fördern nachweislich die Regeneration und das Zusammenspiel verschiedener Körpersysteme.

Auch ausreichend erholsamer Schlaf ist ein wichtiger Baustein für Gesundheit und Krebsprävention. Während des Schlafes finden wichtige Reparatur- und Wachstumsvorgänge statt, die der Körper sonst nicht leisten kann. Gute Schlafgewohnheiten unterstützen die Hormonbalance und die Funktion des Immunsystems und helfen, das Risiko für Krebserkrankungen zu minimieren.

Nicht zuletzt sind soziale Kontakte und ein stabiles soziales Netzwerk wichtige Faktoren für ein gesundes und langes Leben. Positive Beziehungen wirken sich stressreduzierend aus, fördern mentale Gesundheit und stärken die körperlichen Abwehrkräfte.

Insgesamt zeigt sich, dass eine ganzheitliche Lebensweise, die körperliche Aktivität, Entspannung, gesunden Schlaf und soziale Verbundenheit umfasst, entscheidend dazu beiträgt, das Krebsrisiko nachhaltig zu senken und die Lebensqualität zu verbessern.

Weitere wichtige Punkte

Sonnenschutz schützt wirksam vor Hautkrebs, indem er die Haut vor schädlicher UV-Strahlung bewahrt. Schon regelmäßiges Auftragen von Sonnencreme, das Meiden von Mittagssonne und das Tragen schützender Kleidung können wesentlich dazu beitragen, Hautkrebserkrankungen zu verhindern. Denken Sie aber auch daran, dass Sonne essenziell für die Bildung von Vitamin D ist! Ein gesunder Mittelweg ist hier die beste Lösung.

Stillen kann das Brustkrebsrisiko für die Mutter senken. Gerade längeres und exklusives Stillen entfaltet laut Studien einen kleinen, aber messbaren Schutzeffekt und trägt zu einer insgesamt gesünderen Entwicklung bei, für Mutter und Kind.

Vorsorgeuntersuchungen helfen, Krebs frühzeitig zu erkennen, oft schon, bevor Beschwerden auftreten. Die Teilnahme an empfohlenen Screening-Angeboten wie z. B. Haut-, Brust- oder Darmkrebsvorsorge verbessert die Chance auf Frühbehandlung und Heilung deutlich.

Epigenetik – Lebensstil beeinflusst die Genaktivität

Ein faszinierender Erkenntnisfortschritt der letzten Jahre betrifft die sogenannte Epigenetik: Unsere Gene bestimmen zwar die Anlage, doch Umweltfaktoren wie Ernährung, Bewegung, Stress und sogar soziale Erfahrungen können chemische Markierungen (epigenetische Modifikationen) auf der DNA verursachen. Diese Schalter entscheiden, welche Gene in unseren Zellen aktiv sind und welche nicht, und das ganz, ohne die Grundstruktur des Erbguts zu verändern.

Gerade bei Krebs spielen solche epigenetischen Veränderungen eine zentrale Rolle: Bei zahlreichen Tumorarten werden schützende Gene durch ungünstige Markierungen abgeschaltet, die das Zellwachstum bremsen oder »Reparaturarbeiten« auslösen würden. Ein ungünstiger Lebensstil (Rauchen, falsche Ernährung, Stress) kann dieses fehlerhafte Abschalten begünstigen, während gesundheitsfördernde Verhaltensweisen helfen, die Genaktivität zugunsten von Schutz und Reparatur zu steuern. Besonders positiv ist dabei, dass viele epigenetische Veränderungen im Gegensatz zu genetischen Defekten reversibel sind. Mit einer gesunden Lebensführung können wir also direkt Einfluss darauf nehmen, welche »Programme« unsere Zellen fahren – und damit das Krebsrisiko entscheidend mitsteuern.

Ein aktiver Lebensstil, ausreichend Bewegung, bewusste Entspannung, guter Schlaf, erfüllende Beziehungen – und das Wissen um die gestaltbare Kraft der Epigenetik – können das Krebsrisiko erheblich verringern und die eigene Gesundheit nachhaltig stärken.

Die Literaturstellen zu diesem Kapitel finden Sie in der Literaturliste unter den Nummern: 1112-1122.

Danksagung

Meinen Kolleginnen Dr. rer. nat. Marina Wierz, M.Sc., Dr. Sci. Med. Sanja Cirovic sowie Annika Moske, M.Sc. danke ich herzlich für die kritische Durchsicht verschiedener Kapitel. Ebenso danke ich Dr. rer. nat. Norbert Arens, Prof. Dr. med. Mark Bert Kriegsmann (Zentrum für Histologie, Zytologie und Molekularpathologie, Wiesbaden) sowie Prof. Dr. med. Torsten Hansen (MVZ für Histologie, Zytologie und Molekulare Diagnostik, Trier) für ihre wertvollen Anmerkungen, insbesondere zur Tumorgenetik.

Mein besonderer Dank gilt Frau Prof. Dr. med. Daniela Steinberger (Diagnostikum, Zentrum für Humangenetik, Frankfurt am Main) für die sorgfältige Durchsicht des Kapitels zur Pharmakogenetik. Dankbar bin ich Dr. med. univ. Stella Maren Kriegsmann, Trier, für die kritische Diskussion.

Der Präventionsmedizinerin Dr. med. Kira Kubenz, M.Sc., IhreGene, Hamburg, danke ich für die kritische Diskussion vieler Themen, die in diesem Buch aufgegriffen werden. Ich danke Frau Prof. Dr. med. Katharina Kriegsmann (Laborartztpraxis Rhein-Main MVZ, Frankfurt am Main) für die Diskussion laborchemischer Parameter.

Mein ganz besonderer Dank gilt meiner Lektorin Frau Inez Ulrich, die mit außergewöhnlichem Fleiß, großem Einfühlungsvermögen und sprachlicher Präzision das Manuskript von einem wissenschaftlichen Text zu einer gut lesbaren, dabei inhaltlich unveränderten Fassung gemacht hat.

Abschließend möchte ich meiner Familie von Herzen danken – für ihre Geduld, ihr Verständnis und ihre Unterstützung während der intensiven Arbeit an diesem Buch. Ohne ihre Rücksicht und Ermutigung wäre dieses Werk in dieser Form nicht möglich gewesen.

Mini-Glossar Genetik – die wichtigsten Begriffe auf einen Blick

Allele
verschiedene Varianten eines Gens an gleicher Stelle (Locus) auf dem Chromosom

Aminosäure
Grundbaustein von Proteinen

Basen
Bausteine der DNA: Adenin (A), Thymin (T), Guanin (G), Cytosin (C)

Chromosomen
strukturierte Einheiten aus DNA und Eiweiß, die das Erbmaterial enthalten

Chromosomensatz
Gesamtheit aller Chromosomen einer Zelle (z. B. 46 beim Menschen)

Code
Abfolge von Basentripletts (Codons), die die Bauanleitung für Proteine darstellt [die Abfolge]

codierend/nicht codierend
codierend: beeinflusst Proteinbildung; nicht codierend: regulativ oder ohne Funktion

Codon
Basentriplett, das für eine bestimmte Aminosäure steht

Deletion, Insertion, Duplikation, Inversion
Verlust, Einschub, Verdopplung oder Umkehr eines DNA-Abschnitts

diploid/haploid –
diploid = doppelter Chromosomensatz (Körperzellen), haploid = einfacher (Keimzellen)

DNA
Desoxyribonukleinsäure, Trägerin der genetischen Information

dominant/rezessiv
beschreibt, ob ein Allel sich im Phänotyp durchsetzt oder nur bei doppelter Ausprägung sichtbar wird

Epigenetik
Veränderungen der Genaktivität ohne Veränderung der DNA-Sequenz

Exon/Intron
Exon: codierender Abschnitt eines Gens; Intron: nicht codierender Abschnitt

Frameshift-Mutation
Verschiebung des Leserasters durch Insertion oder Deletion

Gen
Abschnitt der DNA, der für eine bestimmte biologische Funktion (meist ein Protein) codiert

Genommutation, Chromosomenmutation, Genmutation
Mutation betrifft gesamtes Genom, ein Chromosom oder ein einzelnes Gen

Genotyp
genetische Ausstattung eines Organismus (sichtbar oder verborgen)

GWAS (genome-wide association studies)
Studien zur Verbindung genetischer Varianten mit Krankheiten

Haplotyp
Kombination bestimmter Allele, die gemeinsam vererbt werden

Histon
Eiweiß, um das die DNA gewickelt ist – beeinflusst die Genaktivität

homozygot/heterozygot
zwei gleiche (homozygot) oder zwei verschiedene (heterozygot) Allele eines Gens

Keimbahn- und somatische Mutationen
Keimbahn: vererbbar; somatisch: nicht vererbbar, nur im Körpergewebe

Methylierung
epigenetische Markierung, die Gene an- oder abschalten kann

microRNA
kleine RNA-Moleküle, die die Genexpression regulieren

mRNA
Boten-RNA, die genetische Information aus dem Zellkern zu den Ribosomen bringt

Mutationen
dauerhafte Veränderungen im Erbgut

Phänotyp
äußere Erscheinung oder messbare Merkmale, die durch Gene und Umwelt entstehen

Polygener Risiko-Score (PRS)
Zusammenführung mehrerer genetischer Varianten zu einem Wert, der das individuelle Risiko für eine Erkrankung oder ein Merkmal quantifiziert

Polymorphismus
natürlich vorkommende genetische Variante, die bei mehr als 1% der Bevölkerung auftritt

Punktmutation
Veränderung eines einzelnen Basenpaares

Ribosom
Zellorganell, an dem Proteine gebildet werden

rs-Nummern
Referenznummern zur eindeutigen Bezeichnung einzelner SNPs

SNPs (single nucleotide polymorphisms)
häufige Punktmutationen in der Bevölkerung

SNV (single nucleotide variant)
allgemeiner Begriff für jede Einzelbasenveränderung

still/wirksam (SNPs)
still: verändert Aminosäure nicht; wirksam: führt zu veränderten Proteinen

Transferasen
Enzyme, die Molekülgruppen zwischen Stoffen übertragen (z. B. im Vitamin-D- oder Arzneistoffwechsel)

Transkription
Umschreiben der DNA-Information in mRNA

Translation
Übersetzen der mRNA in eine Aminosäurekette (Protein)

Triplett-Code
drei Basen bilden ein Codon, das für eine Aminosäure codiert

Varianten
Überbegriff für Mutationen

Stichwortverzeichnis

Symbole

+1245C/A 126
−1663IndelA 126
1,25-OH_2 Vitamin D3 35
1,25-OH_2-Vitamin D_3 34
1α-Hydroxylase 34, 35
5-Fluorouracil (5-FU) 183, 214
5-FU 183, 184
5-FU/FA-Schema 214
5-FU-Therapie 214
5-MTHF 58, 59
24-Hydroxylase 34
25-Hydroxylase 35
25-OH-D 33, 34, 35, 38, 41
593C›T 122
1691G›A 202
1997A/C 126
−13910*T 81
α-Actinin-3 122, 123
α-Liponsäure 142
β3-Integrin 203
β-Blocker 169, 173
Δ4-E4 82

A

A1298C 59
A149P 82
A174D 82
Abbau
– kognitiver 69, 200
ABCG2 191
Abirateron 210
A Body Shape Index 102
ABSI 102
Abwehrkräfte 67
Acetaldehyd 85, 87, 89
Acetat 80
Acetylcholin 94
Acetylcholinesterase 199
Acetylcholinrezeptoren 134
Acetylcystein 84
Acetylierer 143, 187, 188
Acetylierer-Genotyp 187
Acetylierer-Typen 186
Acetylierung 138
Achtsamkeit 151, 200, 227
ACTN3 122, 126
A (Cys370) 87
Adenin 21, 41
Adenokarzinom 218
Adenom-Karzinom-Sequenz 213
Adenosin 94
Adenosin-A2A-Rezeptor 98
Adenosylcobalamin 50
Aderlässe 75, 77
ADH 86
ADH1 86
ADH1B*1 90
ADH1B*2 87, 89, 90
ADH1B*3 87
ADH1C*1 87
ADH2 86
ADH4 88
ADH7 85, 88
ADHS 146
Adipokine 108
Adiponektin 108, 109
ADIPOQ 108
Adipositas 92, 101, 104, 216
– Folgeerkrankungen 102
– Ursachen 102
ADORA2A 98
ADRA2A 120
ADRA2A2 120
ADRB2 120
Adrenalin 61, 120, 146, 173
Adriamyzin 143
aerobe Schwelle 117
Afatinib 219
Aflatoxin B1 135
AgRP-Neuronen 105
AKT-Fehlregulation 208
AKT-Hemmer 210
Aktin 41, 122
Aktivität
– geistige 198
– kognitive 200
– körperliche 66, 227
Akute-Phase-Protein 75
akutes Koronarsyndrom 96
Ala16Val 145
Alaktasie 79
Albumin 34
Aldehyddehydrogenase 86, 89
ALDH 86
ALDH2 86, 89
ALDH2*2 87, 89
Aldolase B 82
Alectinib 220
ALK 219
Alkohol 31, 82, 84, 89, 91, 92, 93, 218
– Verstoffwechslung 85
Alkoholabbau 89
Alkoholabhängigkeit 84, 86, 89, 90, 91
– Vererbbarkeit 84
Alkoholdehydrogenase 86, 90
Alkoholhydrogenase 85
Alkoholkonsum 149, 216, 227
– hoher 85, 92
– regelmäßiger 87, 90
Alkoholsucht 92
Alkoholsyndrom
– fetales 88
Allel 21, 48
Alpha-Liponsäure 145
Alprenolol 84
Alterungsprozesse 121
A (Lys50) 87
Alzheimer 150, 194, 195, 196
– Prävention 198
Alzheimer-Krankheit 67, 95, 100, 145, 199, 201
– familiäre 195
– Prävention 201
– Risiko 197, 198
– sporadische 195
– Verlauf 199
Ambroxol 84
Amenorrhoe 75
Amifampridin 186
Amilorid 84
Aminophyllin 84
Aminosäure 26, 43
Amitriptylin 84, 177
AMN 54

Amonafid 188
Amyloid-Vorläuferprotein 198
Amyloid-β 195
Amyloid-β-Ablagerungen 198
Amyotrophe Lateralsklerose (ALS) 145
anaerobe Schwelle 117
Analysen
- genetische 12
Anämie 52, 56
Androgendeprivation 210
Androgene 147
Androgenrezeptor-Hemmer 210
Angina pectoris 96
Angiogenese-Hemmer 220
Angst 95
Angststörungen 146
ANKRD26 103
Antibiotika 160
Antidepressiva 62, 157, 159, 160, 169, 171, 173, 176, 177
- Einfluss von Genen 169
- nicht medikamentöse Alternativen 171
- trizyklische 170
Anti-EGFR-Antikörper 216
Antiemetika 169
Antihistaminika 82
Antikörper 78
- monoklonale 70, 197
Antikörpertherapie 208
Antikörper-Wirkstoff-Konjugate 208, 220
Antikrebsmedikamente 182
Antimykotika 160, 182
Antimykotikum 178
Antioxidans 65
- Regeneration 65
Antioxidantien 88, 121, 198
Antipsychotika 169
Antirheumatika
- nicht steroidale 178, 180
AOC1 83
Apa I 46, 48
APC 212
Äpfel 227
APOB 189
APOC1 196, 197
APOE 100, 101, 191, 195, 196, 197
- Testung 201
APOE2 100, 101, 196
APOE3 100, 101, 196
APOE3/3 198
APOE3/E3 100
APOE4 69, 100, 101, 196, 197, 198, 199
APOE4/4 197, 200
APP 195, 198
Appetitsteuerung 106
Arg16Gly 121
Aromatasehemmer 207
Arteriosklerose 109
arteriovenöse Sauerstoffdifferenz 115
Arthritis 187
- rheumatoide 187
Arzneimittel
- Abbau 133
Arzneimittelresistenz 142
Arzneimittelstoffwechsel 129
Asbest 218
Ascorbat-Ionen 68
Ascorbinsäure 68, 70
ASIP 223
Asp490Glu 125
Aspirin 193, 194, 204
Asthma 82
Asthma bronchiale 144
Atazanavir 177
Atezolizumab 220
Atherosklerose 188
ATM 210
Atmungskette 86
Atorvastatin 190
Aufnahmestörung 52
Aufsättigungsdosis 40
Ausdauerleistung 123
Ausdauerleistungsfähigkeit 115
Ausdauersportler 119
Ausdauertraining 121, 190, 200
Autoimmunerkrankungen 32, 37, 46, 78, 144, 147
Autophagie 226
autosomal-rezessiv 41

B

Ballaststoffe 190
Basen 21, 23
Bauchschmerzen 80, 82
Bauchspeicheldrüsenkrebs 183
Bauplan 25
BCHE 196, 199
BCHE-K 199
BDKRB2 119
BDNF 150, 196, 199
- Beeinflussung durch Lebensstil 200
- Steigerung 151
Beeren 226, 227
Belastbarkeit
- körperliche 120
Belohnungsverarbeitung 92
Bempedoinsäure 190
Benzodiazepine 160, 181
Beratung
- humangenetische 197
Betablocker 173
Betain 59
Bevacizumab 214, 215, 220
Bewegung 27, 139, 190, 227
- körperliche 200
Bewegungsmangel 189, 216, 218, 227
BH2 61
BH4 61
Bildgebung 210
Bilirubin 185
Biogenese
- mitochondriale 115
Biohacking 8
Bioimpedanz-Analyse 102
Biomarker 206
Biopsie 210
Biopterin-Zyklus 61
Biotransformation 129
bipolare Störung 87
Blähungen 80, 82
Blutbildung 73
Blutdruck 32, 96
Blutdruckmittel 160
Blutdruckregulation 62
Blutgefäße 119
Blutgerinnung 203
Blutgruppenantigene 55
Blut-Hirn-Schranke 94
Bluthochdruck 48, 92, 102, 109, 118, 187
Blutkörperchen
- rote 50

Bluttest 208
Blutungsrisiko 194
Blutverdünner 178
Blutzuckerwerte
– erhöhte 109, 190
BMAL1 111
BMI 97, 102, 111
Body-Mass-Index 97
Botenstoff 27
BPTF 103
Bradykinin 119
Bradykinin-Rezeptor 2 119
BRAF 68, 213, 214, 219, 220, 222
BRAF-Hemmer 224
BRAF-Inhibitor 215, 224
BRAF-Mutation 70, 215, 223, 224
BRAF-V600E-Mutationen 223
Brain and Muscle ARNT-like Protein-Gen 111
Brain Derived Neurotrophic Factor 150, 199
BRCA1 208, 210
BRCA1/2 208, 210
BRCA2 208, 210
Bronchialkarzinom 206, 218, 220
– genetische Faktoren 218
– kleinzelliges 218
– nicht kleinzelliges 218
Brustkrebs 39, 183, 206, 208, 209
– hormonrezeptiver 174
– molekulare Subtypen 207
– Testung 208
– triple-negativer 208
– Tumorarten 207
Bsm I 46, 47
Buprenorphin 172
Bupropion 174, 175
Busulfan 143
Butyrat 80
Butyrylcholinesterase 199

C

C282Y 76
C677T 59
c.785A›G 136
c.-1291C/G 120
c.1601G›A 202
c.1780A/G 120
c.2846A›T 184
Calcidiol 34
Calcitriol 34, 45, 47
Cannabinoide 173, 180
Cannabis 180
Capecitabin 183, 184
C (Arg272) 87
Carnitin 58
CAR-T-Zell-Therapie 220
CAT 122, 144
Catechol-O-Methyltransferase 146
Cathelicidin 47
CBS 59, 60
CCND1 222
CDK4/6-Aktivierung 208
CDK-Hemmer 208
CDKN2A 222, 223
Cdx2 46, 47
CeGaT 202
Celecoxib 179
Cemiplimab 225
CETP 191
Cetuximab 70, 215
CG 35, 44
Checkpoint-Hemmer 216, 220
Checkpoint-Inhibitoren 208, 212, 214, 224
Chelatbildner 77
Chemikaliensensitivität 138
Chemotaxis 41
Chemotherapeutika 140
Chemotherapie 68, 208, 210, 214, 215
Chirurgie
– bariatrische 102
Cholecalciferol 34, 40
Cholesterin 40, 101, 189
– Einfluss von Bewegung 101
– Einfluss von Ernährung 100
– Stoffwechsel 40, 99
Cholesterinsenker
– pflanzliche 190
Cholesterinspiegel 100
Cholin 59
Chromosomen 21
Chromosomenmutation 22
chronisch-obstruktive Lungenerkrankung 131
Chronotyp 111
CIMP-Phänotyp 213
Circadian-Locomotor-Output-Cycles-Kaput-Gen 111
Cisplatin 143
C-KIT 223
c-KIT-Mutationen 225
Clarithromycin 177
CLOCK 110, 111
Clopidogrel 159, 176
– Wechselwirkungen 177
Code 21
Codein 172
codierend 24
Codon 26
Coenzym Q10 58, 190
COL1A1 125
Colitis ulcerosa 79, 147, 187
Combretastatin A4 133
COMT 138, 146, 147, 149
COMT-Warrior-Phänotyp 148
COMT-Worrier-Phänotyp 148
COPD 131, 145, 146
Cortisol 99, 115
COVID-19 169
COVID-19-Erkrankung 141
COX-1 194
CpG-Insel 49
CPIC-Leitlinien 179, 181
C-reaktives Protein 67
CRF 116
Crigler-Najjar-Syndrom 185
CRP 39, 67, 75, 164
CRY 111
Cryptochrom-Gen 111
CTLA-4 224
Cubilin 53
CUBN 54
Curcumin 139, 200
Cyclophosphamid 84
CYP 129, 155
CYP1A1 131, 132, 134
CYP1A1*2A 132
CYP1A1*2B 132
CYP1A1*2C 132
CYP1A1*3 132
CYP1A2 98, 130, 131, 132, 134, 157
CYP1A2*1A 133
CYP1A2*1C 99, 133
CYP1A2*1F 133
CYP1A2*1K 99, 133
CYP1A21A/1A 98

CYP1A21A/1F 99
CYP1A21C/1F 98
CYP1A21F/1F 99
CYP2A6 133, 134, 135, 157
CYP2A6-Hemmer 134
CYP2B6 136, 157, 180
CYP2B6*4 137
CYP2B6*6 136
CYP2B6*7 136
CYP2B6*8 136
CYP2B6*9 136
CYP2B6*20 136
CYP2B6*26 136
CYP2B6*28 136
CYP2C8 157
CYP2C9 130, 157, 175, 178, 179, 180, 181, 182, 191
– Testung 181, 182
CYP2C9*2 181
CYP2C9*3 181
CYP2C9-Hemmer 182
CYP2C19 155, 157, 175, 176, 177, 178
– Stoffwechseltyp 177
CYP2D6 130, 134, 157, 167, 172, 173, 174, 175, 177, 180, 207
– Dysfunktion 173
– Testung 168, 169, 207
CYP2D6*2 168
CYP2D6*3 133, 168
CYP2D6*4 133, 168
CYP2D6*5 133, 168
CYP2D6*6 133, 168
CYP2D6*9 168
CYP2D6*10 168
CYP2D6*17 168
CYP2D6*29 168
CYP2D6*41 168
CYP2D6-Aktivität 174
– verminderte 175
CYP2E1 85, 88, 98, 157
CYP2J2 157
CYP2R1 35
CYP3A4 130, 155, 159, 163, 164, 165, 166, 175, 176, 190
CYP3A4/5 157, 159
CYP3A4*15 165
CYP3A4*29 165
CYP3A4-Hemmer 166
– pflanzliche, Lebensmittel 161
CYP3A4-Induktoren 160, 166
CYP3A4-Inhibitoren 161
CYP3A5 175, 190
CYP3A5*1/*1 165
CYP3A5*1/*3 165
CYP3A53 163
CYP3A422 163
CYP24A1 34, 35, 48
CYP24A1 147 48
CYP27B1 34, 35
CYP450 131
CYP450-Enzymsystem 45
CYP-Enzym-Induktor 182
CYP-Hemmer 156
CYP-Induktoren 156, 177
Cystathionin 60
Cystathionin-Beta-Synthase 60
Cystein 54, 59, 60
Cytochrom 129
Cytochrom-P450–2E1-System 85
Cytochrom-P450-System 130, 155
Cytosin 21, 41

D

Dabrafenib 224
DAO 83, 84
Dapson 186
Darmerkrankungen 84
– chronisch-entzündliche 69, 216
– entzündliche 144
Darmflora 80
Darmkrebs 39, 67, 70, 183, 185, 206, 211, 215, 216, 217
– genetische Faktoren 216
– HER2-positiver 215
– metastasierter 214
– Risikofaktoren 216
– Vorstufen 216
Darmschleimhaut 78
Dasatinib 225
Datenschutz 17
Datopotamab-Deruxtecan 220
Dauerstress
– Folgen 147
Dehydroascorbinsäure 68, 70
Deletion 23, 140
Demenz 56, 138, 194, 201
– Prävention 198
– primäre 195
– sekundäre 195
– Ursachen 195
Denkprozesse 199
Depression 87, 146, 149, 169
– postpartale 52
Detox-Genetik 11, 128, 151
DEXA 102
DHA 70, 100
DHCR7 35, 41
Diabetes 32, 33, 37, 56, 66, 92, 96, 102, 104, 108, 109, 141, 145, 189, 216
Diaminoxidase (DAO) 83
Diazepam 177
Dickdarmkrebszellen 70
Diclofenac 51, 157, 179
Dihydralazin 84
Dihydrobiopterin 61
Dihydropyrimidin-Dehydrogenase 183
diploid 22
Direct to Consumer-Tests 15
Direct-to-Consumer-Tests 74
Disease-Modifying Therapies 197
Disease-Modifying Therapies (DMTs) 201
DMTs 197
DNA 21, 28
DNA-Regulation 60
DNA-Reparatur 58, 67
DNA-Strang 25
DNA-Synthese 50, 58
dominant 22
Donanemab 197, 201
Dopamin 50, 58, 61, 67, 92, 146
Dopamin-Fasten 149
Dopamin-Wiederaufnahmehemmer 170
Down-Syndrom 79, 145, 196
DPD 183
DPD-Mangel 183
DPYD 183, 214
– Testung 184
DPYD-Mangel 183
DRD2 92
Drogen 91
Druck
– osmotischer 80
DTC-Tests 15, 16
– Gegenargumente 16
Dünndarm 52
Duplikation 23

Durchblutung 118
Durchfall 80, 82
Dutch Pharmacogenetics Working Group (DPWG) 185
DYPD*2A 184
DYPD*13 184
Dysfunktion
– kognitive 56, 67
– mitochondriale 67

E
E.-coli-Infektion 56
EGFR 215, 218, 219
EGFR-Antikörper 215
EGFR-Hemmer 214
EGFR-Rezeptor 70
EGFR-Suszeptibilität 218
Eierstockkrebs 208
Eignung, sportliche 119
Eisen 30, 65, 73, 76, 77, 120, 226
– Resorption 73
Eisenbedarf
– erhöhter 73
Eisenmangel 73, 115
– Symptome 73
Eisenüberladung 74
Elektrolyte 90
Elektronentransport
– mitochondrialer 73
Encorafenib 215
Enddarmkrebs 214
EndoPredict 208
Endorphin 91
endotheliale NOS 117
Endoxifen 174, 175
Energydrinks 95
Energyshots 96
eNOS 117
Entgiftung 60, 65, 73, 129, 134, 142, 183
– genetische Unterschiede 139
– Phase-I- 137
– Phase-II- 138
Entgiftungskapazität 139
Entgiftungsstörung 58
Entspannung 227
Entspannungsübungen 227
Entspannungsverfahren 200
Entzündungen 32, 46, 62, 67, 97, 119, 146, 164, 179, 183
– chronische 145, 198, 226
Entzündungswerte 39
Enzalutamid 210
Enzym 27
– 7-Dehydrocholesterol-Reduktase 35
– CYP2R1 44
– CYP3A4 45
– CYP24A1 45
– CYP27B1 45
– DHCR7 (7-Dehydrocholesterin-Reduktase) 40
– Fucosyltransferase 2 55
Enzymaktivatoren 141
Enzymdefekt 80
Enzyme 73
– antioxidative 121, 122
– Phase-I- 129
– Phase-II- 129
EPA 100
EPCAM 211
Epidermal Growth Factor Receptor 215
Epigenetik 27, 28, 92, 156, 228
Epilepsie 181
Erbrechen 80
Erdbeeren 227
Erholungsgeschwindigkeit 115
Erholungsstrategien 114
Erkrankungen 121
– genetische 74
– kardiovaskuläre 141
– neurodegenerative 145
– neurologische 141
Ermüdungsbrüche 115, 125, 126
Ernährung 27, 114, 216, 226
– falsche 228
– fettreiche 100
– glutenfreie 79
– mediterrane 198, 200
– nährstoffarme 66
– Stimmung 171
Erschöpfung 67, 183
– chronische 138
Erschöpfungssyndrome 146
Erythropoietin 115
Erythrozytenanzahl 115
Essigsäure 86, 89
Essstörungen 146
Ethanol 87
Evolution 81, 197
Exon 25, 49
Exon-19-Deletionen 220
Ezetimib 190
E-Zigaretten 218

F
Faktor II 202
Faktor-V-Leiden-Mutation 202
Familiäre Adenomatöse Polyposis (FAP) 212
familiäre Hypercholesterinämie 188
Fasten 68
– intermittierendes 200
FENDLE-Faktoren 115
Fentanyl 172
Fernmetastasen 224
Ferritin 75
Fettleber 92, 96, 108
– alkoholische 75
– nicht alkoholische 75
Fettleibigkeit 101, 107, 108
Fettsäuren
– gesättigte 100
– ungesättigte 190
Fettstoffwechsel 37, 108, 115
FGFR3 223
FH 188
Fibrose 96
Fisetin 227
Fitnessgene 114
Fitnessgenetik 11, 15, 113, 126
Flavonoide 131, 133, 227
Fleisch 82, 131
Flockhart-Tabelle 160
Flucytosin 183
Fluorochinone 131
Fluoxetin 174, 175
Flurbiprofen 179
Flush 89
Flüssigkeitshaushalt 115
Fluvastatin 191
Fok I 46, 47
Folat 58, 59, 61, 62, 90
Folat-Zyklus 58, 60
FOLFIRI 214
FOLFOX 214, 215
Folinsäure (FA) 214
Folsäure 58

Formaldehyd 218
Format 80
Fortpflanzungssystem 32
Fosphenytoin 181
Fötusmissbildungen 90
Frakturen 90
freie Radikale 67, 68, 70, 75, 88
Fruchtbarkeit 32
Fructose 78, 81
– Aufnahmestörung 81
– Malabsorption 81
Fructoseintoleranz 31, 81
– hereditäre 82
Fructoseunverträglichkeit 81
Früherkennung 218
FTO 103, 104, 223
FUT2 54, 55, 59, 60

G

G1691A 202
G1793A 59
G20210A 202
GABA 90
GABA-Rezeptoren 90
GABRA2 90
Gallensäuren 185
Gallensteine 96
Gamma-Aminobuttersäure 90
Gastritis 51, 53
– Symptome 52
GC 42
Gedächtnis 199
Gedächtnisdefizite 200
Gedächtnisprobleme 67
Gedächtnisregion 200
Gefäßregulation 120
Gefäßschutz 62
Gehirn 67, 69
– Fettstoffwechsel 197
Gehirngesundheit 196
Gemüse 83
Gen
– CBS 60
– GC 41
– T420K 43
– TCN1 52
– TCN2 54
Genanalysen 16
Gendiagnostikgesetz 12, 74
Gene
– muskelspezifische 121
Genetik
– Grundbegriffe 21
genetisches Profil 117
Genexpressionstests 208
Genmutation 23
genome-wide association study 26
Genommutation 22
Genotyp 22, 42, 48
Genpool 10
Gerinnungsneigung
– erhöhte 202
Gesamtcholesterin 189
Gesundheitsvorsorge
– aktive 226
Gewebstransglutaminase 78
Gewicht 31
Gewichtsabnahme 97
Gewichtsreduktion 190
Gewürze 226
Ghrelin 104, 107, 108, 111
Ghrelin-Gen 108
GIF 54
Gilbert-Syndrom 185
Gliadine 78
Gln27Glu 121
Glucuronidierung 138
Glukose 70
Glukoseaufnahme 121
Glukosetransporter 68, 70
GLUT 68
GLUT1 70
GLUT14 71
Glutamin 78
Glutathion 59, 60, 67, 139, 145
Glutathionbildung 142
Glutathion-Konjugation 139
Glutathionperoxidase 121, 122
Glutathion-S-Transferasen 122, 129, 138, 139
– Überexpression 142
Gluten 78
Glycin 54
Glykolysekapazität 115
Glykoprotein IIIa 203
GPX1 122, 144
Grapefruit 162
Grapefruitsaft 163, 190
Grüner Tee 139
GSR 144
GST 134
GST-Aktivität
– eingeschränkte 141
GST-Gene
– Testung 143
GSTM1 122, 140, 144
GSTP1 122, 140
GST-Polymorphismen 141
GSTs 183
GSTT1 122, 140, 144
Guanin 21, 41
Guanylylcyclase 193
GUCY1A1 193
GUCY1A3 193
GUCY1B3 193
GWAS 26, 28

H

H2-Blocker 53
H63D 76
Haarausfall 97
Halbwertszeit 39, 180
Hämatochrose
– sekundäre 74
– Symptome 74
Hämeisen 76
Hämochromatose 74, 75, 76
– juvenile 76
– primäre 74
– Typ 1 76
– Typ 2 76
Hämoglobin 120
HAMP 76
Hand-Fuß-Syndrom 183
haploid 22
Haplotyp 26, 42
Haplotyp B3 184
Haptocorrin 52, 53, 56
Haut 32
Hautkrebs 222
– Risikofaktoren 221
– schwarzer 32, 44, 221, 225
– Selbstkontrolle 222
– weißer 32, 221
Hautkrebsscreening 222
Hauttumoren 183
HDL-Cholesterin 100, 101

Helicobacter pylori 51, 53, 212
Hepatitis 75
Hepcidin 76
HER-2 215
HER2 214, 220
HER2-Expression
– niedrige 208
HER2-low 208
HER2-Mutationen 208
HER2-Rezeptor 207, 208
HER2-Überexpression 215
Herbizide 135
Hereditäre-Hämochromatose-Protein 74
Herpes-Virus
– gentechnisch verändertes 225
Herzfunktion
– Einflüsse von Genen 120
– Regulation 120
Herzinfarkt 188
Herzinsuffizienz 145
Herzkrankheiten 102
Herz-Kreislauf-Erkrankungen 37, 96, 100, 118, 145
Herz-Kreislauf-Medikamente 157
Herz-Kreislauf-Symptome 82
Herz-Kreislauf-System 32
Herzrasen 89
Herzrhythmusstörungen 96, 181
Herzversagen 96
Hesperetin 131
heterozygot 22
HFE 74, 119, 126
HFI 81
Hippocampus 150
– Schrumpfung 200
Histamin 78
– Abbau 65
– Quellen 82
Histaminintoleranz 31, 82
– primäre 83
– sekundäre 84
Histamin-N-Methyltransferase (HNMT) 83
Histidin 82
Histon 28
Histon-Modifikation 27
Hitzereize 139
Hitzewallungen 82
HIV-Infektion 185
HIV-Medikament 136
HIV-Therapie 160
HJV 76
HLA-B*15:02 181
HLA-DQ2 79
HLA-DQ8 79
HLA-DQA1*03 79
HLA-DQA1*05 79
HLA-DQB1*02 79
HLA-DQB1*03 79
HMGCR 191
HNMT 83
Holotranscobalamin 50, 54
Homocystein 50, 54, 58, 59
– Abbau 57, 59
Homocystinurie 60
Homocyteinämie 60
– Ursachen 60
homozygot 22
Homozygotie 74
Hormonbalance 227
Hormone 32, 58, 65
– Abbau 73
Hormonpräparate 160
Hormontherapie 210
Hormontherapien 149
HOXB13 210
HRAS 223
HRR-Defekte 210
Humangenetik 10
Hungerhormon 107
Hydralazin 186, 187
Hydrocodon 172
Hydrolyse 129
Hydromorphon 172
Hyperbilirubinämie 186
Hypercholesterinämie 189
Hypermethylierung 213
Hypogonadismus 75

I

Ibuprofen 51, 96, 157, 178, 179
IL12RB1 93
Imatinib 225
Imipramin 177
Immobilisation 202
Immun-Checkpoints 224
Immunfunktionen 73
Immunhistochemie 212
Immunregulation 47
Immunsuppressiva 160, 182
Immunsystem 33, 37, 62, 65, 73
Immuntherapie 208, 210, 214, 216, 220, 224
– lokale 225
Immunzellen 41
Impulskontrolle 92
Indomethacin 179
Infektanfälligkeit 146
Infektionen 37, 46, 67
Insertion 23
„ins/ins"-Genotyp 197
Insulin 32
Insulinresistenz 92
Insulinsensitivität 109
– Verbesserung 121
Insulinspiegel 227
Intervallfasten 190
Intrinsic Factor 51, 52, 56
– Mangel 54
Intrinsic-Factor-B12-Komplex 53
Intron 25, 49
Inversion 23
Ipatasertib 210
Ipilimumab 224
Irinotecan
– Abbau 185
– Dosierungsempfehlung 185
Isoniazid 186
ITGB 203
ITGB3 203

J

Jod 226
Johanniskraut 165, 177
Jo-Jo-Effekt 107
Jugendliche
– Alkoholabhängigkeit 91

K

K262R 136
Kaffee 93
Kalzium 32, 33, 77
kardiorespiratorische Fitness 116
Karzinom 86
– kolorektales 184, 211, 213, 214
– Rektum- 214

Käse 81, 83
Katalase 85, 121, 122
Keimbahnmutationen 22
– Testung 210
Ketonkörper 124
Kinasehemmer 163
Knochendichte 126
Knochenmarksdepressionen 188
Koffein 31, 93, 94, 96, 98, 131, 133
– Dosis 98
– kognitive Wirkungen 95
– Nebenwirkungen 93
– positive Wirkungen 95
Koffeinabbau
– genetische Einflüsse 97
Koffeingehalt
– Getränke 94
Koffeinkonsum
– hoher 97
Koffeinpulver 94
Koffeinstoffwechsel 98
Koffeinunverträglichkeit 93
Kohlendioxid 80
Kohlenhydratstoffwechsel 115
Kollagen
– Typ I 125
Kollagenbildung 65
Kolonkarzinom 206, 211
Koloskopie 212
Kontakte, soziale
– 198, 228
Konzentrationsprobleme 67, 190
Kopfschmerzen 82
koronare Herzkrankheiten 132
Körpergewicht
– Genetik 103
Kortikosteroide 185
Kortison 189
Kraftleistung 123
Kraftsport 125
Kraftsportler 120
Krafttraining 123, 190
Krämpfe 80
KRAS 213, 215, 219, 220
KRAS-Mutation 70
Krebs 32, 37, 44, 66, 67, 88, 104, 109, 122, 131, 133, 138, 140, 145
– metastasierend 70
– Therapie 206
Krebsbehandlung 163
Krebsentstehung 226
Krebserkrankungen 102
Krebsmedikamente 136, 160, 188
Krebsprävention 226
Krebsrisiko 69, 87, 96, 104, 141
Krebssterblichkeit 33
Krebstherapie 143
– zielgerichtete 210
Krebszellen 70
Kreuzblütlergemüse 141
Kupfer 84
Kurkuma 227
K-Variante 199

L

L858R 220
Laktase-Gen 81
Laktasemangel 79
Laktase-Nichtpersistenz 80
Laktase-Persistenz 80, 81
Laktase-Phlorizin-Hydrolase-Gen 80
Laktat 80, 116, 124
– Abbau 117
– Produktion 117
Laktatschwelle 115
Laktatwert 116
Laktose 78, 79, 80
Laktoseintoleranz 31, 79
– kongenitale 79
– primäre 79
– sekundäre 79
Laktosetoleranz 23
Laktoseunverträglichkeit 79
Lapatinib 215
L-Ascorbinsäure 65, 70
late-onset Alzheimer's disease 195
Laufökonomie 115
LCT 23, 80
LCT-13910 C>T 80
LCT-22018 G>A 80
LDL-Cholesterin 100, 101, 188
LDLR 189
LDLRAP1 189
LDL-Senkung 189
Lebensmittel
– fermentierte 82
Lebensstil 216, 226, 227
Lebererkrankungen 141
– alkoholbedingte 92
Leberkarzinom 75
Leberprobleme 74
Leberschäden 77, 144
Lebertransplantation 74
Leberzirrhose 74, 88
Lecanemab 197, 201
Leistungsfähigkeit, sportliche 118
LEP 103, 105, 106
LEPR 103, 105, 106
Leptin 97, 104, 107
Leptin-Melanocortin-Weg 103, 104
Leptinrezeptoren 106
Lernen 199
Leserichtung 25
Leu33Pro 203
Leukämie 188
Levodopa 146
Levorphanol 172
Libido, nachlassende 74
Lifestyle-Genetiktests
– Themen 14
Lifestyle-Gentests 10, 14
Li-Fraumeni-Syndrom 218
Linksherzhypertrophie 118
Lipidsenker 182
Liquid Biopsy 208, 212, 219
LOAD 195
LOC100132354 93
Loci 35
Longevity 8, 97
Lorlatinib 220
Lornoxicam 179
Lovastatin 190
LPH 80
LPT 81
Luftverschmutzung 146, 218
Lungenerkrankungen 37, 140, 146
Lungenfibrose
– familiäre 219
Lungenkrebs 39, 131, 206, 218
– Behandlung 219
– Gentest 219
– kleinzelliger 185
– Risikofaktoren 218
Lupus erythematodes 144
Luteolin 227
Lymphom
– follikuläres 70

Lymphozyten 78
– tumorinfiltrierende 225
Lynch-Syndrom (HNPCC) 210, 211, 214
Lysin 43

M

Magen-Darm-Beschwerden 78, 82
Magen-Darm-System 32
Magenkrebs 70, 89, 183
Magenschleimhautentzündung 51
Magenspiegelung 212
Magenverkleinerung 107
Magnesium 142, 176
Magnesiummangel 90
Makrolide 131
Makrophagen 41
Malabsorption 52, 78
malignes Melanom 206
Mammakarzinom 206
Mangelerscheinungen 90
MAO 146
MAO-A 149
MAPK/ERK-Signalweg 224
MAPK-Signalweg 215
Mariendistel 142
Marker
– genetische 210
MC1R 223
MC4R 103, 105, 106, 107
MCM6 80
MCT1 124, 126
Medikamente 133, 140, 176
– Abbau 73, 136
– Nebenwirkungen 155
Medikamentenabbau 155, 163
Meditation 151, 227
megaloblastische Anämie 54
MEK-Hemmer 224
MEK-Inhibitoren 224
Melanom
– genetische Veränderungen 223
– malignes 221
Melanomtherapie
– genetisch basierte 224
Melatonin 50, 61
Meloxicam 179, 180
Melphalan 143
Menstruation 74, 77
MEOS 85, 88
Merlin-Test 224
messenger RNA 26
MET 219
metabolisches Syndrom 107
Metabolisierer 133, 136, 147, 155, 164, 170, 172, 173, 174, 177, 180, 185
Metabolisiererstatus 169
Metabolomik 126
Metamizol 188
Metastasen 210
Methan 80
Methionin 50, 58, 59, 199
Methionin-Synthase 60
Methionin-Synthase-Reduktase 60
Methionin-Zyklus 58, 60, 61
Methylcobalamin 57
Methylfolat 62
Methylgruppe 57, 146
Methylgruppenspender 57
Methylierung 50, 57, 138
– DNA- 27
Methylierungsstatus 93
Methylierungszyklus 57, 59
Methylmalonsäure 50
Methylspender 50
Metoprolol 159, 169, 173, 174, 175
Metronidazol 84
microRNAs 27
Migräne 138
Mikrobiom 32, 55, 80, 96, 126
Mikronährstoffe 141, 226
Mikrosatelliteninstabilität (MSI) 210, 212, 213, 214
Mikrosatellitenstatus 215
mikrosomales ethanoloxidierendes System 85
Milch 79, 81
Milchprodukte
– fermentierte 81
Milchprodukten 79
Milchzucker 79, 80
Mind-Body-Techniken 227
Mineralstoffe 226
Mismatch-Repair-Defizienz (MMR) 210
Mismatch-Repair-Gene 211
Mitochondrien 50, 121, 198
Mittelmeerdiät 100
MLH1 210, 211
Modifikation
– epigenetische 27
– Histon- 27
Modifikationen
– epigenetische 228
Monoaminoxidase 146
Monoaminoxidase A 149
Monocarboxylat-Transporter 1 124
Mood Enhancement 95
Morbus Alzheimer 195
Morbus Crohn 39, 52, 56, 79, 147, 187
Morbus Meulengracht 185
Morphin 84
Motivation 92, 115
mRNA 26, 28, 47, 48
mRNA-basierte Lipidsenker 190
mRNA-Impfstoffe 220, 224
MSH 105, 106
MSH2 210, 211
MSH6 210, 211
MSI-Bestimmung 214
MSI-high (MSI-H) 214
MSI-Status 214
MTAP 223
MTHF 61
MTHFR 59, 60, 61, 184, 203
MTHFR-Test 60
mTOR-Fehlregulation 208
MTR 60
MTR/MTRR 59
MTRR 60
Müdigkeit 74, 190
Mukositis 183
multi-omics 117
Mu-Opioid-Rezeptor 91
Mu-Opioid-Rezeptor-Gen 91
Muskelausdauer 96
Muskeldurchblutung 119
Muskelfasertyp 115
Muskelfunktion 119, 125
– effizientere 119
Muskelgewebe 32
Muskelkraft 119, 125
Muskelschmerzen 190
Muskelverletzungen 126
Muskelwachstum 123
Mutation 22, 28

– Chromosomen- 22
– Frameshift- 23
– Gen 23
– genetische 27
– Genom- 22
– Punkt- 23
– somatische 22
Mutationen 11
– ESR1- 208
Muttermilch 85
MYB 222
Myelinscheiden 50
Myoglobin 74
Myopathie 190
Myosin 122

N

N334K 82
Nabumeton 179
N-Acetyltransferasen 186, 188
NADSYN1 35
Nahrungsergänzungsmittel 226
Nahrungsmittelunverträglichkeiten 78
Naloxon 172
Naproxen 51, 179
Narkosemittel 136
NAT 134
NAT2 98, 138, 140, 143, 187, 188
NAT2*4 144, 186
NAT2*5 144, 186
NAT2*6 144, 186
NAT2*7 144, 186
NAT2-Genotyp 186
Natrium 68
NATs 183, 186, 188
Nebenschilddrüsenunterfunktion 75
Nebenwirkungen 158
– Antidepressiva 170
Nelfinavir 177
Neratinib 208
Nervenschäden 56
Nervensystem 32, 62
– Anregung 95
Nervenzellen 199, 200
– gestörte Energieversorgung 198
Neuralrohrdefekte 61
Neuroenhancement 95
Neuroleptika 160
Neuronen 95
Neuropathien 56
Neurotransmitter 58, 61, 65, 67
– Abbau 149
Neurotransmitterübertragung 91
Neutropenie 185
Next Generation Sequencing (NGS) 181, 219
NF1 223
nicht codierend 24
Nichthämeisen 76
Nichtsekretor 55
Nicotinamid-Adenin-Dinukleotid (NAD+) 227
Nieren 97
Nierenerkrankungen 145
Nikotinabbau 135
Nitratbelastung 216
Nitrazepam 186
Nitrosamine 135
Nivolumab 220, 224
NO 62, 117, 119, 121, 193
Noradrenalin 61, 65, 67, 146, 173
Noradrenalin-Wiederaufnahmehemmer 170
NOS 62
NOS3 117, 126
NRAS 215, 223
NSAR 51, 178, 179, 180
– Abbau 180
– Dosierung bei verändertem Genstatus 180
– Nebenwirkungen 179
NSCLC 220
NTRK 220
Nukleotide 41
Nutrigenetik 11, 15, 29, 30, 112
Nutrigenetik-Tests 105

O

OBFC1 223
OCA2 223
Olaparib 208
Olivenöl 226
Omega-3-Fettsäuren 100, 151, 190, 200
Omeprazol 157
Oncotype DX 208
Ondansetron 159
Operation 66, 202, 210
Opioidabhängigkeit 91
Opioide 160, 169, 172
– Alternativen 172
– endogene 91
Opioid-Rezeptoren 91
Opioidsystem
– körpereigenes 91
OPRM1 91
Osimertinib 219
Osteomalazie 33
Osteoporose 44, 48, 90
Osteoporoserisiko 176
Östrogen 99, 207
– Abbau 147
Östrogenrezeptoren 207
Oxidation 129
Oxycodon 172
Oxymorphon 172
Ozempic 102

P

PAI-1 203
PAI-1 4G/5G 203
Palbociclib 208
Panitumumab 215
Pankreasscreening 212
Pantoprazol 157
Paracetamol 96, 133
Parietalzellen 52
Parkinson-Krankheit 58, 95, 144, 146, 149, 150
Paroxetin 174, 175
PARP1 223
PARP-Hemmer 208
PARP-Inhibitoren 210
Patatin-like phospholipase domain-containing 92
PCSK1 106
PCSK9 189
PCSK9-Antikörper 190
PD-1 224
PD-1-Inhibitoren 224
PD-L1 219, 220
Pembrolizumab 210, 214, 220, 224
Penetranz 74
PER 111
Period-Gen 111
Pertuzumab 208
Pestizide 165

Petersilie 227
Peutz-Jeghers-Syndrom (PJS) 213
Pflanzenstoffe 226
Phänotyp 22, 26
Pharmakogenetik 13, 153, 154
Pharmapass 155
PharmVar 7 176
Phase I-Entgiftung 137
Phase-II-Entgiftung 183, 186
Phase-II-Enzyme 158, 183
Phase-I-Reaktion 155
Phenylketonurie 23
Phenytoin 177, 178, 181, 182
PI3K-Fehlregulation 208
PI3K-Signalweg 216
Pigmentflecken 213
PIK3CA 214, 216, 223
Piroxicam 179, 180
PlA1/A2 203
PLA2G6 223
Plasminogenaktivator-Inhibitor Typ 1 203
Plattenepithelkarzinome 220
PMS2 210, 211
PNPLA3 92
POLE 214, 216
POLR3GL 93
polygene Risikoscores 103, 196, 200, 203
Polymorphismus 33, 34
– GC2 43
– T420K 43
Polypen 212, 213
Polyphenole 226
POMC 103, 105, 106
PPI 53
Prasugrel 177
Präzisionstraining 114
PREPARE-Studie 184
Presenilin 1 195
Presenilin 2 195
Pro198Leu 122
Probleme
– psychische 111
PROC 203
Procainamid 186
Prodrug 156, 176, 187, 188
Progesteron 207
Progesteronrezeptoren 207
Prokarzinogene 88
Proliferationsaktivität 207
Prolin 78
Prooxidans 68
Propionat 80
PROS1 203
Prostata 209
Prostatakarzinom 206, 209, 210
Prostatakrebs 206, 209, 210
– Diagnostik 210
– metastasierter 210
– Therapien 210
Prothrombin-Mutation 201, 202
Protonenpumpenhemmer 53, 176
– Beeinflussung durch Gene 176
– Wechselwirkungen 176
Pruritus 82
PSAT1 93
PSEN1 195
PSEN2 195
Psoriasis 144, 147
Psyche 227
Psychopharmaka 182
PTEN 223
PTEN-Verlust 210
PTSD 87
Punktmutationen 23
Purine 94
Pyrazinamid 186
Pyruvat 124

Q

Qigong 227
Quercetin 139, 227

R

R213G 146
R297R 150
R577X 123
Rachitis 33
Rachitis Typ II 47
Radionuklidtherapie 210
RAS 68, 214
RAS-Mutation 215
Rauchen 134, 146, 189, 202, 216, 218, 228
Raucher 67
reaktive Sauerstoffspezies 67, 121, 122
Recht auf Wissen oder Nichtwissen 14
Redox-Gleichgewicht 121
Reduktion 129
reference SNP 25
Reflux 96
Remethylierung 58
Remifentanil 172
Resveratrol 133, 200, 227
RET 219, 220
Retinoide 185
Rezeptoren
– α-adrenergene 120
– β-adrenergene 120
rezessiv 22
Rhabdomyolyse 190
Rheuma 138
rheumatoide Arthritis 144
Ribosom 26
Rifampicin 177, 187
Risikoprofile
– genetische 223
Risikoscores, polygene 103, 117, 126, 196, 200 223
RNA 28
ROS 67, 121
ROS1 219, 220
Rosuvastatin 191
RREB1 222
rs671 87
rs671-A 89
rs698-T 87
rs1695 140
rs4588 41, 42, 43
rs4680 146, 149
rs4880 145
rs5918 203
rs5918 Leu›Pro 203
rs6025 G›A 202
rs6265 150, 199
rs6323 150
rs7041 41, 42
rs26802 108
rs27647 108
rs266729 109
rs279836 (A) 91
rs279845 (T) 91
rs279858 91
rs279871 90, 91

rs279871 (A) 91
rs284786 88
rs492602 55
rs526934 52
rs601338 55
rs602662 55
rs696217 108
rs731236 46, 48
rs737866 147
rs738409 92
rs794316 122
rs950809 199
rs1001179 122
rs1042714 121
rs1048943 132
rs1049434 125
rs1049742 84
rs1049793 84
rs1050450 122
rs1107946 126
rs1137101 106
rs1138272 140
rs1229984 87, 89
rs1229984-A) 90
rs1229984-G 90
rs1501299 109
rs1544410 46
rs1554483 111
rs1573496 88
rs1693482 87
rs1799814 132
rs1799889 203
rs1799895 146
rs1799929 143
rs1799930 143
rs1799931 143
rs1799945-H63D-Mutation 120
rs1799971 91
rs1799983 (G894T) 118
rs1800012 126
rs1800497 92
rs1801131 59
rs1801133 59
rs1801198 54
rs1801222 53, 54
rs1801253 121
rs1801260 111
rs1801394 60
rs1803274 199
rs1815739 123
rs2020917 147
rs2031920 89
rs2052129 84
rs2066702 87
rs2070744 118
rs2070744 (786T/C) 118
rs2228570 46
rs2229616 107
rs2231142 191
rs2234694 144
rs2268999 84
rs2274976 59
rs2279343 136
rs2282679 41
rs2584448 88
rs2889504-T 69
rs3755967 41
rs3813867 88
rs4149056 190
rs4294451 184
rs4516035 47
rs4646903 132
rs4864548 111
rs4988235 81
rs5810761 119
rs6596473 G›C 70
rs7799039 106
rs7975232 46, 48
rs9930506 104
rs9939609 104
rs10063949 69
rs10156191 84
rs10487505 106
rs10524523 198
rs10741657 45
rs10846086-G 69
rs10884402 199
rs11327935 126
rs11568820 46, 47
rs12815313-T 69
rs12970134 107
rs17782313 107
rs17782313-Minor-C 106
rs33972313 69
rs34911341 108
rs35070995 84
rs36232792 145
rs45558339 84
rs-Nummer 25
Ruhelaktat 116
RXRA 48

S

S65C 76
Saccharose 82
Sacituzumab-Govitecan 208
S-Adenosylhomocystein 58
S-Adenosylmethionin 50, 57, 146
SAH 58
SAM 50, 57
SAMS 189
Sauerstoff
– maximale Menge 115
Sauerstoffaufnahme
– in der Lunge 117
Sauerstoffaufnahmekapazität 115
Sauerstoffradikale 62
Sauerstofftransport 73
– Einfluss von Genen 119
Sauerstofftransportkapazität 120
Sauerstoffverbrauch 115
Säuglinge 188
Schäden
– genotoxische 144
Schadstoffe 129, 138, 140, 143
Schilddrüse 73
Schilddrüsenunterfunktion 75
Schizophrenie 149
Schlaf 198, 200
– erholsamer 227
Schlafmangel 227
Schlafqualität 115
Schlafstörungen 95, 111, 190
Schlaf-wach-Rhythmus
– gestörter 227
Schlaganfall 188
– ischämischer 204
Schleimhautläsionen 79
Schleimhautmelanom 225
Schleimhautmelanomen 223
Schmerzen 172, 179, 183
– chronische 146
Schmerzmittel 172, 178, 179, 188
– Wirksamkeit 96
Schnelligkeitstraining 123

Schnellkraft 119
Schnupfen 82
Schwangerschaft 56, 66, 188, 202
Schwarzer Hautkrebs 206
Schwindel 89
Sekretor 55
Sekretorstatus 55
Selen 121, 226
Selenmangel 90
Sellerie 227
Senolytika 227
Sentinel-Lymphknoten-Biopsie 224
Sepsis 66
Serotonin 50, 58, 61, 62, 65, 67
Serotonin-Noradrenalin-Wiederaufnahmehemmer 170
Serotonin-Wiederaufnahmehemmer 62
SERPINC1 203
Serumferritin 75
Sexualhormone 185
SFTPA1 219
SFTPA2 219
sGC 193
Sichelzellanämie 23
Silymarin 142
Simvastatin 159, 190
Single Nucleotide Polymorphism 24
Single Nucleotide Variant 24
Skelettsystem 32
Skorbut 65
SLC2A1 69, 70
SLC2A14 69
SLC7A11 93
SLC16A1 124
SLC23A2 69
SLC43A1 93
SLC45A2 223
SLCO1B1 187, 190
Smith-Lemli-Opitz-Syndrom 41
SN-38 185
SNP
– stumm 25
– wirksam 25
SNPs 19, 23, 25, 26, 28, 41, 47
– nicht synonyme 131
– synonyme 131
SNVs 23
SOD 121, 144
SOD1 144
SOD2 122, 144, 145
SOD3 144, 146
Sojabohnen 74
Sonnenschutz 228
SorCS1 198
SORCS1 196, 198
SorCS2 198
SorCS3 198
SorLA 198
Sotorasib 220
Speiseröhrenkrebs 89, 183
Spermidin 226
Sport
– Verletzungsrisiko 125
Sportgenetik 119
Sportverletzungen 125
Sprinter 125
Sprintleistung 123
Spurenelemente 90
SRPK2 93
SSRI 62, 170
statinassoziierte Muskelsymptome 189
Statine 101, 160, 189, 191
– Alternativen 190
– Beeinflussung durch Gene 190
– Nebenwirkungen 101, 189
steatotic liver disease (SLD) 92
Sterblichkeit
– verminderte 97
Steroidhormone 99
Stevens-Johnson-Syndrom (SJS) 181
Stickstoffmonoxid 62, 117, 119, 193
Stickstoffmonoxid-Derivate 121
Stickstoffmonoxid-Synthasen 62, 117
Stilbenoide 133
Stillen 85, 173, 228
Stillzeit 56
Stimmung 32, 92
STK11 213
Stoffe
– krebserregende 218
Stoffwechsel 31, 32
Störungen
– Blutbildungs- 90
– neuronale 90
Strahlen-Chemo-Kombination 214
Strahlentherapie 210
Strahlung
– radioaktive 218
Stress 27, 67, 115, 228
– chronischer 227
– oxidativer 67, 68, 70, 96, 121, 122, 144, 198
Stressabbau 190, 200
Stresshormone 146, 173
Stressregulation 198
Stressresistenz 115
Stressverarbeitung 146
Substanzen
– psychoaktive 144
Suchtverhalten 92
Sulfalazin 187
Sulfasalazin 186
Sulfatierung 138
Sulforaphan 139
Sunitinib 225
Superoxiddismutase 121, 144
Superoxiddismutase 2 122
SVCT 68
SVCT1 68
SVCT2 69
SVTC2 68
Synapsen 150, 199

T

T790M 220
Tacrolimus 165
Tai Chi 227
Tamoxifen 169, 174, 207
– Beeinflussung durch Gene 174
Taq1A-Polymorphismus 92
Taq I 46, 48
Tau-Protein 195
Taurin 60
TCN II 54
T-DM1 208
Tee
– grüner 226
Tegafur 183
Telisotuzumab Vedotin 220
Tenoxicam 179, 180
terminales Ileum 52
TERT 223
Test

- molekulargenetischer 212, 214
Testosteron 115
Testosteronentzug 210
Testung
- pharmakogenetische 158
Tetrahydrobiopterin 61
Theophyllin 133
Therapeutisches Drug-Monitoring 177
therapeutisches Fenster 155
Therapie
- adjuvante 224
- neoadjuvante 214
- zielgerichtete 214
Therapien
- personalisierte 219
T (His48) 87
Threonin 43
Thrombophilie 202
Thrombose 201, 204
- genetische Testung 202
- Risikofaktoren 201
- venöse 202
Thromboserisiko
- Maßnahmen 204
Thromboxan A2 194
Thrombozyten-Cyclooxygenase 194
Thymin 21, 41
Ticagrelor 177
TMPRSS6 76
TNM-Klassifikation 223
TOMM40 196, 198
Total Genotype Score 117
Toxine 88, 141
toxische epidermale Nekrolyse (TEN) 182
TP53 213, 218, 223
Training 114
- neuromuskuläres 124
Trainingsstrategien 114
Tramadol 159, 172
Trametinib 224
Transcobalamin 52
Transcobalamin I 52
Transcobalamin II 50, 54
Transferasen 138
Transfer-Ribonukleinsäure 27
Transferrin 75
Transfette 190
Transkription 26, 28, 47
Transkriptionsfaktor 34
Translation 26, 28
Transplantatabstoßung 165
Transsulfurierungsweg 60
Trastuzumab 208, 215
Trastuzumab-Deruxtecan 208, 220
Trauben 226
Triglyzeride 101
Triplett-Code 23
Triple-Wildtyp-Melanome 223
Trisomie 21 196
tRNA 27
tTG-IgA 78
Tuberkulose 186
Tuberkulostatika 186
Tumorabwehr
- körpereigene 224
Tumoren 22, 68, 75
- HER2-positive 207, 208
- Hormonrezeptor-positive 207
- MSI-H- 214
- PD-L1-positive 208
- Triple-negative 207
Tumorentfernung
- chirurgische 214
Tumorerkrankungen 141
Tumorgenetik 11, 205, 206, 219
Tumorsuppressor 213
Tumorsuppressorprotein 212
Tumorzellen 68, 70
TVEC-Injektion 225
TYMS 184
TYR 35, 223
Tyrosinkinasehemmer 208, 225
Tyrosinkinase-Inhibitoren 132
TYRP1 35

U

Übelkeit 80, 89
Überanstrengung
- funktionelle 115
Übergewicht 66, 106, 107, 109, 111, 146, 189, 202, 216, 227
- bei Kindern 106
UGT1A1 185, 186
UGT1A1*6 185
UGT1A1*28 185
UGTs 183
UICC-Klassifikation 223
UICC-Stadium 213
Ullrich-Turner-Syndrom 79
Umwelt 27
Umweltbelastungen 46
Umweltgifte 88, 131, 136, 146
Urinanalyse 212
Urinzytologie 212
Urtikaria 82
UV-Strahlung 32, 223

V

V103I 107
V600E 215, 224
Val66Met 150, 199
Val158Met 146
Valin 199
Varianten
- ethnische 31
VDBP 34, 35, 41, 42, 43
VDR 34, 35, 45, 46, 47, 48, 125
Vegetarier 73
VEGF-Hemmer 215
Vemurafenib 224
Verapamil 84
Verdauungstrakt 96
Verhütung
- hormonelle 201, 203
Verhütungsmittel
- hormonelle 165, 189
- orale 182
Verletzungsrisiko 125
Verstimmung
- depressive 74
Verstoffwechsler 168
Verstopfung 82
Vitamin
- D 32
- D_3 33, 34
Vitamin B_1 90
Vitamin B_2 142
Vitamin B_3 142
Vitamin B_6 59, 62, 84, 90
Vitamin B_9 58, 90
Vitamin B_{12} 30, 50, 52, 57, 59, 62, 176
- gestörte Aufnahme 55
- Stoffwechsel 52
Vitamin-B_{12}-Mangel 51, 52, 54, 56, 158
Vitamin C 65, 67, 69, 70, 77, 84,

88, 90, 121, 142, 145
– Antitumorwirkung 70
– Hochdosisgabe 68
– Resorption 68
– Transport 69
Vitamin-C-Mangel 66
Vitamin-C-Transporter 68
Vitamin D 30, 38, 39, 42, 49, 99, 125, 151, 222, 226, 228
– aktive Form 35
– Aufsättigungsdosis 40
– Erhaltungsdosis 40
– freie Form 34
– gebundene Form 34
– Speicherform 35
– Stoffwechsel 40
– Umrechnung Laborwerte 40
Vitamin-D-bindendes Protein 34, 35, 41
Vitamin-D-Mangel 33, 36, 37, 90, 115, 125, 216, 221
– Folgen 38
– Symptome 37
Vitamin-D-Rezeptor 34, 45, 222
Vitamin-D-Spiegel 38, 39, 40
Vitamin-D-Stoffwechsel 165
Vitamin-D-Synthese
– gestörte 90
Vitamine 90, 226
Vitamin E 65, 121, 142, 145
Vitamin-E-Mangel 90
Vitiligo 144
VNTR-Polymorphismus 150
VO_2max 120, 125
– Einfluss durch Gene 116
von rs1799983 (G894T) 118
Vorbelastung
– familiäre 218
Voriconazol 177
Vorsorge
– gynäkologische 212
Vorsorgeuntersuchungen 228
VPS10p-Domänenrezeptoren 198

W
Warfarin 177, 178, 179, 180, 181, 182
Wasserstoff 80
Wasserstoffionenpufferung 115
Wasserstoffperoxid 121, 122
Williams-Beuren-Syndrom 79
Wnt/β-Catenin-Signalweg 212
Wochenbett 202
Wundheilung 65

X
Xanthinoxidase 98
XDH 98
Xenobiotika 139

Y
Yoga 227

Z
Zellen
– Energiemangel in den 67
Zellkern 26
Zellkommunikation 58
Zellschutz 67
Zellteilung 50, 58
Zelltod 68
Zellversorgung 124
Zigarettenrauch 131
Zink 84
Zinkmangel 90
zirkardianer Rhythmus 110
zirkulierende Tumor-DNA (ctDNA) 216
Zitrat-Zyklus 86
Zitrusfrüchte 83
Zöliakie 52, 78, 79
– Symptome 78
– Testung 79
Zombie-Zellen 227
Zottenatrophie 78, 79
Zucker 70
Zuckerstoffwechsel 108
Zwiebeln 227
Zwölffingerdarm 53
Zyklophosphamid 143

Literaturliste

Die Quellenangaben finden Sie online zum Download unter extras.thieme.de/trias.htm

Empfehlungen von Prof. Dr. med. Dr. phil. Jörg Kriegsmann

Gen-ethisches Netzwerk e. V. Das Gendiagnostikgesetz: Ein lückenhafter Schutz. Das neue GenDG unter der Lupe. Aufgerufen unter: www.gen-ethisches-netzwerk.de/194/das-gendiagnostikgesetz-ein-lucken hafter-schutz

Humanen CYP-Allel-Nomenklaturkomitee.
Aufgerufen unter: www.pharmvar.org

PharmGKB.
Aufgerufen unter: www.pharmgkb.org

CPIC.
Aufgerufen unter: www.cpicpgx.org

Klinikum St. Georg. Sekundäre Pflanzenstoffe bei Krebs (19.06.2008).
Aufgerufen unter: https://www.klinik-st-georg.de/sekundaere-pflanzenstoffe-aus-kreuzbluetlern-cruciferen-bei-krebs/

Alzheimer Forschung Initiative e. V. Demenz & Alzheimer vorbeugen.
Aufgerufen unter: www.alzheimer-forschung.de/demenz/vorbeugen

SNP-Datenbanken

Datenbank der National Library of Medicine des National Center for Biotechnology Information.
Aufgerufen unter: www.ncbi.nlm.nih.gov/snp

SNPedia.
Aufgerufen unter: www.snpedia.com

Quellenverzeichnis der Bildquellen von stock.adobe.com

Bibliografische Information der Deutschen Nationalbibliothek
Die Deutsche Nationalbibliothek verzeichnet diese Publikation in der Deutschen Nationalbibliografie; detaillierte bibliografische Daten sind im Internet über http://dnb.d-nb.de abrufbar.

Programmplanung: Katja Liese
Projektmanagement: Elisa Salemi
Redaktion: Inez Ulrich
Bildredaktion: Marie Crämer
Umschlaggestaltung: © Thieme
Innen-Layout: CYCLUS · Visuelle Kommunikation, Stuttgart

Bildnachweis
Umschlagmotiv und Bild S. 3: © Thitichaya/stock.adobe.com – edited by Thieme
Autorenfoto: Fotograf Yaph, Yousef A. P. Hakimi
Fotos im Innenteil: Quellenverzeichnis der Bildquellen von stock.adobe.com siehe S. 247
Zeichnungen: Christine Lackner, Ittlingen

Die abgebildeten Personen haben in keiner Weise etwas mit dem Thema zu tun.

1. Auflage 2026

TRIAS Verlag in Georg Thieme Verlag KG
Osswald-Hesse-Straße 50, 70469 Stuttgart

Satz: CYCLUS · Media Produktion, Stuttgart
Druck: Westermann Druck Zwickau GmbH, Zwickau

Gedruckt auf chlorfrei gebleichtem Papier

Printed in Germany

ISBN 978-3-432-12011-9
eISBN (ePub) 978-3-432-12012-6

1 2 3 4 5 6

MIX
Papier | Fördert gute Waldnutzung
FSC® C110508
FSC www.fsc.org

Wichtiger Hinweis: Wie jede Wissenschaft ist die Medizin ständigen Entwicklungen unterworfen. Forschung und klinische Erfahrung erweitern unsere Erkenntnisse. Ganz besonders gilt das für die Behandlung und die medikamentöse Therapie. Bei allen in diesem Werk erwähnten Dosierungen oder Applikationen, bei Rezepten und Übungsanleitungen, bei Empfehlungen und Tipps dürfen Sie darauf vertrauen: Autoren, Herausgeber und Verlag haben große Sorgfalt darauf verwandt, dass diese Angaben dem Wissensstand bei Fertigstellung des Werkes entsprechen. Rezepte werden gekocht und ausprobiert. Übungen und Übungsreihen haben sich in der Praxis erfolgreich bewährt. Eine Garantie kann jedoch nicht übernommen werden. Eine Haftung des Autors, des Verlags oder seiner Beauftragten für Personen-, Sach- oder Vermögensschäden ist ausgeschlossen.

Marken, geschäftliche Bezeichnungen oder Handelsnamen werden nicht in jedem Fall besonders kenntlich gemacht. Aus dem Fehlen eines solchen Hinweises kann nicht geschlossen werden, dass es sich um einen freien Handelsnamen handelt.

Wo datenschutzrechtlich erforderlich, wurden die Namen und weitere Daten von Personen redaktionell verändert (Tarnnamen). Dies ist grundsätzlich der Fall bei Patient*innen, ihren Angehörigen und Freund*innen, z.T. auch bei weiteren Personen, die z. B. in die Behandlung von Patient*innen eingebunden sind.

Thieme Publikationen streben nach einer fachlich korrekten und unmissverständlichen Sprache. Dabei lehnt Thieme jeden Sprachgebrauch ab, der Menschen beleidigt oder diskriminiert, beispielsweise aufgrund einer Herkunft, Behinderung oder eines Geschlechts. Thieme wendet sich zudem gleichermaßen an Menschen jeder Geschlechtsidentität. Die Thieme Rechtschreibkonvention nennt Autor*innen mittlerweile konkrete Beispiele, wie sie alle Lesenden gleichberechtigt ansprechen können. Die Ansprache aller Menschen ist ausdrücklich auch dort intendiert, wo im Text (etwa aus Gründen der Leseleichtigkeit, des Text-Umfangs oder des situativen Stil-Empfindens) z. B. nur ein generisches Maskulinum verwendet wird.

Unsere Umwelt ist uns wichtig!
Papier aus nachhaltigen und kontrollierten Quellen
Druck in Deutschland mit kurzen Lieferwegen
Druckereien mit hohen Ansprüchen an Ökologie

TRIAS, einer der führenden Ratgeberverlage im Bereich Gesundheit, gehört zur Thieme Gruppe, marktführender Anbieter medizinischer Fachinformationen und Services. Anspruch der Thieme Gruppe ist es, den im Gesundheitswesen tätigen Berufsgruppen sowie allen an Gesundheit Interessierten genau die Informationen und Angebote bereitzustellen, die sie in einer bestimmten Arbeitssituation oder Lebensphase benötigen. Durch die hohe Qualität und zielgruppenspezifische Relevanz der angebotenen Leistungen bereitet Thieme den Weg für eine bessere Medizin und mehr Gesundheit im Leben.

Thieme